令和4年版出題基準準拠

歯科衛生士国家試験 ポイントチェック 4

臨床歯科医学2

顎・口腔領域の疾患と治療
不正咬合と治療
小児の理解と歯科治療
高齢者の理解と歯科治療
障害児者の理解と歯科治療

編
歯科衛生士国家試験対策検討会

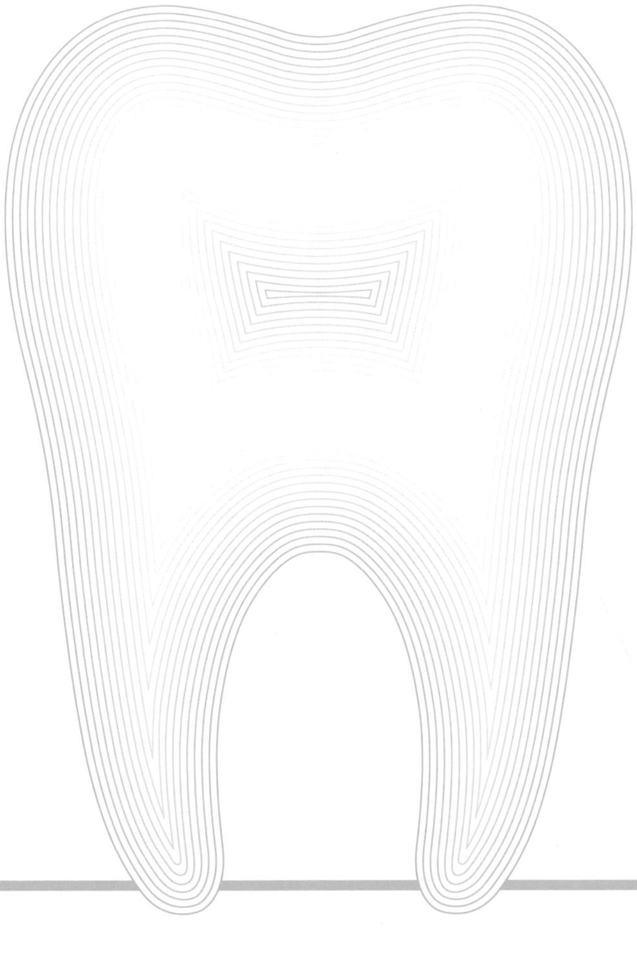

医歯薬出版株式会社

序 文

本書は 1996 年 7 月に『ポイントチェック歯科衛生士国家試験対策』として第 1 版を発刊し，2018 年 1 月に第 5 版を発刊してきた書籍を新たに『令和 4 年版出題基準準拠　ポイントチェック歯科衛生士国家試験対策』と改称して皆様のお手元にお届けすることになりました.

本書は，これまで，国家試験を解くための思考過程が自然と備わるように配慮されており，単に覚えているかいないかを判断する単純想起型の問題だけでなく，いわゆる状況設定問題として写真や図などによって，問題の内容からその解釈などを求めてくるような問題への対応までをカバーしています．歯科衛生士国家試験出題基準については，歯科医療チームとしての歯科医師国家試験の出題基準の方向性も加味して，原則として 4 年に一度の改定が実施されています．「令和 4 年版 歯科衛生士国家試験出題基準」は，第 32 回歯科衛生士国家試験（令和 5 年）から適用します．令和 4 年版出題基準は，「時代の要請に応える歯科衛生士を確保する観点から，下記の出題について更なる充実を図り，資質向上を促進していく必要がある」として 6 項目についての記載がなされています.

(1) 高齢化等による疾病構造の変化に伴う歯科診療の変化に関連した，歯科衛生士として必要な高齢者や在宅・施設介護や病棟での対応に関する出題
(2) 地域包括ケアシステムの推進や多職種連携等に関する出題
(3) 口腔機能の維持・向上や摂食機能障害への対応に関する出題
(4) 医療安全や職業倫理等に関する出題
(5) 周術期等口腔機能管理に関する出題
(6) 医療のグローバル化に伴い歯科衛生士としての国際貢献を踏まえた国際保健に関する出題

なお，近年は災害時の対応も重要となっているが，出題に際しては，学校・養成所における教授内容を考慮する等の一定の配慮が必要である．その他，保健医療・介護の領域で歯科衛生士として必要不可欠な内容について出題する，と記載されています.

歯科医療現場で中心的な役割が求められてくる歯科衛生士は国家試験の出題の分野も多岐にわたってきているのが現状です.

本書を活用して効率よく国家試験対策を行い，所期の目的を達成してくれることを願っています.

2023 年 1 月
歯科衛生士国家試験対策検討会

本書の特徴および利用方法

本書は歯科衛生士国家試験の受験準備，ならびに校内試験対策や授業内容の整理のためにも利用できるように，各科目の内容を簡潔にまとめたものです．本書を効率よく利用していただくために，以下に特徴と効果的な利用方法を列記します．

1. 各科目の要点―― SECTION

① 各 SECTION は，“ 歯科衛生士国家試験出題基準（平成 29 年版）” の項目をすべて含み，“ 歯科衛生士教育歯科衛生学教育コア · カリキュラム―教育内容ガイドライン― 改訂版 ” を加味している．したがって，学校で学習する各科目の範囲全体もカバーしている．また，国家試験に出題される分野を，むだなく系統的に学ぶことができる．
② 出題傾向や重要度を考え，各科目の重要語をカラーで表示してある．
③ 同義語は，適宜（　　）内に示した．
④ 用語は「最新歯科衛生士教本」，文部科学省の「学術用語集」および学会の用語を総合して統一するようにしてある．

■ 効果的な利用方法

校内試験などの際，授業で学んだことを復習するのに役立ちます．また，短時間で全体を把握するのにも適し，国家試験直前の勉強に活用できます．また，カラーで示された重要語を隠して暗記するのもよいでしょう．

2. 過去に出題された国家試験問題の収載

① 各 SECTION に関連する過去に出題された国家試験問題および解答を付した．
② なるべく直近の国家試験問題を収載した．

■ 効果的な利用方法

空いているスペースを利用して，本書に収載されている以外の国家試験問題を自分で付け加えていくことで，どこを重点的に学習すればよいかわかるでしょう．

また，過去の国家試験問題の解説については，『徹底分析！年度別歯科衛生士国家試験問題集』（医歯薬出版）を参照してください．

歯科衛生士国家試験ポイントチェック ④

臨床歯科医学2
令和4年版出題基準準拠
もくじ

V編　障害児者の理解と歯科治療

臨床歯科医学

I
編

臨床歯科医学

顎・口腔領域の疾患と治療

SECTION 1

顎・口腔領域の疾患

I 先天異常と発育異常

1. 歯と口腔軟組織の異常

生まれたとき，すでに何らかの異常のあるものを先天異常といい，そのうちの形態的異常を奇形という．一方，生まれたときに異常がみられなくても，成長に伴って出現してくるものを発育異常という．

1）歯の発育異常

①萌出時期の異常，②歯数の異常（過剰歯，欠如歯），③萌出位置・方向の異常（埋伏歯，転位歯，傾斜歯），④歯の形と大きさ（円錐歯，巨大歯，矮小歯），⑤歯の形成不全（Turner〈ターナー〉歯，Hutchinson〈ハッチンソン〉歯など）がある．過剰歯や埋伏歯は抜歯することが多い．

（1）早期萌出

出生時にすでに萌出しているものを出産歯という．また，生後1カ月以内に萌出した歯を新生歯といい，両者を**先天歯**という．早期萌出による障害には，授乳障害（母親の乳首の湿疹・乳腺炎）や哺乳障害がある．**Riga-Fede〈リガ・フェーデ〉病**は乳児の舌下面に先天歯の切縁によって生じた潰瘍をいう．

（2）過剰歯

歯列不正，咬合異常，審美障害の原因となる．特に上顎正中部は過剰埋伏歯が多く，**正中離開**の原因として抜歯適応となる．

（3）欠如歯

智歯が最も多く，上下顎第二小臼歯，上顎側切歯にみられる．**無歯症**（全部性・部分性の歯の欠如）は**外胚葉異形成症**に伴って生じることが多い．

（4）埋伏歯

上下顎智歯の埋伏が多く，ついで上顎犬歯，正中過剰歯にみられる．

2）軟組織の異常

（1）小帯の異常

口腔の小帯には，唇小帯，頬小帯，舌小帯がある．小帯の状態によっては，機能や形態障害の原因となる．この場合は**小帯切除術**や小帯延長術を行う．

①舌小帯付着異常（舌小帯短縮症，舌強直症）

舌運動の障害によって，哺乳障害や**構音障害**（タ行，ラ行）がみられる場合がある．

②上唇小帯付着異常

上唇小帯が上顎切歯間まで付着している場合，上唇の運動障害や**正中離開**の原因となる．

③頬小帯付着異常

極端に小帯が短い場合は，付着歯肉部が短くなり，歯根露出の原因や義歯の不安定を招く．

（2）舌の異常

①巨舌症

舌の腫瘍（血管腫，リンパ管腫）やDown〈ダウン〉症候群にみられる．言語障害，摂食障害などをきたす．

②溝状舌

舌背部を中心に深いしわが多数みられ，溝部の乳頭は消失している．原因は不明であり，特に治療は必要ないが，不潔になると疼痛を訴える場合がある．

③正中菱形舌炎

舌背正中部の**舌乳頭が消失**し，菱形の赤色斑としてみられる．原因は明らかでないが，**真菌症**（カンジダ症）との関連が考えられている．

④平滑舌

舌乳頭の萎縮によって舌背部が平滑となり，赤色で光沢を呈する．口腔乾燥，**鉄欠乏性貧血**，**Hunter〈ハンター〉舌炎**（悪性貧血）などでみられる．原因治療を行うと改善する．

⑤黒毛舌

抗菌薬やステロイド性抗炎症薬を長く使用し，口腔内の常在菌叢のバランスが崩れた場合に生じる(菌交代現象)．糸状乳頭が延長して細菌性色素が沈着し，舌背部に黒い毛が生えたような状態になる．薬剤の中止・変更と，舌ブラシによる口腔清掃を行う．

⑥地図状舌

部分的に舌乳頭が萎縮して不規則な地図状模様を呈する．日によって模様が変化することが特徴である．原因は不明であり，治療を必要としない．

⑦舌扁桃肥大

舌側縁の舌根部にある舌扁桃(粘膜直下のリンパ節の密な集まり)が肥大化したものである．

(3) 口唇の異常

①大唇症〈巨唇症〉：口唇の腫瘍や肉芽腫性口唇炎によって起こる．

②二重唇：先天的原因や外傷，弄舌癖《ろうぜつへき》によって赤唇部が二重になる．

(4) 口腔粘膜の異常

①Fordyce〈フォーダイス〉斑

本来は皮脂腺の存在しない粘膜に異所性に現れる．頬粘膜や口唇粘膜に粟粒大で黄色の小顆粒の集まりとしてみられるが，特に治療の必要はない．

②上皮真珠

乳歯萌出前の頬側歯槽堤部にみられる数個の白色結節で，**歯堤の残遺**と考えられている．乳幼児の成長とともに消失する．

③Epstein〈エプスタイン〉真珠

乳幼児の口蓋正中線上にみられる小結節である．成長に伴って消失する．

2. 口唇裂・口蓋裂

1) 病態

口唇裂・口蓋裂は顔面にみられる裂奇形である．わが国では，出生約500人に1人の割合で発現し，体表奇形のなかでは最も多い．

(1) 分類と発生頻度

破裂がみられる部位から，口唇裂，口蓋裂，唇顎口蓋裂，軟口蓋裂，粘膜下口蓋裂などに分類される．これらは状態によって完全，不完全，片側性，両側性などに分類される．**口唇裂**は**上顎突起**と**内側鼻突起**との癒合不全，口蓋裂は外側口蓋突起の癒合不全によってそれぞれ生じる．

裂型別では口唇裂単独35%，唇顎口蓋裂45%，口蓋裂単独30%である．口唇裂単独では左側が右側よりも多く，唇顎口蓋裂は男性に多くみられ，口蓋裂単独は女性に多い．

(2) 原因

①遺伝的要因（内因)，②環境的因子（外因；

表1-1　口唇裂・口蓋裂の治療方針

①Hotz〈ホッツ〉床：口蓋裂児の顎の発育成長を助けることを目的として，出生直後より口蓋裂の手術直前まで装着する．

②鼻咽腔閉鎖不全によって，言語治療のみでは正常な構音が獲得できない場合は，補綴的発音補助装置であるスピーチエイド，軟口蓋挙上装置の装着を行う．外科的療法として咽頭弁移植手術などを行う場合もある．

③顎裂部骨移植手術：顎裂部に骨移植を行い，歯槽堤をつくり歯列を安定させる．

年齢	処置内容
Ⅰ期　出生〜3カ月	両親への説明，哺乳指導
	顎堤調整，①ホッツ床
Ⅱ期　3カ月〜2歳	**口唇形成術（3〜5カ月，**体重6kg以上）
	口蓋形成術（1.5〜2歳）
	二段階法では軟口蓋形成術のみ行い，ホッツ床で顎堤誘導
Ⅲ期　2歳〜6歳	鼻咽腔閉鎖機能訓練，言語治療
	硬口蓋閉鎖手術（二段階法：5〜6歳）
	②鼻咽腔閉鎖不全に対する処置：**スピーチエイド**，咽頭弁移動術
	歯列矯正
Ⅳ期　6歳〜青年期	鼻咽腔閉鎖不全に対する処置
	③顎裂部への骨移植（8〜10歳）
	必要に応じて歯列矯正，二次修正術，補綴処置，顎矯正手術

妊娠中の風疹罹患，高齢などの母胎環境)，薬物，放射線被曝などがあげられているが，1つの原因だけではなく，小さな因子が多数複雑に絡み合い相互作用によって発生するという「多因子しきい説」が支持されている．

(3) 障害

機能的障害として①**哺乳・吸啜《きゅうてつ》障害**，②摂食障害，③言語（構音）障害，④成長してからの精神心理的障害（苦痛）などがある．また，形態的障害として上顎劣成長，**歯列不正**がみられる．

2) 治療

出生から成長発育が完了するまで継続的に行う（**表 1-1**）．治療においては機能訓練や家族を含めた心理的サポートも重要であり，多職種によるチーム医療が必要である．

3. 顎変形症

先天異常や発育異常により上顎骨や下顎骨の大きさや位置が大きくずれているものを顎変形症という．①下顎前突症，②下顎後退症（小下顎症)，③上顎前突症，④上顎後退症(小上顎症)，⑤顔面非対称，⑥開咬などがある．審美的障害のほかに咀嚼，発音，嚥下などの機能的障害を伴う．

治療としては，歯槽性のものは矯正歯科治療で改善することもあるが，骨格性のものは**顎矯正手術**が行われる．

Ⅱ 損傷

顎・口腔領域の損傷には，歯の外傷，口腔軟組織の損傷，顎骨骨折がある．原因としては転倒，衝突，転落，殴打，交通事故，スポーツなどの強い外力による機械的損傷が多い．

1. 歯の外傷

1) 歯の打撲（外傷性歯根膜炎）

(1) 病態

外力が歯に加わり，歯根膜が断裂して外傷性歯根膜炎を起こし，自発痛，歯の挺出感，軽度動揺，打診痛，咬合痛が発現する．歯髄が壊死すると**歯の変色**や歯根肉芽腫などが生じることがある．

(2) 治療

軽症の場合は患歯を安静に保つことで，自然治癒する．動揺が強い場合は暫間固定を行う．打撲直後では，歯髄が生活していても歯髄電気診に生活反応を示さない場合（歯髄振盪《しんとう》）があり，ただちに失活歯と判断せず，経過観察が必要である．歯髄壊死が認められたら感染根管治療を行う．

2) 歯の脱臼

(1) 病態

歯が歯槽窩から脱出した状態で，完全脱臼と不完全脱臼がある．歯軸方向に力が加わると歯が歯槽骨内に**陥入**することがあり，歯槽骨骨折を伴うことが多い．

(2) 治療

いずれの場合も本来の位置に戻し（整復)，**接着性レジン**や**線副子**を用いて**隣接歯と固定**する．完全脱臼で脱落歯を元の位置に植立させる方法を**再植術**という．再植術の成功のためには，脱落歯の保存状態（乾燥させない．生理食塩水や牛乳などに保存するように指示する）と再植までの時間（できるだけ早く処置する）が重要である．乳歯の陥入では自然再萌出を待つ場合もある．

3) 歯の破折

(1) 病態

破折部位により，歯冠破折，歯根破折，歯冠・歯根破折に分けられ，程度によっては亀裂（不完全破折）と完全破折に分類される．

(2) 治療

歯冠破折では歯髄処置と歯冠修復処置を行う．歯根破折は根尖切除術に準じて破折した根尖部を除去するか，保存不可能なら抜歯する．

2. 軟組織の損傷

軟組織の損傷は，原因によって分類される．

①機械的損傷：外傷〔非開放性損傷の場合，出血した血液が一塊となって貯留した状態を**血腫《けっしゅ》**（血まめ）といい，咬傷による粘膜下血腫がある〕，**褥瘡性潰瘍**など

②温熱的損傷：熱傷（火傷)，凍傷

③化学的損傷：強酸，強アルカリ，歯科治療薬など

④放射線損傷（p.25 参照）

⑤電気的損傷

⑥**気腫**：組織への空気の注入により起こる．歯科治療時に起因する気腫は埋伏歯抜歯時のタービン排気などで起こる．症状は急激な腫脹と同部の捻髪音《ねんぱつおん》（パチパチという音）が特徴である．

3．骨折

1）骨折の分類

(1) 原因による分類

①外傷性骨折：転倒，追突，転落，殴打，交通事故，スポーツ事故などによる骨折

②病的骨折：骨髄炎や腫瘍などで骨が脆弱となり弱い外力で生じる骨折

(2) 外力の作用の仕方による分類

①**直達骨折**：外力の直接作用した部位での骨折

②**介達骨折**：外力の作用部位とは別の部位での骨折（例：下顎正中部に外力を受けたときに関節突起部に骨折が起こる）

(3) 骨折の状態による分類

①完全骨折：骨折部が完全に離断された状態

②不完全骨折：完全には骨折部が分離されていない状態（小児の若木骨折など）

(4) 被覆軟組織の損傷の有無による分類

①単純骨折：骨折部が外界と交通していない骨折

②複雑骨折：被覆軟組織の損傷があり，骨折部が外界と交通する骨折

(5) 骨折線の数による分類

①単骨折，②多発骨折，③粉砕骨折

(6) 骨折の部位による分類

顎・顔面の骨折には歯槽骨骨折，上顎骨骨折，下顎骨骨折，頬骨骨折などがある．

2）歯槽骨骨折

歯が植立している骨の部分を歯槽骨といい，骨折が歯槽骨の範囲に留まっているものを歯槽骨骨折という．**歯の脱臼や歯肉の裂傷・挫傷を伴いやすく**，骨折を起こしている範囲は，骨と歯が一塊として動揺する．上顎前歯部に多い．治療は歯肉損傷を縫合し，周囲の歯を固定源にして数週間固定を行う．

3）顎骨骨折

(1) 病態

好発部位としては下顎が上顎に比べて多く，下顎ではオトガイ部，下顎角部，関節突起部に好発し，下顎枝部と筋突起部の骨折は少ない．上顎骨折には**Le Fort〈ル・フォー〉の分類**が用いられる．上顎骨は頬骨，鼻骨，口蓋骨などと結合しているため，隣接骨とともに骨折することが多い．症状は骨折部位によってさまざまであるが，骨片の異常可動性，知覚異常，Malgaigne〈マルゲーヌ〉圧痛（骨折線に一致した部位の圧痛）などがある．

(2) 治療

中枢損傷やショックなど全身状態に対する処置を優先し，同時に止血処置をする．顎骨に対しては，咬合を基準とした整復・固定をする．術後は感染予防と栄養補給に努める．

整復・固定法としては**非観血的**に行う場合と**観血的**方法とがある．

①非観血的固定法：線副子（シーネ）をつけ，徒手やゴム牽引を併用して整復し，金属線や顎間ゴムを用いて**顎間固定**（骨の生着のため，上下顎の間を固定して安静をはかる）を行う．顎間固定は約1カ月間行うが，高齢者ではそれより長めに，若年者では短めに固定する．

②観血的固定法：手術的に骨折部を露出し，骨片を整復後，金属線による骨縫合や**ミニプレート**をスクリューで骨に固定する（**観血的整復固定術**）．

III　口腔粘膜疾患

1．潰瘍を主徴とする疾患

1）アフタ

アフタとは，口腔粘膜に発現し，表層が**偽膜**（白色の線維素）で覆われ，周囲に紅暈《こううん》（発赤）が存在する類円形で**有痛性**の潰瘍である．1～2週間で自然治癒する．

(1) 再発性アフタ

原因不明で，口腔粘膜だけに1～数個のアフタが再発を繰り返す．痛みのため食事や会話に障害をきたす．治療としては，ステロイド性抗炎症薬（軟膏剤や貼付剤）が有効である．

(2) Behçet〈ベーチェット〉病

遺伝，環境因子などが関与する免疫異常と考えられているが，詳細は不明である．初発症状となることが多い口腔粘膜の**再発性アフタ**に加えて，皮膚症状（結節性紅斑），眼症状（虹彩毛様体炎あるいは網膜ぶどう膜炎），外陰部潰瘍を主症状とする慢性再発性の全身炎症性疾患．眼病変による失明や，消化器病変，血管病変で死亡する場合もある．アフタに対してはステロイド性抗炎症薬（軟膏剤や貼付剤）が有効である．

2) 壊死性潰瘍性歯肉炎

歯肉の壊死とそれに続く潰瘍形成を主徴とする急性の口腔感染症である．抵抗力の減弱した成人にみられることが多く，重度の栄養障害，免疫能の低下，全身感染症による体力の消耗などが誘因となる．病変の進行は急激であり，高熱やリンパ節の腫脹を伴うようになる．治療は誘因を除去して，抗菌薬の投与と口腔衛生管理，栄養管理などを行う．

3) 褥瘡性潰瘍

(1) 病態

う歯の鋭縁，不適合補綴装置などによる慢性の機械的刺激によって生じる潰瘍である．刺激の加わった部位に一致して，粘膜に不定型の潰瘍形成をみる．口腔内の褥瘡性潰瘍としては，リガ・フェーデ病，Bednar〈ベドナー〉アフタ，義歯性潰瘍などがある．

(2) 治療

原因を除去し，1 週間以上経過しても治癒傾向が認められない場合には，組織診を行い病理診断する必要がある．経過が長い場合には周囲に硬結を触知することもあるため，がん性潰瘍との鑑別が必要である．

2. 水疱を主徴とする疾患

1) 単純ヘルペス

単純ヘルペスウイルスの感染による．小児期に初感染するが，このときは，ほとんど症状の目立たない不顕性感染である．

(1) ヘルペス性口内炎

6 歳以下の小児に好発し，約 1 週間の潜伏期間のあと，口腔粘膜に直径 1〜3 mm の小水疱が多数発現し，感冒様症状を伴う．小水疱は破れて，びらんやアフタ様となり，1〜2 週間で自然治癒する．強い疼痛のため摂食困難になることも多く，治療には抗ウイルス薬の投与，水分・栄養補給を行う．

(2) 口唇ヘルペス

成人に好発し，紫外線，疲労，月経などが誘因となる．体内に潜伏していたウイルスが再活性化し，宿主の抵抗力が減弱したときに発症する．赤唇皮膚移行部に小水疱が多数発現するが，約 1 週間で治癒する．抗ウイルス薬軟膏の塗布は有効である．

2) 帯状疱疹

小児期に初感染した水疱瘡《みずぼうそう》ウイルス〈**水痘帯状疱疹ウイルス**〉が脳神経節や脊髄神経節に潜伏感染したものが再活性化した回帰感染である．成人に多く，片側性一定の知覚神経領域に小水疱，びらん，痂皮の形成と，口腔内では片側に多数のアフタがみられる．三叉神経や顔面神経支配領域に発症し，神経の知覚麻痺や運動麻痺を起こす．三叉神経の場合は**神経痛様疼痛**を認めることが多い．10 日ほどで自然治癒するが，早期からの抗ウイルス薬投与により，治癒までの期間短縮と後遺症（神経痛）の予防・軽減が期待できる．

3) ヘルパンギーナ

急性ウイルス（コクサッキーウイルスの感染）性**咽頭炎**で，乳幼児を中心に夏季に流行する，いわゆる夏かぜの代表的疾患である．38〜40℃の発熱と，口蓋弓付近に小水疱が出現する．小水疱はやがて破れるとびらんを形成し，疼痛を伴うため摂食困難となる．1 週間程度で自然治癒する．

4) 手足口病

コクサッキーウイルスやエンテロウイルスの感染と考えられる．発症年齢は 1〜3 歳で，潜伏期は 3〜5 日．口腔粘膜，手掌・手指や足蹠《そくせき》（足の裏），口腔に限局性の発疹がみられる．口腔粘膜の水疱は，すぐに破れてびらんとなる．10 日程で自然治癒する．

5) 麻疹

「はしか」ともいわれ，麻疹ウイルス感染による．全身への発疹出現の数日前に **Koplik〈コプリック〉斑**（両側の頰粘膜に粟粒大の灰白色の斑点）がみられる．コプリック斑は全身に発疹が出現する頃には消退する．

6）天疱瘡・類天疱瘡

口腔粘膜や皮膚に水疱を形成する**自己免疫疾患**である．水疱が生じる深さによって天疱瘡（表皮），類天疱瘡（表皮真皮境界部）に分けられる．口腔粘膜の水疱は表在性で破れやすい．天疱瘡では，一見正常に見える上皮を擦過すると容易に剝離する（Nikolsky〈ニコルスキー〉現象）．副腎皮質ステロイド薬や免疫抑制薬による治療が行われる．

3．紅斑・びらんを主徴とする疾患

1）紅板症

（1）病態

鮮紅色，ビロード状の非炎症性の限局性紅斑で舌，頬粘膜，口蓋に多くみられる．上皮異形成が高度で，早期浸潤癌や上皮内癌を伴うことが多い．口腔潜在的悪性疾患であり，白板症より癌化の可能性が高い．

（2）治療

周囲の正常な組織を含めた外科的切除後に，長期間の経過観察を行う．

2）口腔扁平苔癬

（1）病態

原因は不明であるが，歯科用**金属アレルギー**やウイルス感染，ストレスとの関連が考えられている．皮膚と口腔粘膜に現れる**炎症性角化症**で，口腔に単独で発症することが多い．**両側の頬粘膜**に，レース模様状あるいは網目状の白い角化部と，その周辺には紅斑やびらんがみられる．びらん部は**接触痛**や刺激物などで疼痛がある．まれに癌化をきたすため，口腔潜在的悪性疾患である．

（2）治療

自然治癒しにくい**難治性疾患**である．病変部の安静と，疼痛が強い場合は**ステロイド性抗炎症薬（軟膏剤）**を塗布する．

3）多形性滲出性紅斑

皮膚や粘膜に紅斑，びらん，水疱を生じる急性非化膿性病変である．原因は不明であるが，ウイルス感染や薬の副作用が誘因となり，免疫反応が起こるためと考えられている．

4）薬疹

薬物アレルギーのうち蕁《じん》麻疹はⅠ型アレルギーである．さらに重症化したものに多形滲出性紅斑，Stevens-Johnson〈スティーブンス・ジョンソン〉症候群，中毒性表皮壊死症〈TEN〉がある．

4．白斑を主徴とする疾患

1）白板症

（1）病態

擦過しても容易に除去できない板状あるいは斑状の白い病変をいう．**口腔潜在的悪性疾患**であり，病理組織学的には粘膜上皮層の角化亢進がみられる．中高年の男性に多く，**喫煙**も一因とされ，頬粘膜，歯肉，舌などに好発する．

（2）治療

原因と考えられる局所刺激物の除去と経過観察を行う．臨床像から診断は容易であるが，悪性化の有無を確認するため，外科的切除をする場合もある．

2）口腔カンジダ症

口腔常在の**真菌**であるカンジダ菌（*Candida albicans*）の感染は，宿主の抵抗力の低下による**日和見感染症**である．また，抗菌薬投与による菌交代現象などでも多くみられる．

（1）病態

口腔カンジダ症は3つに大別される．

①偽膜性カンジダ症

口腔清掃の不良部分や不潔な義歯床下粘膜に，灰白色ないしは乳白色の斑点状，帯状あるいは板状の偽膜としてみられる．

②紅斑性〈萎縮性〉カンジダ症

紅斑性病変を特徴とする．義歯床下粘膜にみられる（義歯性口内炎）．

③肥厚性カンジダ症

厚くなった白色偽膜が粘膜表層に固着した粘膜上皮の肥厚を特徴とする．慢性カンジダ症として口腔潜在的悪性疾患とされている．

（2）治療

口腔清掃や義歯洗浄などの口腔衛生状態の改善，原因の除去および体力の回復をはかる．抗真菌薬（**イミダゾール系：ミコナゾール**など）の局所的・全身的投与が有効である．

※ヒト免疫不全ウイルス〈HIV〉感染後の免疫不全状態の患者では口腔乾燥がみられ，口腔カンジダ症の発症頻度が高い．その他，口腔症状としてヘルペス性口内炎，毛様白板症，口腔カポジ肉腫がある．全身的には日和見感染症（カリニ肺炎など），悪性腫瘍がみられる．

5. 色素沈着

1）色素性母斑

皮膚で黒子《ほくろ》とよばれている母斑細胞（メラニン産生細胞）の過誤腫（組織奇形的な増殖）である．口蓋，頰粘膜歯肉などに10 mm未満の隆起状または平坦な黒褐色斑としてみられる．

2）メラニン色素沈着症

皮膚ほど多量ではないが，口腔粘膜にもメラニン色素が存在し，加齢に伴い増加する．また，**喫煙**により歯肉の代謝が低下してメラニン色素沈着が起こる．

3）外来性色素沈着

水銀，蒼鉛〈ビスマス〉，鉛などの重金属が体内に入ると，口腔粘膜に黒褐色顆粒として沈着する．歯科治療時の歯科用金属粉が口腔粘膜に取り込まれることもある．

4）悪性黒色腫

メラニン色素を産生する組織から発生する悪性腫瘍である．口腔では上顎歯肉，口蓋に多く，約10%が頭頸部粘膜に発生する．黒色の腫瘤としてみられ，潰瘍形成を伴う．最も悪性度が高く，予後不良である．

口腔粘膜の色素沈着の治療は，悪性腫瘍ではなく審美的に問題がある場合はレーザー照射や外科的に切除する．また，全身疾患（Addison〈アジソン〉病，**Peutz-Jeghers〈ポイツ・ジェガース〉症候群**，McCune-Albright〈マッキューン・オルブライト〉症候群，von Recklinghausen〈フォン・レックリングハウゼン〉病など）に伴う**色素沈着**との鑑別も重要である．

6. 口腔乾燥

1）口腔乾燥症

自覚的な口腔乾燥感と他覚的な口腔乾燥所見（唾液の量的減少と質的変化を含む）のいずれかを認める場合をいう．

（1）症状

症状としては自覚的には口渇，咀嚼障害，味覚異常など，他覚症状としては口腔粘膜の発赤，舌乳頭の委縮（平滑舌），口内炎がみられる．また口腔内の自浄作用低下によってう蝕，歯周病，口腔カンジダ症が発生しやすい．

（2）原因

①全身性と代謝性のもの：唾液腺には異常がなく，水分不足による唾液の減少が原因．糖尿病・腎障害・貧血など．

②神経性あるいは薬物性のもの：唾液の分泌に関連する神経系が抑制されることが原因．

・神経性：うつ病，精神的緊張など．

・薬物性：抗精神薬（抗うつ薬，精神安定薬など），抗ヒスタミン薬，抗パーキンソン病薬，降圧薬，利尿薬などの服用．

③唾液腺自体の障害によるもの：Sjögren〈シェーグレン〉症候群，放射線治療や加齢による唾液腺障害など．

④口呼吸：口呼吸による唾液の蒸発．

（3）治療

①原因療法（原因を除くことが目的）：原因が明らかで，治療が可能な場合（例えば糖尿病，貧血など）は，原因疾患の治療を積極的に行う．薬の副作用が推測される場合では，薬物の中止・減量を考慮する．

②対症療法（症状の軽減が目的）：水分補給，唾液腺マッサージ，保湿剤の使用など．

Ⅳ 炎症

歯および歯周組織の炎症が急性化して拡大すると，顎骨骨膜炎や骨髄炎，あるいは顎骨周囲軟組織の炎症へと進展する（**図1-1**）．ほとんどが化膿性炎であり，口腔常在菌に起因する内因性感染症である．

1. 急性歯性感染症における治療法

1）原因療法

化学療法（抗菌薬などの投与），免疫療法（免疫グロブリン投与など）

※急性増悪期の原因歯抜去は禁忌である．

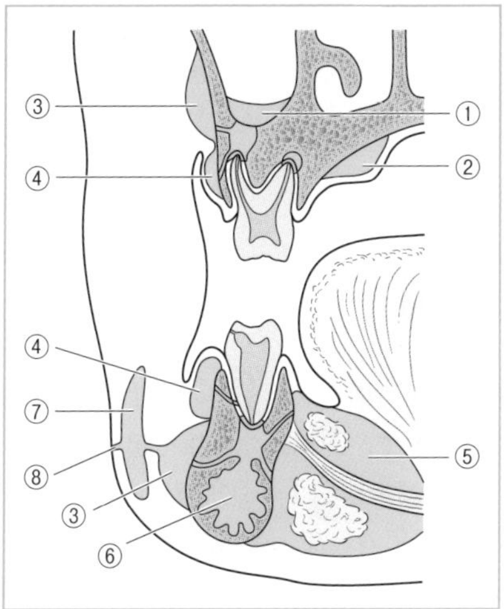

図 1-1 歯性炎症の波及経路
①上顎洞炎，②口蓋膿瘍，③顎骨骨膜炎，
④歯肉膿瘍，⑤口底炎，⑥顎骨骨髄炎，
⑦皮下膿瘍，⑧外歯瘻

2) 対症療法

①全身的対症療法：解熱鎮痛薬の投与，補液（脱水改善）

②局所的対症療法：消炎手術（膿瘍切開排膿術），鎮痛薬，抗炎症薬の投与，冷罨《れいあん》法

2. 歯槽部の炎症

1) 歯槽骨炎

(1) 病態

歯周組織に発症した化膿性炎が歯槽骨部へ波及したものをいう．主に根尖性歯周炎などに続いて発症する．原因となる病巣周囲に限局して骨膜下膿瘍を形成し，同部歯槽粘膜に炎症症状がみられる．腫脹部に膿が貯留した場合は**波動を触知**し，原因歯の動揺，挺出感，打診痛，および所属リンパ節の腫脹と圧痛をみる．また，膿瘍が自潰《じかい》すると瘻孔《ろうこう》（膿が持続して排出される出口）を形成し，排膿がみられる．エックス線画像では原因歯における歯根周囲の骨吸収，歯根膜腔拡大，歯槽硬線の消失などがみられる．

(2) 治療

膿瘍部の消炎手術（切開排膿術），抗菌薬の投与を行う．消炎後に原因の除去（抜歯や歯内療法など）を行う．

2) 智歯周囲炎

(1) 病態

智歯の歯冠周囲炎である．一般に智歯は萌出スペースが不足し，萌出位置や萌出方向に異常を生じて歯周ポケットができやすいため，周囲炎を起こしやすい．下顎に多く，歯冠周囲粘膜の発赤，腫脹，疼痛，ポケットからの排膿をみる．下顎智歯では炎症が周囲組織へ進展すると，**開口障害**や頰部腫脹，**嚥下障害**を認めることが多い．エックス線画像で智歯と第二大臼歯の間に三角形や**半月状の骨吸収像**をみる．

(2) 治療

粘膜弁切開や消炎後に抜歯をする．

3) ドライソケット

(1) 病態

抜歯窩内の血餅〈凝血塊〉形成が少ない場合や，血餅が脱落して**抜歯窩〈ソケット〉の骨面が露出**している状態をいう．下顎臼歯部の抜歯後に起こることが多く，**抜歯窩周辺の鋭い接触時痛**を伴うが，同部の炎症所見（発赤・腫脹）は乏しい．また，抜歯後の過度な含嗽による血餅の流出も原因とされている．

(2) 治療

除痛に努めて治癒を待つ．温かい生理食塩液で洗浄し，抗菌薬軟膏などを抜歯窩に貼付して創面を保護する．さらに歯周パックや保護床を装着する．

3. 顎骨の炎症

1) 骨膜炎

歯周炎，歯槽膿瘍，智歯周囲炎などの炎症が急性化して顎骨骨膜に達すると，骨膜に沿って拡大し骨膜炎となる．下顎では骨髄炎から起こることもある．

2) 骨髄炎

(1) 病態

顎骨骨髄へ化膿性炎が波及したもので，比較的広範囲に拡大しているものをいう．原因は歯性感染症と同様であり，下顎に多くみられる．上顎骨には上顎洞が存在し，かつ骨皮質が薄いため症状は軽い．慢性骨髄炎には，若年者にみられ骨表層への骨添加を特徴とする Garré〈ガレー〉骨髄炎がある．

(2) 急性化膿性下顎骨骨髄炎の経過

①初期（2～5 日）：発熱，原因歯の拍動性疼痛がみられる．

②進行期（1～3 週）：全身症状，患歯の動揺，周囲歯槽粘膜の腫脹，発赤，圧痛がみられる．**弓倉症状**（原因歯より前方数歯の打診痛），**Vincent〈ワンサン〉症状**（患側のオトガイ神経支配領域の知覚低下・麻痺）の発現が特徴的である．

③腐骨形成期（3～10 週）：全身症状は軽減する．微熱が続き，腐骨のため口臭が強くなる．

④腐骨分離期（3 カ月～1 年）：自覚症状は軽減し，瘻孔形成と瘻孔からの排膿がみられ，エックス線画像で**腐骨**分離がみられる．

(3) 治療

急性期には抗菌薬投与，安静，栄養補給などの一般的な治療を行う．加えて骨皮質除去手術（皮質骨を部分的に切除して骨髄内部への血流を増加させる），腐骨除去手術を行う場合がある．急性期の外科療法は禁忌である．

3) 薬剤関連顎骨壊死

骨吸収抑制作用をもつ**ビスホスホネート**製剤と抗 RANKL 抗体製剤（デノスマブ）は，**がんの骨転移**を有する患者および**骨粗鬆症患者**の治療に広く用いられている．副作用として頻度は低いが顎骨壊死が生じる．初期では無症状だが，進行すると疼痛，排膿，骨髄炎や顎骨周囲炎，**腐骨形成**，顎骨の欠損に至る．抜歯後の治癒不全や，歯性感染病巣の放置，義歯不適による粘膜潰瘍などが原因となる．顎骨壊死の予防は，綿密な医科歯科連携のうえ，本剤の投与前からの口腔健康管理が重要となる．

4. 顎骨周囲組織の炎症

1) 膿瘍・蜂巣《ほうそう》炎（蜂窩織炎《ほうかしきえん》）

(1) 病態

歯性感染症は**膿瘍**（細菌感染した場合に多数の好中球が貪食し，膿汁が貯留したもの）型の化膿性炎である．顎骨周囲には多くの組織隙（筋組織間や，骨と筋の間などの組織がまばらな部位）があり，互いに連絡している．顎骨の炎症が周囲の組織隙に達すると一気に拡大して，隣接する組織へと進展しやすい．下顎舌側の炎症は容易に舌下隙，顎下隙に進展し口底炎となる．さらにオトガイ下隙や側咽頭隙など複数の組織隙に炎症が及んだ状態を口底蜂窩織《ほうかしき》炎という．

(2) 治療

抗菌薬の投与と，膿瘍腔を開放し**排膿**を行う．

2) 上顎洞炎

(1) 病態

上顎臼歯の根尖病巣などの歯性感染症が上顎洞に波及して，洞粘膜の炎症を起こしたものを歯性上顎洞炎（**図 1-1-①**）という．口腔症状（患側臼歯部の疼痛，歯肉頬移行部の腫脹，圧痛）および鼻症状（鼻閉，後鼻漏），偏頭痛などがみられる．エックス線画像では，上顎洞の不透過性が亢進する（透過像として黒くみえるはずの上顎洞が白く曇ってくる）．

(2) 治療

抗菌薬と抗炎症薬の投与を行うと同時に，原因歯の処置（根管治療，抜歯）を行う．慢性炎症で保存療法の効果がみられない場合は，内視鏡下副鼻腔手術によって病的粘膜を除去し，上顎洞と鼻腔を交通させ排膿路を設ける．

3) 外歯瘻《ろう》

(1) 病態

歯性感染症が限局して，形成された膿瘍が破れると瘻孔が形成される．瘻孔が口腔内にできたものを内歯瘻，皮膚に形成されたものを外歯瘻という（**図 1-1-⑧**）．原病巣から皮膚表面までの管状組織を瘻管という．外歯瘻の好発部位は，下顎臼歯部に起因する頬部皮膚であり，上顎前歯部が原因の場合は鼻翼部や眼窩下部の皮膚に形成される．少量ではあるが，瘻孔からは膿や滲出液が持続的に排出される．

(2) 治療

内歯瘻の場合は原疾患の治療により瘻孔が自然閉鎖することもある．しかし，外歯瘻は原疾患の治療だけでは瘻孔はなくならず，瘻管と瘻孔を含めた瘢痕組織の切除手術を行う場合もある．

V 嚢胞

嚢とは底のある袋のことをいう．嚢胞の定義は，①固有の壁（嚢胞壁）をもった球状の嚢状物で，②その内部が流動体あるいは半流動体で満たされ，③閉鎖された形で組織内に病的状態で存在するものである．

各嚢胞の特徴は，裏層上皮（壁の腔に接する側の上皮組織）はどこから来たのかを考えると理解しやすい．嚢胞様の形態をとるが，裏層上皮を持たないものを偽嚢胞という．歯に関連する上皮（歯原性上皮）から発生する嚢胞を歯原性嚢胞という．それ以外を非歯原性嚢胞として区別する．

1．顎骨に発生する歯原性嚢胞

1）歯原性嚢胞の分類

(1) 歯原性炎症性嚢胞

増殖した裏層上皮が消失することはないが，炎症性刺激が除去されれば上皮の増生も止まる(歯根嚢胞など)．

(2) 歯原性発育性嚢胞

発生段階から歯の発育に関連して発生する(**含歯性嚢胞**，歯原性角化嚢胞，石灰化歯原性嚢胞など)．

2）歯根嚢胞（図 1-2-A）

(1) 病態

失活歯の根尖に形成され，全嚢胞中最も発生頻度が高い．発生機序としては，慢性**根尖性歯周炎**，歯根肉芽腫の炎症刺激により **Malassez〈マラッセ〉の上皮遺残**または口腔粘膜上皮が増殖し，嚢胞腔内面を裏装して嚢胞が形成される．慢性に経過し，初期には自覚症状が少ないが，大きくなると原因歯の動揺，打診痛，嚢胞部の骨膨隆，羊皮紙様感，さらに骨吸収が進むと波動を触知する．エックス線画像では，根尖部を含む境界明瞭な類円形のエックス線透過像(骨吸収像)がみられる．内容物は淡黄色の漿液性液体で**コレステリン結晶**を含むことが多い．

(2) 治療

原因歯の抜歯あるいは根尖切除術と同時に嚢胞摘出手術を行う．

3）含歯性嚢胞（図 1-2-B）

(1) 病態

歯を形成するエナメル上皮が嚢胞化して生じると考えられている．埋伏歯の歯冠を包むように形成され，好発部位は下顎智歯と上顎犬歯である．発育は緩慢で自覚症状を欠くが，未萌出永久歯の存在やエックス線画像で発見される．

(2) 治療

全摘出または開窓して埋伏歯を歯列内に誘導し萌出させる．

4）歯原性角化嚢胞

歯原性上皮に由来し，錯角化した扁平上皮に裏装された嚢胞である．ときに多発性に発生し，基底細胞母斑症候群との関連が指摘されている．治療は摘出であるが，術後再発が多い．

5）石灰化歯原性嚢胞

裏装上皮内に幻影細胞〈ghost cell〉や石灰化をみる，まれな発育性嚢胞である．治療は摘出術を行う．

2．顎骨に発生する非歯原性嚢胞

1）鼻口蓋管嚢胞

(1) 病態

鼻口蓋管の残存した上皮に由来する嚢胞である．上顎中切歯間にみられ，①切歯管嚢胞（骨口蓋の内部に存在）と②口蓋乳頭嚢胞（骨外部の口蓋粘膜下に存在）に分けられる．切歯管相当部に円形のエックス線透過像を認める．

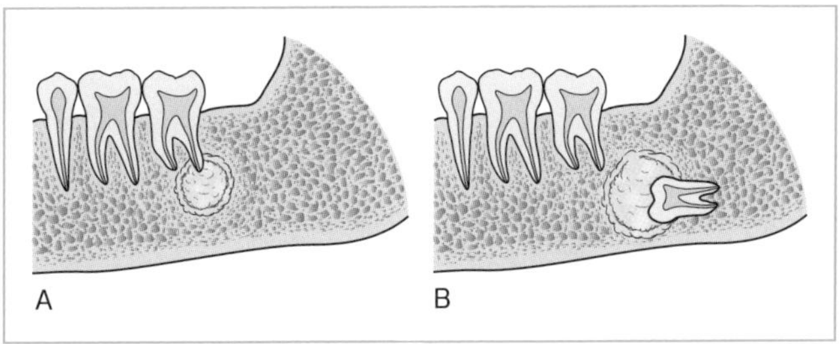

図 1-2　歯原性顎骨嚢胞の模式図
A：歯根嚢胞，B：含歯性嚢胞

(2) 治療

囊胞摘出を行う．

2) 術後性上顎囊胞

(1) 病態

上顎洞根治手術後，数年～数十年経ってから上顎洞内または付近の頬部に生じる囊胞である．上頬部の腫脹，圧痛，鼻閉，関連歯の疼痛がみられ，試験的穿刺にて茶褐色の粘液性内容液を吸引することが多い．

(2) 治療

摘出手術とともに，上顎洞根治手術に準じて下鼻道に対孔を形成する．

3) 単純性骨囊胞

(1) 病態

壁内面には上皮裏層が認められないことも多い偽囊胞である．外傷による骨髄内血腫が原因とも考えられているが，不明な場合も多い．上下顎前歯部や下顎骨体部に好発する．エックス線画像所見ではホタテ貝状の特徴的透過像を示す．

(2) 治療

囊胞壁の摘出あるいは搔爬を行う．

3. 軟組織に発生する囊胞

原因となる上皮組織が特定の部位に遺残するため，発生する部位が決まっているものが多く，鑑別診断の手がかりとなる．治療の基本は摘出である．

1) 粘液囊胞〈粘液貯留囊胞〉

唾液腺の排泄障害によって**唾液**（粘液）が貯留してできた囊胞である．

(1) 粘液瘤

小唾液腺の排泄障害により粘液が貯溜した囊胞で，**下唇**の粘膜に好発する．開口部が損傷その他で閉鎖された場合に生じる．舌尖近くの舌下面に発生したものを，**Blandin-Nuhn〈ブランディン・ヌーン〉囊胞**という．再発を繰り返す場合は周囲の小唾液腺を含めて摘出する．

(2) ラヌーラ〈ガマ腫〉

顎下腺，舌下腺の排泄管であるワルトン管の唾液流出障害で発生する．薄い口底粘膜が半球状に膨隆し，大きくなると発音や咀嚼障害を起こす．治療は主に**開窓療法**が行われる．再発を繰り返す場合は舌下腺摘出を行う場合がある．

2) 類皮囊胞・類表皮囊胞

囊胞壁が皮膚様の組織からなるもの（皮脂腺や毛囊などの皮膚付属器官を含むものが類皮囊胞）で，好発部位としては口腔では**口底正中部**，オトガイ下部，顎下部に多い．発生頻度は口腔領域では類皮囊胞よりも類表皮囊胞が多い．

3) 鼻歯槽囊胞

鼻翼の付け根に近い歯槽突起の骨面上に生じる囊胞である．

4) 甲状舌管囊胞

甲状腺と舌盲孔との間に生じる囊胞で，胎生期の甲状舌管の残遺に由来する．頸部正中線上の特に舌骨の前，オトガイ下部に好発する．

5) 側頸囊胞（鰓裂《さいれつ》囊胞）

下顎角部直下に発現する胎生期鰓裂由来の囊胞で，胸鎖乳突筋前方の側頸部に好発する．

Ⅵ 腫瘍・腫瘍類似疾患

1. 歯原性良性腫瘍

歯原性腫瘍は歯をつくる組織に由来する腫瘍で，歯の形成期との関連から青年期までに発生する．

1) エナメル上皮腫

(1) 病態

腫瘍実質がエナメル器に類似した構造をもつ上皮性腫瘍である．**下顎臼歯部から下顎枝に好発**し，顎骨内で無痛性にゆっくり増大する．下顎の場合は頬舌側の膨隆を特徴とし，**骨の吸収**が進むと羊皮紙様感や波動を触知する．エックス線画像で多房性または単房性の境界明瞭な透過像を示す．

(2) 治療

腫瘍は一部に浸潤性発育を示すことがあり，単なる摘出術では取り残しによる**再発**が多いので，腫瘍周囲の顎骨を含めて広く摘出する．大きな囊胞性腫瘍では開窓術で腫瘍を縮小した後に摘出する．術後は再発を早期発見するために長期間の経過観察が重要である．

2) 歯牙腫

(1) 病態

歯を構成する組織（エナメル質，象牙質，セメント質）からなる**上皮間葉混合性腫瘍**である．

複雑性歯牙腫（歯を構成する硬組織が複雑に形成され塊状となったもの）と**集合性歯牙腫**（小さな歯牙様構造物の集合塊）がある．無症状に経過し，一定まで大きくなると発育が止まる．腫瘍による永久歯の萌出遅延や歯槽部の膨隆を主訴とした受診のほか，エックス線画像で不規則な不透過像として偶然発見されることも多い．

(2) 治療

特に障害がなければ経過観察をする．必要な場合には摘出する．

3) セメント芽細胞腫

(1) 病態

セメント質の増生した間葉性腫瘍で，セメント質が増生添加し，歯根肥大や歯根の一部に塊状に付着する．

(2) 治療

症状や障害を及ぼしていない場合は経過観察する場合もあるが，多くは包含された原因歯とともに摘出する．

2. 口腔軟組織の非歯原性良性腫瘍

1) 上皮性良性腫瘍

病理組織学的には**乳頭腫**と**腺腫**である．

(1) 乳頭腫

皮膚および粘膜上皮に乳頭状または樹枝状の増殖を示す．パピローマウイルスの感染が発生要因の1つとされ，また慢性刺激による反応性増殖物とも考えられている．表面は過角化で白色が強く，まれに悪性化する．治療は外科的に切除する．

(2) 腺腫

腺上皮細胞から発生する腫瘍で，甲状腺や乳腺に最もよくみられるが，口腔では唾液腺腫瘍が主である（p.16 参照）．

2) 非上皮性良性腫瘍

上皮以外の組織に由来するため，表面は平滑な組織で覆われている．上皮下の線維の増殖による**線維腫**，脂肪組織が増殖する**脂肪腫**，血管の異常増殖による**血管腫**などがある．

治療は外科的に切除が行われる．血管腫ではレーザー焼灼や凍結療法も行われる．

3. 悪性腫瘍

悪性腫瘍には上皮性悪性腫瘍の**癌腫**と，非上皮性悪性腫瘍の**肉腫**がある．口腔癌の組織型はほとんどが**扁平上皮癌**である．悪性腫瘍の特徴として，周囲組織を破壊し浸潤・増殖していく．所属リンパ節や肺その他の遠隔臓器組織に転移するため，予後不良のことも多い．

1) TNM 分類（表 1-2）

悪性腫瘍の進行状態を判別し，治療効果や予後の判定に役立てるために，初診の状態でTNM 分類を行う．TNM 分類は臓器ごとに細かい基準が定められ，悪性腫瘍の進行度を一定の基準を設けて分類する．このTNM 分類を指標として病期をⅠ～Ⅳまでの4期に分ける．Ⅳ期が最も進行している状態である．

2) 悪性上皮性腫瘍（癌腫）

口腔癌の90％は，粘膜上皮に由来する扁平上皮癌である．わが国の口腔癌は**歯肉と舌に多い**．一般に男性の中高年者に多い．

(1) 病態

初期には自覚症状は少ないが，ある程度増大すると腫脹や疼痛，出血などが発現し，触診で**病変部周囲に強い硬結がみられる**．歯肉癌では腫瘍直下の顎骨に浸潤して吸収破壊をきたし，

表 1-2　TNM 分類

TNM 分類　国際対がん連合〈UICC〉	
T（primary tumor）	**原発腫瘍の大きさ**と進展度を表す． T1～4 までの 4 段階に分けられる．
N（lymph nodes） 口腔癌の場合は**頸部リンパ節**への転移	**所属リンパ節への転移**状況を表す． 転移のないものを N0 とし，リンパ節への転移や周囲への浸潤の有無から N3 までの段階に分ける．
M（distant metastasis）	**遠隔転移**の有無を表す． 遠隔転移がなければ M0，あれば M1 となる．

歯の動揺や下歯槽神経知覚麻痺が生じる．エックス線画像では比較的早期から骨吸収像がみられる．**リンパ行性**に頸部所属リンパ節転移，肺に**遠隔転移**することが多い．

(2) 治療

病期によって手術療法，放射線療法，化学療法が単独あるいは併用して行われる．頸部リンパ節への転移に対しては頸部郭清手術を行い，がん切除後の顎顔面の欠損は組織移植などによって再建する．手術後は長期間厳重な経過観察を行う．

3) 悪性非上皮性腫瘍（肉腫）

口腔では発生頻度は低く，膨隆性発育が多く潰瘍形成は少ない．若年者から高齢者までほぼ均等に発生する．肉腫は血行性に転移することが多く，進行は早い．放射線療法や化学療法は効果が低いため，拡大切除手術と抗悪性腫瘍薬の大量投与が併用される．

4) 悪性リンパ腫

リンパ球組織に発生するリンパ系細胞の悪性腫瘍である．全身に発生するが，歯肉，Waldeyer〈ワルダイエル〉のリンパ咽頭輪，頸部リンパ節の多発性腫大を初発症状とすることが多い．治療は化学療法や放射線療法，造血幹細胞移植を行う．

4. 腫瘍類似疾患

1) エプーリス

(1) 病態

歯肉に生じた良性の限局性腫瘤をいう．組織学的には真の腫瘍とは異なり，多くは炎症性（または反応性）増殖物である．炎症性エプーリス（肉芽腫性，線維性，血管腫性，骨形成性，巨細胞性）と腫瘍性エプーリス（線腫性，骨質形成性），先天性（顆粒細胞性）に分類される．歯頸部歯肉の有茎状腫瘤であり，表面はピンク色で平滑なものが多く，腫瘤の増大に伴って歯槽骨が圧迫され**歯の傾斜・離開**・動揺をきたす．

(2) 治療

妊娠性エプーリスは，**分娩後には発育停止，縮小，消失する**ため，**口腔衛生管理**と**経過観察**を優先する．切除する場合は歯肉や歯槽骨の一部を骨膜とともに摘出する．

2) 義歯性線維腫〈フラビーガム〉

義歯床辺縁部に相当する顎堤粘膜や歯肉頬移行部粘膜に，腫瘤状・ヒダ状に線維性組織が増生したもの．上顎前歯部が好発部位である．自覚症状はないが，義歯の刺激で褥瘡性潰瘍ができると疼痛などの症状が現れる．

3) 薬物性歯肉増殖（歯肉肥大）

特定の薬剤（**フェニトイン**：抗てんかん薬，**ニフェジピン**：降圧薬（カルシウム拮抗薬），シクロスポリン：免疫抑制薬など）の服用によって歯肉増殖を生じる．炎症性症状を伴わない，弾性のある硬い歯肉全体の肥大である．原因となる薬剤の変更を検討する．増殖の著しい場合は歯肉切除を行うが，口腔衛生管理の実施によってある程度防止できる．

4) 骨隆起および外骨症（口蓋隆起，下顎隆起）

限局的で境界明確な骨表面での成熟層板骨の過剰増殖をいう．非腫瘍性の良性骨増殖と考えられており，口蓋骨正中縫合部に発生するものは口蓋隆起，**下顎骨の臼歯部舌側面**（**両側性**が多い）にみられるものを下顎隆起という．発生原因は明らかでないが，遺伝的要因や咬合負荷などが考えられている．発音や義歯の装着の妨げになる場合には切除の適応となる．

Ⅶ 顎関節疾患

1. 顎関節脱臼

(1) 病態

下顎頭が下顎窩から大きくずれ，関節結節を越えた状態の前方脱臼が多い．時間の経過から新鮮脱臼と陳旧性脱臼に分けられ，脱臼を繰り返すものを習慣性脱臼という．あくび，大笑いや歯科治療時の大開口が原因で**閉口不能**となり，**流涎《りゅうぜん》**，下顎前突様の長い顔貌，耳珠前方の陥凹，頬骨弓下部の隆起がみられる．**片側性では下顎正中が健側に偏位**する．

(2) 治療

脱臼後まもない新鮮例では**徒手整復**（**図 1-3**）した後，顎包帯やチンキャップで開口制限と安静をはかる．陳旧性脱臼で徒手整復が困難な場合は，観血的整復の適応となる．

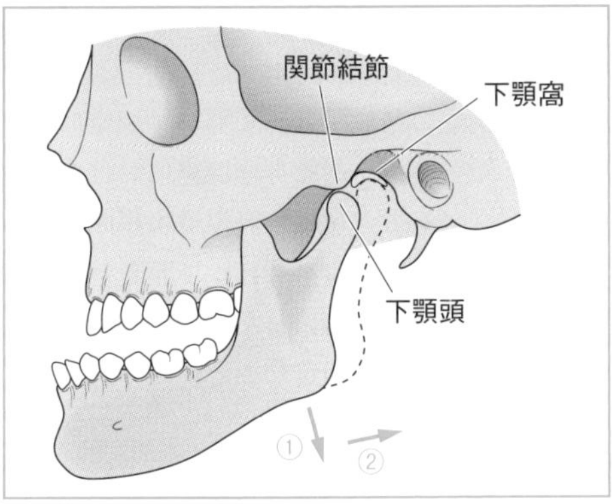

図 1-3　顎関節脱臼の徒手整復
術者が下顎を手で持って戻す．前方脱臼では，関節結節を越えて復位させるため，関節頭を後下方へ誘導する．

2．顎関節症

開閉口，かみしめ，歯ぎしり，会話，咀嚼などの顎運動時に疼痛や雑音，開口障害がみられる非炎症性疾患である．

(1) 病態

顎関節部や咀嚼筋などの**疼痛**，**関節音**，**開口障害**ないし顎運動異常を主症状とする疾患群の総括的診断名である．その病態は①咀嚼筋痛障害，②顎関節痛障害，③顎関節円板障害，④変形性顎関節症に病態分類される．関節円板の診査にはMRIが有効である．

(2) 治療

保存療法（薬物療法：非ステロイド性抗炎症薬や筋弛緩薬の投与，理学療法：運動療法，スプリント療法，心身医学療法：認知行動療法など）と外科療法（顎関節腔内穿刺法，顎関節鏡下手術など）がある．顎関節症は，自然経過に伴い症状が軽減する自己限定的（self-limiting）な疾患であるので，可逆的・非侵襲的な治療を優先して症状の寛解をはかることが原則である．

3．顎関節強直症

顎関節の変形や癒着のため，開口障害や下顎運動制限が起こった状態をいう．

(1) 病態

顎関節部の感染症（中耳炎の継発症など）や外傷などが原因となり，顎運動障害が起こる．幼小期に顎関節強直症になると，下顎の発育障害による小下顎症や顔面非対称となる．口腔管理が不十分となるため，多数歯う蝕や歯周病がみられる．

(2) 治療

変形・癒着した下顎頭を切除する顎関節授動術を行い，術後は開口訓練の継続が不可欠となる．

Ⅷ　唾液腺疾患

1．唾液腺炎

(1) 病態

唾液腺導管から細菌の逆行性感染，また，唾石・異物による唾液流出障害，唾液腺周囲の炎症の波及により生じる．急性炎症は化膿性炎の型をとることが多く，耳下腺，顎下腺にみられる．腺体部は疼痛（圧痛，唾液分泌時の疼痛）があり，圧迫すると導管開口部から排膿をみる．炎症の波及によって開口障害，摂食困難を生じる．

(2) 治療

抗菌薬の全身投与，開口部から抗菌薬や生理食塩液を注入して腺体を洗浄，全身および局所の安静と栄養補給を行う．

2．流行性耳下腺炎

(1) 病態

ムンプスウイルスの感染による唾液腺炎である．幼児に好発し，両側耳下腺が痛みを伴って腫脹するため，「おたふくかぜ」ともよばれている．腫脹後10日程度で症状は軽快する．思春期以降に罹患した場合，睾丸炎や卵巣炎を併発すると不妊の原因になる場合がある．

(2) 治療

対症療法：全身および局所の安静と栄養補給をする．

3．唾石症

(1) 病態

唾液腺の腺体や導管に結石を生じたものを唾石症といい，**顎下腺**，特に導管内に好発する．唾石が原因で，唾腫（食事時の一過性にみられる唾液腺の腫脹），**唾《だ》疝痛《せんつう》**（食事時の唾液分泌障害による激痛）がみられる．唾石はエックス線画像で境界明瞭な不透過像としてみられ，導管内の唾石には**咬合撮影法**が有効である．

(2) 治療

唾石摘出手術を行う．腺体内唾石では顎下腺とともに摘出する．

4. 唾液腺腫瘍

唾液腺腫瘍はまれな腫瘍である．唾液腺腫瘍の70〜80%は耳下腺に生じ，小唾液腺では口蓋腺に多い．良性腫瘍は耳下腺に最も多く，悪性腫瘍は舌下腺や小唾液腺に多く発生する．

1) 多形腺腫

良性唾液腺腫瘍のなかでは最も多く，**耳下腺**に好発する．小唾液腺では口蓋腺に多く，口蓋正中を避けて半側性に膨隆する．発育は緩慢で無痛性・膨隆性の発育をする．治療は周囲組織を含め外科的切除を行う．

2) Warthin〈ワルチン〉腫瘍

耳下腺に発生する良性の唾液腺腫瘍である．50〜60歳代の男性に多く，発育はきわめて遅い．治療は周囲組織を含め外科的切除を行う．

5. Sjögren〈シェーグレン〉症候群

(1) 病態

唾液腺や涙腺などの外分泌腺が，リンパ球浸潤を伴って特異的に障害される**自己免疫疾患**である．**口腔乾燥症**〈ドライマウス〉と乾燥性結膜炎〈ドライアイ〉を主症状とし，50歳以降の女性に好発する．唾液分泌減少のため，口腔粘膜が乾燥して萎縮し，潰瘍を形成する．また，乳頭萎縮や消失により**平滑舌**となる．口腔乾燥が著明になると会話，摂食嚥下などが困難となり，さらに義歯の装着障害，う蝕の多発などもみられる．**血清学的検査**での自己抗体測定や，**刺激時唾液分泌試験**，**唾液腺造影検査**，口唇腺の生検などによる診断方法が確立されている．

(2) 治療

根治的な治療法はない．乾燥による自覚症状に対する対症療法が行われる．人工唾液，口腔保湿剤や唾液分泌を促進する内服薬（セビメリン塩酸塩水和物，ピロカルピン塩酸塩）が用いられている．定期的な歯科診査と口腔清掃，フッ化物歯面塗布，適切な食事管理などを行っていく．

Ⅸ 神経系疾患

神経性疾患の主症状は，知覚神経線維における疼痛と知覚麻痺，運動神経線維における運動麻痺と痙攣である．運動神経線維に起因したものは，症状が他覚的にも明らかで診断が容易であるが，知覚神経に由来したものでは自覚症状が主なため，診断が困難なことが多い．

1. 三叉神経痛

三叉神経（第Ⅴ脳神経）の支配領域に突発性で電撃様の激しい痛みが反復して発現するものをいう．

(1) 病態

顎顔面領域で最も発生頻度が高く，40歳以上の女性に多くみられる．三叉神経の支配領域の片側性に疼痛が**発作性**に発現する．疼痛は洗顔，食事，談話時などに口唇，前額部，側頭部などの特定の部位（**Patrick〈パトリック〉の発痛帯**）に加わる機械的な刺激が引き金になる．症状は数秒〜2，3分間の鋭い**電撃様疼痛**が罹患神経枝の知覚支配領域に間欠的に反復して起こるが，睡眠中には疼痛は発現しない．罹患神経枝が骨孔より出る部位（眼窩上孔：第Ⅰ枝，眼窩下孔：第Ⅱ枝，オトガイ孔：第Ⅲ枝）に圧痛がある（**Valleix〈バレー〉の圧痛点**）．

(2) 治療

①薬物療法：抗てんかん薬〈抗痙攣薬〉（カルバマゼピン），ビタミンB製剤の服用，②理学療法，③神経ブロック，④手術療法などがある．

2. 三叉神経麻痺

三叉神経麻痺は主に知覚麻痺であり，運動麻痺はまれである．中枢性と末梢性があるが，歯科臨床では遭遇するのは末梢性三叉神経麻痺である．

1) 末梢性三叉神経麻痺

(1) 病態

障害を受けた三叉神経の神経枝の支配領域に一致して，知覚消失（知覚麻痺）がみられる．

①眼神経（第一枝）の分布領域：前頭部の皮膚の知覚麻痺が発現する．

②上顎神経（第二枝）の分布領域：眼窩下孔

より下部の前頬部，上唇などの知覚麻痺が発現する．

③下顎神経（第三枝）の支配領域：オトガイ部や下唇，下顎歯肉や歯髄などの知覚麻痺が発現する．下歯槽神経・オトガイ神経は下顎神経の枝で，下顎孔伝達麻酔時や下顎智歯抜歯時，下顎インプラント埋入時の下顎管損傷によって麻痺が発生することがある．

運動性要素の麻痺は，支配する筋（咀嚼筋）の運動麻痺と筋萎縮として現れ，開口障害，咀嚼障害などの症状を呈する．

(2) 治療

①原因の除去，②対症療法（薬物療法，理学療法）③神経切断の場合には神経修復術（神経縫合や神経移植）を行うこともある．

3. 顔面神経麻痺

顔面神経麻痺（第Ⅶ脳神経）は運動神経の伝達障害であり，支配される筋の運動障害をきたす．本疾患は障害の部位により中枢性と末梢性に分かれる．

(1) 病態

中枢性顔面神経麻痺は頭蓋内疾患（脳炎，脳腫瘍，脳出血など）により上位運動ニューロンに障害をきたした場合に生じる．**末梢性顔面神経麻痺**は，寒冷，炎症，外傷および手術による末梢神経の損傷などによって発症する．

通常は片側性に発現する．額のしわの形成困難，**麻痺性兎眼**（下眼瞼の下垂による眼裂閉鎖不全），**Bell〈ベル〉症状**（無理に眼を閉じようとすると眼球が上方に回転して白眼になる状態），鼻唇溝の消失，**口笛不能**などを主症状とする．また，耳痛，涙腺の分泌障害，**味覚障害**，聴覚異常がみられることがある．

(2) 末梢性と中枢性の鑑別

通常，中枢性の麻痺では障害された神経と反対側の下顔面筋の運動麻痺をみる．しかし，前額筋は両側の顔面神経の支配を受けているため，中枢性顔面神経麻痺では運動麻痺は起こらず，**前額部の運動**（しわ形成）は可能である．

(3) 治療

腫瘍や炎症によるものは，原疾患の治療を優先させる．①薬物療法（ビタミンB製剤，副腎皮質ホルモン薬），②理学療法，③星状神経節ブロック，⑥外科療法など．

(4) Ramsay-Hunt〈ラムゼーハント〉症候群

帯状疱疹ウイルスによる感染が顔面神経に波及して生じるものをいう．症状としては末梢性**顔面神経麻痺**と内耳神経（第Ⅷ脳神経）障害（耳鳴り，難聴，めまいなど）が生じる．

4. オーラルジスキネジア

下顎や唇を絶え間なく動かし，舌を出したりする**不随意運動**（自分の意志ではコントロールできない動き）をいう．特発性（加齢により増加する），薬剤性（抗精神病薬，抗パーキンソン病薬），続発性（**Parkinson〈パーキンソン〉病**などによる）がある．義歯の不適合で起こることがあり，義歯の調整や新製によって改善する場合もある．

Ⅹ 血液疾患

1. 貧血

血液中の赤血球数または血色素量が正常範囲以下に減少した状態をいう．顔面蒼白，倦怠感，動悸，息切れ，頭痛，めまいなどの症状がみられる．貧血の原因には大別して，①赤血球の産生の低下と，②赤血球の破壊・喪失の亢進がある．

1) 再生不良性貧血

骨髄での血球生成機能低下によって血液中の赤血球，白血球，血小板のすべてが減少（汎血球減少）する．

2) 巨赤芽球性貧血

ビタミンB_{12}や葉酸が不足すると，赤血球の核酸合成障害が生じ，骨髄に巨赤芽球が出現する．巨赤芽球は赤血球に分化できないため，赤血球が減少する．口腔症状として舌乳頭が萎縮して平滑舌（**Hunter〈ハンター〉舌炎**：ビタミンB_{12}欠乏）となる．

3) 鉄欠乏性貧血

鉄はヘモグロビンの必須構成成分であり，鉄の不足によりヘモグロビン合成障害が起こる．鉄欠乏によって口腔咽頭粘膜の萎縮が起こり舌炎，口角炎，嚥下障害の症状が現れたものを

Plummer-Vinson〈プランマー・ビンソン〉症候群という．

4）溶血性貧血

赤血球が生理的な寿命（120日）よりも短い時間で壊れ，産生が間に合わないもので，自己免疫性による溶血，ウイルス感染やアレルギーが原因になることが多い．

2．白血病

造血細胞の腫瘍性増殖をきたす疾患で，全身の各所に浸潤，増殖する血液疾患（いわゆる血液のがん）である．原因は不明であるが，放射線，ウイルス，遺伝が考えられている．白血病には，①未分化な白血球が増加して急性に経過する急性白血病と，②分化した白血球が増加して慢性の経過をたどる慢性白血病とがあり，造血細胞の種類で骨髄性，リンパ性などに分類される．

（1）病態

急性白血病は汎血球減少（赤血球・白血球・血小板のすべてが減少する）による**貧血**，**免疫低下**（発熱，感染），**出血傾向**が三大徴候である．成人では急性骨髄性白血病が多く，小児では急性リンパ性白血病が多い．口腔症状では**歯肉出血**，**歯肉腫脹**，粘膜の点状出血，潰瘍が生じ，初発症状として歯科を訪れることも多い．一方，慢性骨髄性白血病では口腔症状をみることは少ないが，急性転化すると急性白血病と同様の症状・経過をとる．血液検査・骨髄検査によって確定診断をする．

（2）治療

化学療法と造血幹細胞移植を行う．歯肉出血には局所的処置が必要である．

3．血友病

（1）病態

先天性凝固因子異常で**血友病A**（**第Ⅷ因子欠乏症**），血友病B（第Ⅸ因子欠乏症）がある．伴性潜性遺伝*で保因者から生まれた男子に発現する．自然出血はないが，軽微な打撲による皮下出血・筋肉内出血および関節内出血が特徴的である．口腔内出血の頻度は高く，乳歯交換期の出血や抜歯時の**止血困難**などが多い．全血凝固時間，活性化部分トロンボプラスチン時間〈APTT〉の延長がみられる．

＊伴性潜性遺伝……性染色体に依存する遺伝形式で，X染色体にスペアのない男性に多く発症する．

（2）治療

外科治療時には，欠乏している凝固因子製剤の補充療法が行われる．補充する量は出血状態，出血程度，処置内容などを考慮して決定される．

4．特発性血小板減少性紫斑病〈ITP〉

（1）病態

血小板の破壊が亢進しているため，出血傾向を呈する．急性型はウイルス感染が先行することが多く，6カ月以内に自然寛解する．慢性型は，血小板に対する自己抗体が関与する**自己免疫疾患**と考えられている．血液検査所見では著明な血小板減少，出血時間の延長がみられる．

（2）治療

出血がなければ経過観察する．出血が強い場合はステロイド療法や，免疫グロブリンの大量投与などが行われる．

5．播種性血管内凝固症候群〈DIC〉

さまざまな重症の基礎疾患（悪性腫瘍，感染症，アレルギー性ショックなど）により過剰な血液凝固反応活性化が生じるため，全身の微小血管内で血栓が多発し，凝固因子は消費され**血小板数は減少する**．生じた血栓を取り除くため線溶系現象が亢進することから，梗塞による多臓器不全と出血傾向がみられる予後不良の疾患である．

Ⅺ　口腔〈歯科〉心身症

心身症とは，ストレスなどの心理的な要因で身体に症状が現れる疾患の総称である．

1．舌痛症

（1）病態

原因は明確でないが，心因性の関与が大きいと考えられている．40～50歳代の女性に好発し，臨床検査所見に異常はなく，舌の器質的変化は認められないが，舌尖，舌縁部にヒリヒリした表在性の疼痛・灼熱感を訴える．疼痛は食事時や談話時には消失する．

(2) 治療

治療は難渋することも多いが，①二次的要因と考えられる原因の除去：歯，補綴装置などの機械的刺激，②全身状態の改善：貧血，唾液分泌低下など，③薬物療法：向精神薬など，④心身医学療法：自律神経訓練法，行動療法などを行う．

2. 歯科治療恐怖症

過去の歯科治療時の不快な体験などによって，歯科治療に対する不安や恐怖感が非常に強いため，歯科治療の遂行に困難を生じる病態である．心身医学療法によって自主的・積極的に歯科治療を受けるような行動変容を促す．しかし歯科治療の範囲や緊急性によっては，鎮静法や全身麻酔を用いる場合も多い．

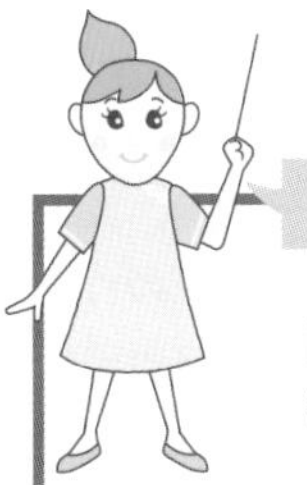

国試に出題されています！

問　65歳の男性．下顎舌側の腫瘤を訴えて来院した．30年前から気付いていたという．腫瘤は正常粘膜で被覆されており，骨様硬で疼痛はない．初診時の口腔内写真を示す．

考えられるのはどれか．（第27回/2018年）

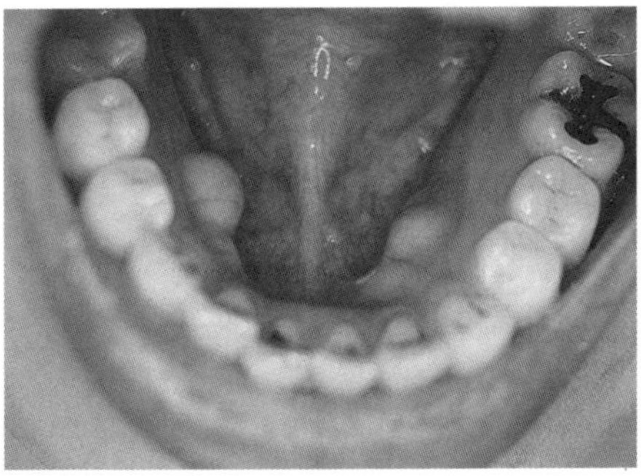

a　線維腫
b　下顎隆起
c　エナメル上皮腫
d　ガマ腫〈ラヌーラ〉

答　b

SECTION 2

口腔外科治療

Ⅰ 抜歯（埋伏歯の抜歯を含む）

抜歯とは，顎骨から歯を抜去，摘出することである．難易度によって普通抜歯，難抜歯，埋伏歯抜歯などに分類される．難抜歯や埋伏歯抜歯では，粘膜骨膜切開や骨削除，歯の分割などが必要となり，メスや骨削除器具，縫合器材などを必要とするので時間もかかり侵襲も大きい．

1．適応症

う蝕や歯周病で保存できなくなった歯，炎症や嚢胞の原因となっている歯，歯列矯正のための必要抜歯，埋伏歯や転位歯などで隣接組織に障害を及ぼしている歯などが適応となる．

2．禁忌症

医学の進歩により，全身的な疾患を有している患者で，従来は絶対的禁忌といわれていたものも抜歯が可能になってきている．他科主治医への照会を行い，患者の全身状態を十分に把握し，必要な対策と治療計画を立案して抜歯を行うことが重要である．

1）抜歯の際注意が必要な全身疾患・状態

(1) 循環器疾患

心筋梗塞発作後 6 カ月以内，狭心症発作頻発時および心不全の患者は禁忌とされている．

①高血圧：抜歯による心身のストレスが血圧を上昇させるので，特に心・腎・血管などの合併症がある場合は慎重に行う．

②先天性心疾患・弁膜症：術後に細菌性心内膜炎を起こす可能性がある．

(2) 代謝性疾患

糖尿病では，一般に細菌感染に対する抵抗力が弱く，創の治癒が悪い．

(3) 肝疾患

出血傾向を示し，創傷の治癒も遅延する．特に急性期や肝硬変などの慢性肝疾患における重症例は避ける．

(4) 腎疾患

抗菌薬投与により腎機能障害が増悪したり，腎透析中の患者は抗凝固薬を使用しているので，抜歯後に止血困難となることがある．

(5) 血液疾患

再生不良性貧血，白血病，血友病では止血困難の可能性がある．

(6) 妊婦その他

胎盤が未完成な妊娠 3 カ月以内は流産を起こしやすく，また，臨月近くでは胎児が外科要因を受けやすいため，妊娠5～7カ月の安定期に行う．

・月経：情緒不安定，血液凝固機能の低下などが考えられる．

(7) 薬物服用中

抗血栓薬，ステロイド性抗炎症薬（副腎皮質機能不全を起こし，わずかな外科的ストレスや不安でショックを起こす可能性がある）など服用薬の作用に注意を要する．

2）局所的禁忌症

①急性炎症の存在：炎症を拡大させ，症状を増悪させる可能性がある．

②悪性腫瘍内の歯：腫瘍を急速に増大させる危険性がある．

③血管腫に接する歯：大量出血の危険性がある．

3．術式

1）普通抜歯の手順

①術野消毒

②局所麻酔

③歯周靱帯の切離（メス：尖刃《せんじん》刀〈No. 11〉または彎刃《わんじん》刀〈No. 12〉）

④脱臼・抜去（抜歯鉗子，必要に応じて**エレベータ**〈抜歯**挺子**〉）

⑤根尖病巣・歯周病巣の搔爬（歯科用**鋭匙**），

創部の洗浄※

※必要に応じて縫合前などに創部の状態確認や清掃のため，生理食塩水でシリンジ洗浄する．

⑥粘膜縫合（必要に応じて，縫合用器材一式：持針器：**マチュー型**または**ヘガール型**・縫合針・縫合糸・ピンセット・剪刀）

・外科用バキュームチップ：観血処置では必要に応じて準備する．滲出液や出血部位を直接吸引し，術野を明示しやすいよう標準型チップより先端が細くなっている．

⑦圧迫止血（滅菌ガーゼ）

2）難抜歯・埋伏歯抜歯の手順

①術野消毒

②局所麻酔

③粘膜骨膜切開（メス：小円刃刀〈No. 15〉）

④**粘膜骨膜弁**の形成：**骨膜起子**〈エレバトリウム〉や骨膜剥離子〈**ラスパトリウム**〉を用いて骨膜を含め歯肉全体を剥離し，骨面を露出させる（粘膜骨膜弁は，粘膜弁に比べて形成が容易で，歯周外科，インプラント治療，抜歯をはじめ多くの術式において広く応用されている）．

⑤被覆する骨の削除（手用切削器具：**骨ノミ**〈**マイセル**〉，槌《つち》〈**マレット**〉，回転切削器具：エンジン・骨バー）

⑥歯冠・歯根の分離（タービン・バー類）

⑦歯の抜去（エレベータ）

⑧不良肉芽の搔爬（歯科用鋭匙）

⑨歯槽骨鋭縁の平滑化（**破骨鉗子**，骨ヤスリ）

⑩粘膜骨膜弁の縫合（縫合用器材一式）

⑪圧迫止血（滅菌ガーゼ）

・**ルートチップピック**：骨縁下の残根や歯根尖部が破折した場合，通常のエレベータでは歯を脱臼・抜去できない場合に用いる．ピック（pick）には「つまようじ」「引っかける」という意味があり，先端（嘴部）は尖っている．通常のエレベータよりも先端が細く小さな残根除去用エレベータもある．

4. 術後の注意と患者指導

①帰宅後出血が持続する場合，清潔なガーゼを丸めて抜歯窩に当て，対合歯で強くかみしめ，約20分間圧迫止血を行う．止血しないときは，病院へ連絡させる．

②抜歯創は清潔にして，入浴，飲酒，硬い食物の摂食，激しい運動は避ける．

③処方された抗菌薬・鎮痛薬は，服用指示を守り，副作用についても注意を促す．

④麻酔効果が持続している間は，咬傷をつくることがあるので注意が必要である．

⑤麻酔効果が消失すると，多少の疼痛があり，必要なら鎮痛薬を服用させる．

⑥疼痛・腫脹および局所熱感のある場合，冷湿布は有効である．

⑦抜歯当日は血餅脱落を予防するため，頻繁な含嗽は控える．

⑧翌日は抜歯創の治癒経過を観察するので来院を徹底させる．

5. 抜歯創の治癒

歯の種類，抜歯侵襲，全身状態などで異なるが，抜歯創の治癒過程は4期に分けられる．

①凝血〈血餅〉期（抜歯直後～5日）

抜歯窩は血餅で満たされる．

②肉芽〈組織〉期（抜歯後5～20日）

血餅が肉芽組織に置換される．この時期に創縁の歯肉から上皮の増殖が起こり，20日頃に**創口は上皮化**される．

③仮骨期（抜歯後40～60日）

抜歯窩が新生した骨梁《こつりょう》（仮骨）によって占められる．

④治癒期（抜歯後2～3カ月）

新生骨の改造機転が始まり，周囲骨とほぼ同じ構造（成熟骨）となる．

II 消炎手術

口腔内外に形成された膿瘍や蜂窩織炎に対し，膿を排出させる目的として行われる外科的処置である．

1. 術式

①術野消毒

②局所麻酔

③**試験穿刺**，必要に応じて（ディスポーザブルシリンジ，18 G注射針）

④皮膚または粘膜切開（メス：尖刃刀〈No. 11〉）

⑤排膿：骨膜起子，**止血鉗子（モスキート鉗子・ペアン鉗子**など）を用いて**鈍的に膿瘍腔を開放**する．必要に応じて細菌検査．

・**ゾンデ**（消息子）：体腔・臓器・組織などの中に挿入し診断・治療に用いる長く軟らかい金属線で，**瘻孔の探索**やガーゼドレーンの挿入に用いることもある．

⑥壊死組織除去および**膿瘍腔の洗浄**

⑦**ドレーン**の挿入：**排膿路を確保**（各種ドレーン：ガーゼドレーン・ペンローズドレーンなど，ドレーンを周囲組織に固定する場合には縫合用器材一式）

⑧当てガーゼ（口腔外切開を行った場合のみ必要）

2. 消炎手術に際しての注意点

①切開時には，出血に対して止血鉗子の手渡しや吸引などが迅速にできるように配慮する．

②切開前に穿刺（試験穿刺）吸引した膿や，切開時に排出した膿は，原因菌同定のための培養検査や抗菌薬の感受性テストのための検体となるため，適切に保存する．

Ⅲ 止血処置

口腔領域には局所的あるいは全身的な原因によって出血が起こる．口腔領域は血管が豊富で，炎症性病変に起因する出血が多い．また，動脈性や静脈性の出血以外に，組織の毛細血管からの実質的な出血も多く止血困難な場合がある．

1. 局所止血処置の方法

局所止血法には，一時的止血法（応急的止血法）と永久止血法（手術時の止血法）とがある（**表 1-3**）．

・止血鉗子：コッヘル型は有鉤《ゆうこう》（先端に鉤《かぎ》状の突起がある）鉗子，ペアン型は無鉤鉗子である．おおむね有鉤は硬い組織に，無鉤型は軟らかい組織に使用される．一方，モスキート鉗子（有鉤型・無鉤型がある）はサイズが小型なので，口腔外科領域での使用頻度は高い．

2. 止血処置に際しての注意点

止血に時間がかかると出血量が増加し，患者の状態も悪化するため，迅速で正確な補助が必要である．

3. 局所止血薬（材）

①吸収作用によるもの：**酸化セルロース**，**ゼラチンスポンジ**，コラーゲン製剤など

②血液凝固促進作用によるもの：トロンビン製剤，フィブリン製剤など

③血管収縮作用によるもの：アドレナリンなど

表 1-3　局所止血処置法

一時的止血法	
圧迫止血法	出血部にガーゼや綿花を置き，手指で圧迫して止血する．抜歯後ではガーゼをかませて咬合圧で止血する．
タンポン法（**栓塞法**）	手術創内に滅菌ガーゼや綿花を圧入し栓をする．
指圧法	手指で出血部へ通じる動脈の心臓に近い箇所を圧迫して止血する．
圧迫包帯法	弾性包帯などで口腔外から圧迫して止血する．口腔内では止血シーネなどを用いて出血部を圧迫する．
永久止血法	
血管結紮法	出血している血管の断端部を止血鉗子で挟み，絹糸で結紮する．
周囲結紮法	出血点を中心に周囲組織に糸を通し，縫合結紮して止血する．
焼灼法（凝固法）	電気メスやレーザーで出血部位を凝固する．
創縁縫合法	出血している創縁を縫合し止血する．
骨からの出血に対する止血法	①挫滅法：骨挫滅器（止血ノミ）で出血部を挫滅して止血する． ②栓塞法：骨蝋の塗り込みで骨孔の出血部を閉塞して止血する．

Ⅳ 歯槽骨整形術

歯槽骨の鋭縁や骨瘤を除去し，歯槽部の形態を整える手術である．

1. 適応症

①義歯装着の障害となる歯槽骨の鋭縁や骨隆起

②抜歯後吸収不全が予想される抜歯窩縁の鋭端

③上下顎の間隙が少なく，床義歯を製作できない場合

2. 術式の概要

①粘膜骨膜弁を形成し，骨面を露出する．

②骨鋭縁の削除には**破骨鉗子**，手用切削器具や回転切削器具を用いる．

③骨を削除した面は平滑化(**骨ヤスリ**)する．

④術野の洗浄，粘膜骨膜弁を復位し縫合閉鎖する．

Ⅴ 根尖切除術

感染根管治療を行っても治癒しない場合などに，根尖部の一部を除去して治癒を期待する方法である．除去が困難なポストコアなど歯冠補綴装置が装着されているため，根管口経由では感染根管治療が行えない場合も適応となる．

1. 術式の概要

①粘膜骨膜弁を形成し，骨面を露出する．

②根尖部唇側の骨削除には手用切削器具を用いる．

③根尖の切断（手用切削器具，回転切削器具）

④根尖部の周囲**肉芽組織の除去**

⑤必要に応じ根管治療・根管充塡または**逆根管充塡***

＊逆根管充塡……搔爬した術野から根尖を封鎖する材料を充塡することを逆根管充塡という．充塡材としてはEBAセメントやMTAセメントなどが用いられる．

⑥術野の洗浄，粘膜骨膜弁を復位し縫合閉鎖する．

Ⅵ 嚢胞摘出手術・嚢胞開窓手術

嚢胞の手術は，軟組織嚢胞と顎骨内嚢胞ではやや異なるが，一般に嚢胞壁を完全に除去する摘出手術が行われる．しかし，含歯性嚢胞やラヌーラ〈ガマ腫〉では嚢胞開窓手術が行われることもある．顎骨内嚢胞の手術にはPartsch〈パルチュ〉Ⅰ法手術（開窓術と摘出開放術）とPartsch〈パルチュ〉Ⅱ法手術（摘出閉鎖術）がある．パルチュⅠ法は，嚢胞全体の摘出を行わず，壁の一部を除去し，内容液の排出路を確保する方法（開窓術）である．比較的大きな嚢胞に用いられる場合が多い．嚢胞壁を完全に摘出する（摘出開窓〈開放〉術）こともある．一方，パルチュⅡ法は嚢胞を全摘出したあとに創を完全閉鎖する方法である．

1. 嚢胞摘出手術

1) 顎骨内の嚢胞（術式の概要）

①粘膜骨膜弁を形成し，骨面を露出する．

②嚢胞壁を露出させるため，骨削除を手用切削器具や回転切削器具にて行う．

③嚢胞は，嚢胞壁を止血鉗子などで把持して，**粘膜剝離子**で骨面から剝がし摘出する．

④摘出した部位は歯科用**鋭匙**や骨鋭匙で搔爬する．

⑤術野の洗浄，粘膜骨膜弁を復位し縫合閉鎖する．

2) 軟組織内の嚢胞（術式の概要）

切開の深さや方法は部位により異なる．また，骨の削除操作は当然不要となる．嚢胞の剝離摘出の際は**剝離剪刀**，粘膜剝離子，止血鉗子などを用いる．

・剝離剪刀（メッツェンバウム・メイヨーなど）：組織の切離とともに鈍的な剝離操作を行える．組織を切るのではなく，ハサミを開いて，組織を押し広げて剝離する．

2. 嚢胞開窓手術

1) 適応症

①含歯性嚢胞などの顎嚢胞

②ラヌーラ〈ガマ腫〉

2）顎嚢胞（術式の概要）

含歯性嚢胞では，原因歯の萌出誘導を優先して行う．

①粘膜骨膜弁を形成し，骨面を露出する．

②嚢胞壁を露出させるため，骨削除を手用切削器具や回転切削器具にて行う．

③嚢胞腔の開放：露出した嚢胞壁の一部を切除し，嚢胞を開窓して原因歯の歯冠の一部を露出する．形成された開窓腔に抗菌薬含有軟膏ガーゼを塡塞する．

④術後は原因歯の萌出状態を経過観察し，必要であれば矯正的に咬合誘導（埋伏歯の牽引など）を行う．

3）ラヌーラ〈ガマ腫〉（術式の概要）

①嚢胞腔の開窓：被覆粘膜ともに嚢胞の天蓋部と周縁部を切除して開窓する．

②縫合：粘膜と嚢胞壁の両者の切除断端を縫合する．開窓部に抗菌薬軟膏ガーゼを塡塞し，周縁を縫合した黒絹糸で固定して，1週間程度おく．

Ⅶ 歯槽骨骨折手術・顎骨骨折手術

中枢損傷やショックなど全身状態に対する処置を優先し，同時に止血処置をする．顎骨に対しては，咬合を基準とした整復・固定をする．術後は感染予防と栄養補給に努める．

1．歯槽骨骨折手術

歯槽骨の骨折の際に，軟組織を介して血行が保たれている骨片を修復･固定する手術である．

1）術式の概要

①整復・固定時は骨片が移動，牽引され痛みを伴うので，局所麻酔を行う．必要に応じて鎮静法などを併用する．

②徒手整復を行う．

③歯列に**線副子**を**金属線**（ワイヤー）や歯科用レジンなどで固定する．

2．顎骨骨折固定術

上顎骨の骨折は，部位的な特徴から上顎骨のみの骨折は少なく，隣接する頬骨，鼻骨など中顔面の骨折を伴うことが多い．下顎骨では骨折により咬合や咀嚼に障害が現れやすい．また，筋肉が付着しているので骨片にさまざまな偏位をきたすのが特徴である．下顎骨骨折の頻度は顔面骨折のなかで最も高い．

顎骨に対しては，咬合を基準とした整復・固定をする．

1）非観血的整復固定術

徒手的に整復を行い，歯の結紮や**副子**〈シーネ*〉に作用点を求めて顎間ゴム〈輪ゴム〉などで緩徐な牽引をし，整復・固定をはかる方法である．固定に関しては，骨の生着のため顎間固定により安静をはかる必要があるが，無歯顎や乳歯列・混合歯列の患者では永久歯を固定源にできないので，床副子**や義歯を顎骨に固定して顎間固定を行う．

＊シーネ……骨折した部分や関節などを臨時的に固定する器材．

＊＊床副子……上下の対咬関係を保つように作成したレジン床．

（1）術式の概要

①上顎・下顎歯に再現した受傷前の歯列模型上で作成した線副子を装着し，徒手で整復をはかる．

②金属線や顎間ゴムで顎間固定する．

2）観血的整復固定術

（1）術式の概要

精神鎮静法・全身麻酔下にて手術を行う．

①術前処置：顎間固定のため，骨折のない顎の歯列に口腔外科用ブラケットあるいは線副子を装着する．

②骨面を露出する（皮膚からアプローチする口外法と口内法がある）．

③新鮮例では骨片を動かして整復する．陳旧例の場合は，観血的に骨折線の再分割をして骨片を可動化させ，骨折面の不良肉芽を除去する．

④顎間固定を行う．

⑤チタン**ミニプレート**および骨ネジを用いて骨接合をする．

⑥創を閉鎖する．

Ⅷ 口腔インプラント術

口腔インプラントは，顎骨の中に**インプラン**

ト体（**フィクスチャー**）を埋め込み，そのインプラント体を利用しさまざまな補綴を行う方法である．1歯欠損から無歯顎，顎補綴まで応用できるが，その適応や予後には，患者の全身状態や口腔衛生管理の良否などが大きく左右される．

現在の主流はチタン製骨接合型インプラントであり，1回法によるシステムと2回法によるシステムがある．2回法は**インプラント体埋入手術**（一次手術）と，数カ月経過後の**アバットメント**〈中間構造〉**連結手術**（二次手術）からなる．

1．術式の概要

1）一次手術

①口腔清掃・消毒
②局所麻酔
③粘膜骨膜切開
④粘膜骨膜剝離
⑤インプラント体埋入窩の形成(専用ドリル)
⑥インプラント体の埋入
⑦カバースクリュー（インプラント体上部のねじ穴の中に組織が入り込むことを防止するキャップ）のセット
⑧粘膜骨膜弁の縫合

2）二次手術

①口腔清掃・消毒
②局所麻酔
③インプラント体上部の粘膜の除去（メス）
④カバースクリューおよびその周囲の歯槽頂部の骨面を露出する．
⑤カバースクリューの除去
⑥ヒーリングアバットメント（インプラント体と連結し，インプラント周囲の歯肉粘膜の治癒期間中に装着する暫間的なアバットメント）の連結
⑦粘膜骨膜弁の縫合（必要に応じて）

Ⅸ　放射線治療

放射線治療は，手術療法，化学療法（抗悪性腫瘍薬による治療）とともにがん治療で有効な局所治療である．口腔癌は放射線感受性の高い扁平上皮癌が多く，また正常組織の機能温存や審美性の維持が可能で，有用な治療手段である．

1．副作用

1）早期に生じる有害事象

照射後から数カ月以内に出現する症状で，放射線宿酔，白血球減少，皮膚炎，**脱毛**，**口腔粘膜炎**，嚥下困難，**味覚異常**，結膜炎など．

2）晩期に生じる有害事象

照射後数カ月〜1年以降に出現する症状で，放射線性**骨髄炎**，皮膚の色素沈着，口腔粘膜萎縮，唾液腺機能低下(**口腔乾燥症**)※，**多発う蝕**，**白内障**，放射線誘発がんなど．

※頭頸部領域の放射線治療において唾液腺が照射野に含まれる場合，唾液分泌異常は比較的早い段階で現れる．照射線量が大きくなると唾液腺の回復は望めなくなる．根治的な治療法がないため対症療法が行われる．

Ⅹ　抜歯および術中・術後の局所的偶発症

抜歯および手術の際に起こる偶発症には，手術中に起こるものと手術後に生じるものに大別できる（**表1-4**）．手術部位や手術内容によって起こりうる偶発症は異なる．

Ⅺ　周術期の口腔健康管理

周術期とは，手術の適応が決定した外来から入院，麻酔・手術，術後回復，退院・社会復帰までの一連の期間をいう．医科歯科連携とした周術期の口腔健康管理は，さまざまな合併症を予防し回復を促すことによって，手術などの治療効果や患者QOLの向上，および**入院日数の短縮**などを期待するものである．

また計画的な口腔健康管理は周術期のみならず，がん化学療法や放射線療法の施行時に，がん治療の遂行の妨げとなる口腔有害事象に対する予防や症状軽減効果などが期待されている．

1．周術期口腔健康管理の対象

①口腔内に感染源となる病巣の存在，②口腔衛生状態不良，③肺炎の既往，④低栄養など，手術合併症のリスクが高いと考えられる患者が

表 1-4　抜歯および術後の局所的偶発症

1．抜歯中の局所的偶発症	
抜歯中の大量出血	
隣接組織（歯，軟組織）の損傷	手術手技の不良，器具の不正使用による歯の破折ないし残存，隣在歯や対合歯および後継永久歯の損傷，口腔軟組織の損傷など．
歯槽骨・顎骨の亀裂または破折	
抜歯創の上顎洞穿孔	
歯の周囲組織（上顎洞，口腔底など）への迷入	上顎洞への歯あるいは残根の圧入，下顎智歯の口底部・翼突下顎隙あるいは顎下隙への迷入など．
皮下気腫	歯の分割や骨削除におけるエアタービンの使用時に，排気が周囲組織隙に侵入して起こる．
下歯槽神経・動静脈，オトガイ神経の損傷	出血および神経麻痺（**知覚鈍麻**）をきたす．
顎関節の脱臼	
抜去歯の誤嚥・誤飲	
2．抜歯後・術後の合併症	
後異常出血	
後異常疼痛	2日目以降に疼痛が持続する場合は，①歯の破折片の残存，②歯槽骨鋭縁の存在，隣接歯損傷・脱臼などが疑われる．3日目以降の疼痛発現はドライソケットの可能性がある．
開口障害，嚥下痛	臼歯部の手術による炎症が咬筋や内側翼突筋に及ぶと発現する．
術後感染	

対象となる．

1）周術期合併症の予防

悪性腫瘍の手術，心臓血管外科手術，人工股関節置換術などの整形外科手術，臓器移植術，脳卒中に対する手術など．

2）がん支持療法

放射線治療・化学療法を行う患者，造血幹細胞移植など．

3）緩和ケア

特に終末ケア〈ターミナルケア〉．

2．周術期合併症の予防

歯科治療（う蝕・歯周病治療：動揺歯の固定，感染源となる歯の抜歯など）と口腔衛生管理（歯石除去，口腔衛生指導，義歯清掃など），および摂食嚥下機能・構音機能の管理などが含まれる．

①**人工呼吸器関連肺炎**（気管挿管をはじめとする人工呼吸管理下で起こる肺炎）の予防，②麻酔時の挿管操作による歯の脱離，誤飲・誤嚥の防止，③口腔内の炎症巣の除去による**手術創感染症予防**などが期待される．

3．放射線療法時の口腔健康管理

頭頸部領域の放射線治療時における口腔合併症の多くは，事前に口腔内評価，口腔衛生指導・管理と歯科治療を実施して，良好な口腔環境を維持することで症状の予防・軽減が可能である．

1）照射開始前の対応

①口腔内処置：歯の鋭縁の削合，う歯の応急処置，照射野内に含まれる保存不可の歯の抜歯，必要によって歯科用金属の撤去（金属の放射線散乱による粘膜炎の範囲拡大・重症化予防）．

②口腔衛生指導・管理：ブラッシング指導，歯石除去，含嗽剤による口腔内洗浄．

2）照射期間中の対応

照射方法にもよるが，一般的には2週間頃から粘膜炎が発現しはじめ，照射終了後1～2カ月間継続する．

①口腔衛生指導・管理：刺激性のある含嗽剤や歯磨剤は避けるなど．

②粘膜炎の予防ならびに粘膜炎による苦痛の

軽減対策（局所麻酔薬，局所管理ハイドロゲル創傷被覆・保護材：エピシル® 口腔用液）．

③食生活の指導：刺激性の強い物を避ける，飲み込みやすい食べ物を選ぶなど．

3）照射後の対応

粘膜炎消退後も口腔衛生指導・管理を継続する．義歯の製作および義歯の装用は，粘膜が脆弱化しているため十分な注意が必要となる．また放射線性骨壊死の誘因となるため，根治照射後の照射野内における抜歯などの観血的処置は回避する．

4．化学療法時の口腔健康管理

化学療法中に発現する口腔内不快症状の予防・寛解を目標に管理していく．

1）口腔粘膜炎

いわゆる「口内炎」とは区別され，がん治療時に発症する紅斑・萎縮・びらん・潰瘍性病変と定義される．

抗悪性腫瘍薬が直接作用することで起こる粘膜炎と，骨髄抑制などに伴う二次感染による粘膜炎がある．二次感染は口腔衛生管理を行うことで予防でき，抗菌作用を期待できる含嗽剤の使用も有効である．また，**局所麻酔薬**や局所管理ハイドロゲル創傷被覆・保護材による**粘膜炎の疼痛軽減**も有効である．

2）口腔乾燥

化学療法による唾液腺への侵襲が原因で，唾液分泌機能が低下し，乾燥を呈する．人工唾液，唾液類似成分を含む含嗽剤や，ゲル状の保湿剤を使用する．

3）味覚障害

口腔乾燥や味蕾細胞の障害，末梢神経障害，抗悪性腫瘍薬の亜鉛キレート作用による亜鉛消耗・欠乏による．栄養管理や亜鉛製剤の投与を行う．

4）歯の知覚過敏

抗悪性腫瘍薬の末梢神経知覚障害による，難治性の歯の知覚過敏がみられることがある．知覚過敏処置薬は治療効果が得られないことも多い．

5）口腔カンジダ症

化学療法による白血球減少や口腔粘膜の損傷のほか，低栄養などの全身状態の悪化による日和見感染である．口腔健康管理の施行と並行して含嗽剤や抗真菌薬を使用する．

6）薬剤関連顎骨壊死

がんの骨転移の治療に用いる骨吸収抑制薬による顎骨壊死（p.10 参照）．投与前から口腔健康管理を実施して発症を予防する．

5．緩和ケアにおける口腔健康管理

緩和医療を必要とする患者においては，口腔乾燥，歯周疾患，口内炎，口臭などの口腔合併症の発生頻度が高い．加えて ADL の低下もあり，自力での口腔清掃困難や嚥下障害がみられることも多い．口腔健康管理による経口摂取の支援は，終末期患者の QOL を改善・維持するうえで重要である．

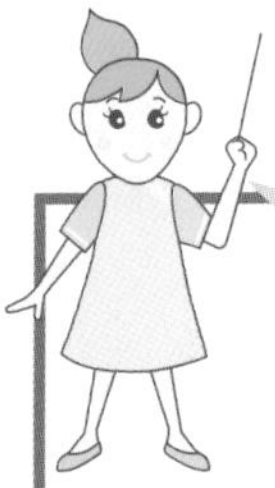

国試に出題されています！

問　16 歳の男子．交通事故で受傷し，救急車で搬送された．下顎骨骨折と診断され，全身麻酔下に観血的整復固定術を行うことになった．術中写真を示す．

骨片の固定に用いるのはどれか．2 つ選べ．（第 26 回/2017 年）

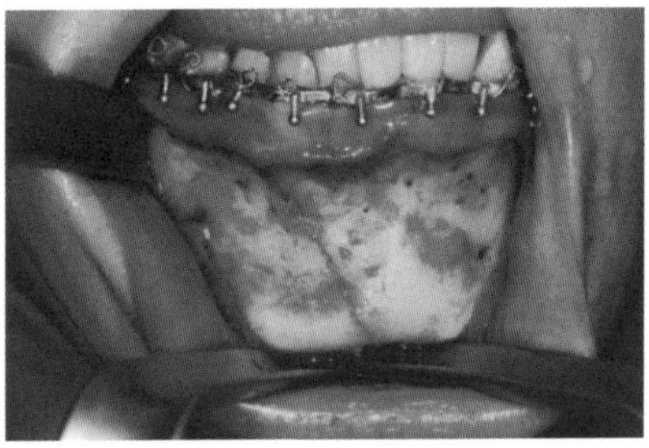

a　金属線
b　床副子
c　ミニプレート
d　バイトプレート

答　a，c

SECTION 3

麻酔

Ⅰ 局所麻酔

患者の意識レベルに関係なく，必要な部位の局所知覚を一時的に麻痺させる方法．

1．局所麻酔法

1）表面麻酔

粘膜表面に局所麻酔を作用（塗布，噴霧など）させ，粘膜表層の短時間の麻酔効果を得る．

（1）適応

①注射針の刺入部位の疼痛緩和．

②嘔吐反射に対する知覚鈍麻．

③ドライソケット，抜歯窩，潰瘍面などの除痛．

（2）表面麻酔薬

①歯科用はいずれも**エステル型**である．

②効果発現に 2〜3 分以上かかる．

③乾燥させた皮膚，粘膜でないと効果がない．

2）浸潤麻酔

局所麻酔を傍骨膜，骨膜下，歯根膜，歯髄腔内などから組織内に浸潤させ，注射した部位の麻酔効果を得る．歯科領域で最も用いられる．

[実施上の注意点]

①炎症のある部位は避ける．

②細い針を選ぶ．（30 G，31 G，33 G）

③アドレナリンは紫外線，熱，光で変性するために，遮光保管のカートリッジを選ぶ．

④注入は緩徐に行う．

⑤骨膜下・歯髄腔内注射は，激痛を伴うことが多く，血管迷走神経反射などの全身的偶発症に注意する．

3）伝達麻酔

末梢知覚神経の伝達路の途中に局所麻酔薬を作用させ，その神経支配領域を麻痺させる．

（1）利点

①麻酔範囲が広い．

②局所の変性，感染の伝播を避けられる．

③麻酔時間が長い．

（2）欠点

①浸潤麻酔に比べて偶発症が多い（血腫，神経損傷など）．

②必要以上に広範囲，長時間の麻痺が残存する．

2．歯科用局所麻酔薬（**表 1-5**）

①2〜3％と比較的高濃度である．

②カートリッジ型が大半を占める．

③血管収縮薬や保存剤が含まれるものが多い．

④歯科材料店が取り扱うことができる．

⑤劇薬である．

表 1-5　歯科用局所麻酔薬の成分

	薬品名	麻酔薬含有量（/mL）	血管収縮薬（/mL）
リドカイン製剤	オーラ注歯科用カートリッジ	20 mg リドカイン塩酸塩	0. 025 mg アドレナリン酒石酸水素塩
	歯科用キシロカインカートリッジ		0. 0125 mg アドレナリン
	キシレステシン A 注射液（カートリッジ）		
	エピリド配合注歯科用カートリッジ		
メピバカイン製剤	スキャンドネストカートリッジ 3％	30 mg メピバカイン塩酸塩	
プロピトカイン製剤	歯科用シタネスト-オクタプレシンカートリッジ	30 mg プロピトカイン塩酸塩	0. 03 I. U. フェリプレシン

3. 注射器，注射針

1）注射器

伝達麻酔用はプランジャー先端が吸引可能なようにもり状あるいはらせん状になっている．浸潤麻酔用はプランジャー先端および親指をかけるところが平坦になっている．

2）注射針

伝達麻酔には 25 G，27 G を用いる．浸潤麻酔には 30～33 G を用いる．また，針先のカット面（20°）がわかるように，注射針にポイントが印字されている．

3）カートリッジ

カートリッジは 1.0 mL，1.8 mL の 2 種類がある．熱と紫外線は血管収縮薬を分解させるために，15℃以下の冷暗所に保管する．使用前は室温遮光下で保管する．

4. 添加されている血管収縮薬

血管収縮薬は，アドレナリンが大半だが，フェリプレシン添加のものもある．添加理由は以下のとおりである．

①局所麻酔効果の増強．
②作用持続時間の延長．
③出血量の減少・術野の明視化．
④麻酔薬使用量の減少．
⑤麻酔中毒の予防．

5. 局所麻酔に伴う局所的偶発症

1）注射針の破折，迷入

注射針の屈曲や基部までの刺入によることが多い．通常は無症状．

2）浸潤麻酔後の口唇，頬粘膜咬傷

小児や障害者が，口唇や頬粘膜など麻酔奏効部位をかんだり，吸引したりすることで生じる．必要に応じて抗菌薬や抗炎症薬を投与する．

3）麻痺

注射針による神経損傷，血腫による神経圧迫，血管収縮薬による一時的虚血，感染によっても生じる．

4）感染・潰瘍・組織壊死

薬液の圧迫注入，血管収縮薬の虚血作用などで生じる．血流が悪いと，潰瘍形成，組織壊死を生じる．骨膜や歯槽骨まで壊死が及ぶとドライソケットなどを助長する．

5）下顎孔伝達麻酔後の開口障害

6）視覚障害

7）誤薬の注射

8）Kühn〈キューン〉の貧血帯

Ⅱ 精神鎮静法

薬物を用いて，口腔外科手術，一般歯科治療に対する不安や恐怖による精神的緊張を軽減する方法である．意識や反射があるという点で全身麻酔とはまったく異なる．痛みをとるわけではないので，痛みを伴う処置には局所麻酔が必要である．吸入鎮静法と静脈内鎮静法に分類される．吸入鎮静法と静脈内鎮静法との違いを表に示す（**表 1-6**）．

1. 吸入鎮静法

低濃度の亜酸化窒素（笑気，15～30%）を酸素（70～85%）とともに鼻マスクより吸入させることで，鎮静効果を得る方法．

1）適応症

すべての歯科治療．

2）禁忌症

①中耳炎の患者
②鼻閉のある患者
③妊娠初期の患者
④不（非）協力的な患者

3）ボンベ

亜酸化窒素ボンベは，上部が青色，下部が灰色をしている．ボンベ内には液化亜酸化窒素が充填されている．圧力計の目盛りは約 50 kg/cm^2で，ボンベ内に液化亜酸化窒素がある限り

表 1-6　吸入鎮静法と静脈内鎮静法の違い

	吸入鎮静法	静脈内鎮静法
投与経路	鼻腔→肺	静脈
効果	不安定	確実
帰宅許可までの時間	早い	遅い
健忘効果	弱い	ほぼ確実
室内汚染	有り	なし
舌根沈下	なし	有り

一定である．

酸素ボンベは，全体が黒色で，ボンベ内には高圧圧縮酸素が充塡されている．圧力計の目盛りは約150 kg/cm^{2}で，ガス残量とともに圧力は低下する．

4）吸入鎮静法の至適鎮静度の徴候

①呼吸・循環動態は安定している．

②多幸感がある．

③音が大きく響いて聞こえる．

④表情が緩やかで，指示に従える．

⑤瞬きが減少し，遠くをみる表情．

⑥軽度の発汗．

⑦四肢末端が痺れたような感じとなる．

※麻酔深度が深くなると，意思の疎通が困難となる．指示にも従えない．

2．静脈内鎮静法

静脈麻酔薬や抗不安薬を単独あるいは併用して静脈内投与することで鎮静状態を得る方法．

1）適応

①吸入鎮静法では対処できない患者：鼻閉，鼻マスクを嫌がる患者．

②嘔吐反射が強い患者．

③強い鎮静効果を期待する患者．

④強い筋緊張や不随意運動を有する患者．

⑤てんかん患者．

2）禁忌

①意思疎通が不可能な患者．

②鎮静時に気道確保が困難と思われる患者（小顎症，鳥貌など）．

③妊娠初期，高齢者，乳幼児．

3）利点

①鎮静効果が確実．

②健忘効果が強い．

③亜酸化窒素による室内汚染がない．

4）欠点

①意識消失，舌根沈下，呼吸抑制，血圧低下を起こすことがある．

②鎮静終了後，鎮静効果が残存することがある．

5）使用薬剤

（1）プロポフォール

超短時間作用性の全身麻酔薬のため，鎮静中はポンプを用いて持続注入（6～3 mg/kg/hr）する．

（2）ベンゾジアゼピン誘導体

ミダゾラム，フルニトラゼパム，ジアゼパムなどが用いられる．鎮静，順向性健忘，抗痙攣，筋弛緩作用がある．いずれも個人差があるため，緩徐投与する必要がある．

6）静脈内鎮静法の至適鎮静度

①**Verrill〈ベリル〉のサイン**：中等度の眼瞼下垂状態

②不安感，緊張感の消失

③ろれつが回らない

7）帰宅基準

精神活動および運動機能が投与前と同様に回復後，帰宅させる．

①呼吸，循環器に異常なし．

②外来刺激に対する反射が十分あり，かつ判断が的確．

③自立歩行に問題がなく，ふらつきなし．

Ⅲ 全身麻酔

全身麻酔とは，麻酔薬を吸入または静脈内投与することで，中枢神経機能を抑制し，意識消失させ，手術が可能な無痛状態をつくり出す方法である．口腔外科領域の手術だけではなく，小児や障害児者に対しての集中歯科治療でも用いられる．全身麻酔法と精神鎮静法との違いを**表1-7**に示す．

1．全身麻酔の条件

全身麻酔下で手術を安全，快適に行うためには，下記の条件が必要となる．

①意識消失（麻酔状態）

②無痛

表1-7　全身麻酔法と精神鎮静法の違い

	全身麻酔法	精神鎮静法
意識	なし	あり
痛み	なし	あり
体動	なし	あり
反射	なし	あり
患者の協力の必要性	なし	あり
回復	遅い	早い

③反射消失
④筋弛緩（不動化）
①〜④の条件を満たすために，各々の目的にあった薬剤を用いることが多い．

2．術前管理

1）全身状態の把握

問診を行い，患者の全身状態を把握する．同時に血液検査，生化学検査，尿検査，心電図，胸部エックス線写真検査などの生体，生理検査から，循環器や呼吸器に麻酔管理上問題があると判断した場合，書面で対診を行う．

2）術前の経口摂取制限

全身麻酔導入時の胃内容逆流による誤嚥性肺炎や窒息を防ぐために，術前に経口摂取制限を行う．通常は，術前日就寝（21時頃）後は禁食，禁水にするが，乳幼児の場合は，母乳は4時間前まで，水分は2時間までとする．

3）内服薬の指示

患者が内服している薬剤のうち，麻酔薬に影響を及ぼす薬剤（降圧薬，糖尿病薬など）は，減量あるいは内服を中止する．

3．術中管理

全身麻酔は大きく導入，維持，覚醒の3つのフレーズにわかれる．

1）導入

静脈投与路が確保されているときは急速導入法，そうでないときは緩徐導入法が主に用いられる．

(1) 静脈麻酔

あらかじめ点滴を確保した後，静脈麻酔薬を投与することで，急速に意識を消失させることが可能となる．静脈麻酔薬としては，超短時間作用型のチオペンタールのほか，ミダゾラム，ケタミン塩酸塩などがあるが，最近では短時間作用型のプロポフォールが頻用されている．

(2) 吸入麻酔

ガス麻酔薬または揮発性麻酔薬を吸入させることにより，患者の意識をゆっくり消失させる．乳幼児や障害児者など，あらかじめ点滴確保が困難な場合に選択されやすい．麻酔薬としては，亜酸化窒素，セボフルラン，デスフルランなどが用いられる．

※環境保護の観点から，亜酸化窒素を用いず，酸素と空気を吸入しながら，静脈麻酔薬のみで行う全静脈麻酔を選択することが多くなっている．

(3) 鎮痛薬

全身麻酔の条件の1つである無痛状態を得るために用いる．フェンタニルや超短時間作用用性のレミフェンタニルなどの麻薬性鎮痛薬を用いることが多い．

(4) 筋弛緩薬

患者を不動化させることで，手術や呼吸機能の安全管理のために，筋弛緩薬を用いる．非脱分極性筋弛緩薬であるロクロニウムやベクロニウムが頻用されている．

(5) 気管挿管

気管チューブを気管内に挿入する操作のことで，全身麻酔中の気道管理および呼吸管理において最も確実な気道確保法である．方法としては，麻酔導入時に患者の意識を消失させ，鎮痛薬を静脈注射し，麻酔深度を深くする．その後，筋弛緩薬を静脈注射し，喉頭筋を弛緩させ，通常は喉頭鏡を用いて気管チューブを気管内に挿入する．

2）維持

吸入麻酔薬，静脈麻酔薬，鎮痛薬，筋弛緩薬を追加，あるいは持続投与しながら麻酔維持を行う．

全身麻酔中は，患者の呼吸管理，循環管理，体温，尿量などの全身状態を常に監視し，必要に応じて輸液，輸血，薬物も投与する．

(1) モニタリング

バイタルサインを測定するための血圧計，心電図，動脈血酸素飽和度測定器（パルスオキシメータ），終末呼気炭酸ガス濃度測定器（カプノメータ），BISモニタ，筋弛緩モニタなどを用いる．また尿量，体温，輸液量などをモニタリングする．

(2) 覚醒

手術終了後，薬剤投与を中止し，患者の意識および呼吸機能の回復などを確認後，気管チューブの抜管を行う．

4．術後管理

覚醒後は，呼吸や循環状態を2時間以上監視する必要がある．覚醒時にみられる合併症は，低酸素症，術後痛，悪心，嘔吐である．

5. 日帰り全身麻酔

朝に来院し，全身麻酔下で手術あるいは治療を終え，同日に帰宅させる麻酔をいう．

1）適応

①歯科治療を行うにあたり，精神・身体的に制約がある患者．

②通院困難で，一度で治療を終わらせたい患者．

③小児や心身障害児者で，意思疎通が困難な患者．

2）手術条件

①責任のある付き添い者がいること．

②手術侵襲が少ない．

③処置時間が 2～3 時間．

3）麻酔法

麻酔導入および維持は吸入麻酔を用いて行うことが多い．

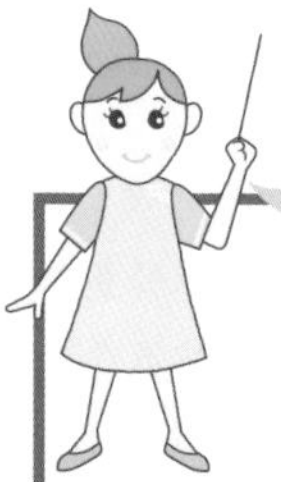

国試に出題されています！

問　局所麻酔の注射後に生じる偶発症はどれか．（第 25 回/2016 年）

a　ワンサン氏症状
b　キューンの貧血帯
c　ニコルスキー現象
d　パトリックの発痛帯

答　b

SECTION 4　全身管理とモニタリング

I　バイタルサイン

人間が生きていることを示す徴候をいう．血圧，脈拍，呼吸数，体温の 4 つに加えて意識レベル，尿量を含む場合もある．

1．血圧

動脈内の圧力を意味し，主要臓器に血流があることを示す．したがって血圧が一定以下になると，各臓器は十分に機能を発揮できなくなり，生命の維持が困難となる．心臓が収縮したときの圧力が収縮期血圧（最高血圧），拡張したときの圧力が拡張期血圧（最低血圧）である．一般には上腕動脈の圧力をアネロイド型血圧計で測定する．

※近年では環境汚染の見地から水銀柱式血圧計は使用しない傾向にある．

1）血圧の測定方法

①カフ（マンシェット）を，指 1～2 本が入る程度の余裕を持たせて上腕部に巻く．

②橈骨《とうこつ》動脈の拍動が消失するまでカフに空気を送り，再び拍動を触れるところ（触診法による最高血圧）まで減圧する．

③上腕動脈上に聴診器を置き，触診法による最高血圧を 20 mmHg 程度上回るまで加圧する（この時点では血流が止まっているため音は聞こえない）．2 mmHg/秒の速度で減圧しながら，血管音（コロトコフ音）が聞こえ始める圧を収縮期血圧，再び聞こえなくなる圧を拡張期血圧とする．

2）血圧の基準値

診療室で測定した値が最高血圧 140 mmHg 以上，あるいは最低血圧 90 mmHg 以上（家庭で測定した場合は最高血圧 135 mmHg 以上，あるいは最低血圧 85 mmHg 以上）のいずれか片方を満たしていれば，高血圧である．また診療室での血圧が基準値以下であっても，家庭で測定した値が基準を超えている場合も高血圧である．

表 1-8　カフのサイズおよび巻き方と血圧

カフの幅は成人の場合上腕長の2/3程度がよい．

血圧	カフ
高くなる	幅が狭い． 巻き方が緩い．
低くなる	幅が広い． 巻き方がきつい．

3）血圧測定の注意点（表 1-8）

カフをきつく巻いた場合，またはカフの幅が広い場合，血圧は低く測定される．

2．脈拍

脈拍を触れるということは，その血管が支配している臓器に血液が流れていることを表す．一般には橈骨動脈で確認するが，血流低下によって真っ先に障害されるのは脳であるため，緊急時には脳に血液を供給する頸動脈の拍動の有無を確認する．**基準値（成人の場合 60～100 回/分）**より早い場合を頻脈，遅い場合を徐脈という．

3．呼吸

呼吸数（基準値：12～20 回/分）を測定し，呼吸状態を観察する．吸気時に胸がへこみ呼気時に膨らむ「奇異呼吸」や，吸気時に胸骨上窩（左右の鎖骨間の陥凹部）がさらに陥凹する「トラキアルタグ」は，舌根沈下や補綴物の誤嚥などで上気道閉塞が生じていることを示す．

4．体温

細胞はエネルギーとともに熱を産生する．したがって体温の上昇はエネルギー産生が活発なことを，低下は生命活動の低下を意味する（**基準値：36～37℃**）．測定部位によって温度は異なり，同一人でも直腸温＞口腔温＞腋窩温の順に低くなる．

5．尿量

心臓からの血流が低下すると，まず腎臓の血流が低下する．尿は腎臓を還流した血液からつくられるので尿量低下（基準値：1,000～1,500 mL）は腎血流低下，すなわち重要臓器の血流低下を表す．

Ⅱ 経皮的動脈血酸素飽和度〈SpO_2〉

肺から血液に移行した酸素は，赤血球中のヘモグロビンと結合して細胞に運ばれる．酸素と結合しているヘモグロビンの割合を酸素飽和度（SaO_2）とよび，皮膚の上から測定した値を経皮的動脈血酸素飽和度（**SpO_2：基準値 95%以上**）という．

呼吸数および呼吸状態とともに重要な呼吸モニタであるが，体内に貯蔵してある酸素が消費されるまで低下しないため，呼吸停止から飽和度低下までは数分のタイムラグがある．また，高濃度酸素を吸入していれば呼吸数が減少しても低下しない．つまり飽和度が正常であっても呼吸が正常であるとは限らない．

動脈血流の拍動から算出するため，飽和度が測定できるということは測定部に血流があることを意味し，循環のモニタとしても有用である．

Ⅲ 意識レベル

意識レベルは脳活動の指標である．日本では刺激に対する反応を基準に分類した **Japan Coma Scale**（JCS：3-3-9 度方式）が用いられている（**表 1-9**）．

Ⅳ 歯科治療時の全身的偶発症

1．血管迷走神経反射

不安や恐怖，痛みなどが原因となって迷走神経の働きが亢進し，血圧低下，徐脈，意識消失が生じることを**血管迷走神経反射**（**神経性ショック**）という．水平位にして足を上げ（ショック体位），酸素を吸入させればほとんどの場合回復する．

2．過換気症候群

血管迷走神経反射と同様に不安や恐怖，痛みなどが原因で息苦しさを訴え，激しい呼吸を繰り返すことをいう．手足が硬直し，痙攣や意識消失が生じる場合もあるが，呼吸数を除けばバイタルサインは正常であることが多い．以前は袋を用いた自己呼気再吸入（ペーパーバック法）が行われていたが，酸素不足になるおそれがあるため，近年では袋の中に酸素を投与しながら再呼吸を行わせたり，数呼吸ごとに空気を吸入させる方法が推奨されている．

表 1-9 Japan Coma Scale（JCS：3-3-9 度方式）

覚醒度を 3 段階（刺激なしで覚醒・刺激で覚醒・刺激しても覚醒せず）に分けている．正常は 0 点，深昏睡は 300 点である．

Ⅰ	覚醒している
0	意識清明
1	意識清明とはいえない
2	見当識障害がある
3	名前，生年月日がいえない
Ⅱ	刺激によって覚醒する
10	普通の呼びかけで開眼する
20	大声で呼びかけたり，強く揺すると開眼する
30	痛み刺激を加えながら呼びかけると開眼する
Ⅲ	刺激しても覚醒しない
100	痛みに対して払いのける
200	痛みで手足を動かしたり，顔をしかめる
300	痛みに反応しない

3．アナフィラキシーショック

アレルギーのなかでも最も激しい症状を示し，場合によっては死に至ることもある．薬剤のみならずゴム手袋やラバーダムシートなどが原因となることもある．確実な検査方法はないので，発症時の対応（0.05 mg/kg アドレナリン投与・ショック体位・酸素吸入）を身につけることが重要である．

4．低血糖

血糖値が低下すると（60 mg/dL 以下），悪心，嘔吐，意識消失が生じる．インスリンや血糖降下薬服用者が歯科治療などで食事を摂れない場合に生じやすい．脳は低血糖で容易に傷害を受けるので，本症が疑われた場合は，ジュースや砂糖を飲ませる．

5．高血圧緊急症

急激な血圧上昇により，脳や心臓などの重要臓器に障害が生じた場合をいう．多くは 180/120 mmHg 以上で発症する．高血圧性脳症，大動脈解離，急性心不全などが該当する．ただちに専門医がいる施設に搬送する．

6．脳血管障害（脳卒中）

クモ膜下出血，脳出血，脳梗塞を指す．このうちクモ膜下出血は脳動脈の破裂，脳出血は血圧上昇，脳梗塞は血管の閉塞によってそれぞれ生じる．不整脈の1つである心房細動患者では，心臓内に生じた血栓が脳梗塞（心原性脳塞栓症）の原因となる．そこで，血栓の形成を防ぐためにワルファリンカリウムや，DOAC（ダビガトラン，リバーロキサバン，エドキサバン，アピキサバン）を服用している．これらの患者では抜歯後出血に注意する．

7．誤飲および誤嚥

口腔内に器具器材を落とした場合は，鉗子などで取り出す，あるいは顔を横に向けて吐き出させる．誤嚥の場合は腹部あるいは胸部圧迫と背部叩打を繰り返す．意識が消失すればただちに BLS を開始する．

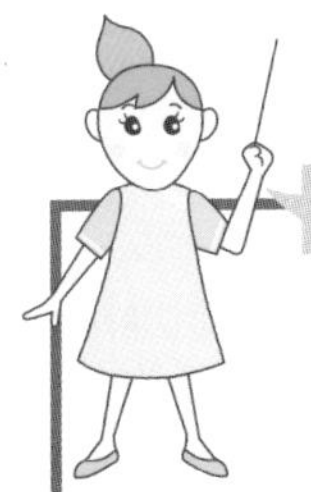

国試に出題されています！

問　SpO_2が 90％以下になった場合，考えられるのはどれか．（第 26 回/2017 年）

a　頻　脈
b　高血圧
c　過呼吸
d　低酸素

答　d

SECTION 5

救命救急処置

従来の一次救命処置，二次救命処置は，現在ではそれぞれ **BLS**（Basic Life Support），ALS（Advanced Life Support）という言葉に置き換わっている．

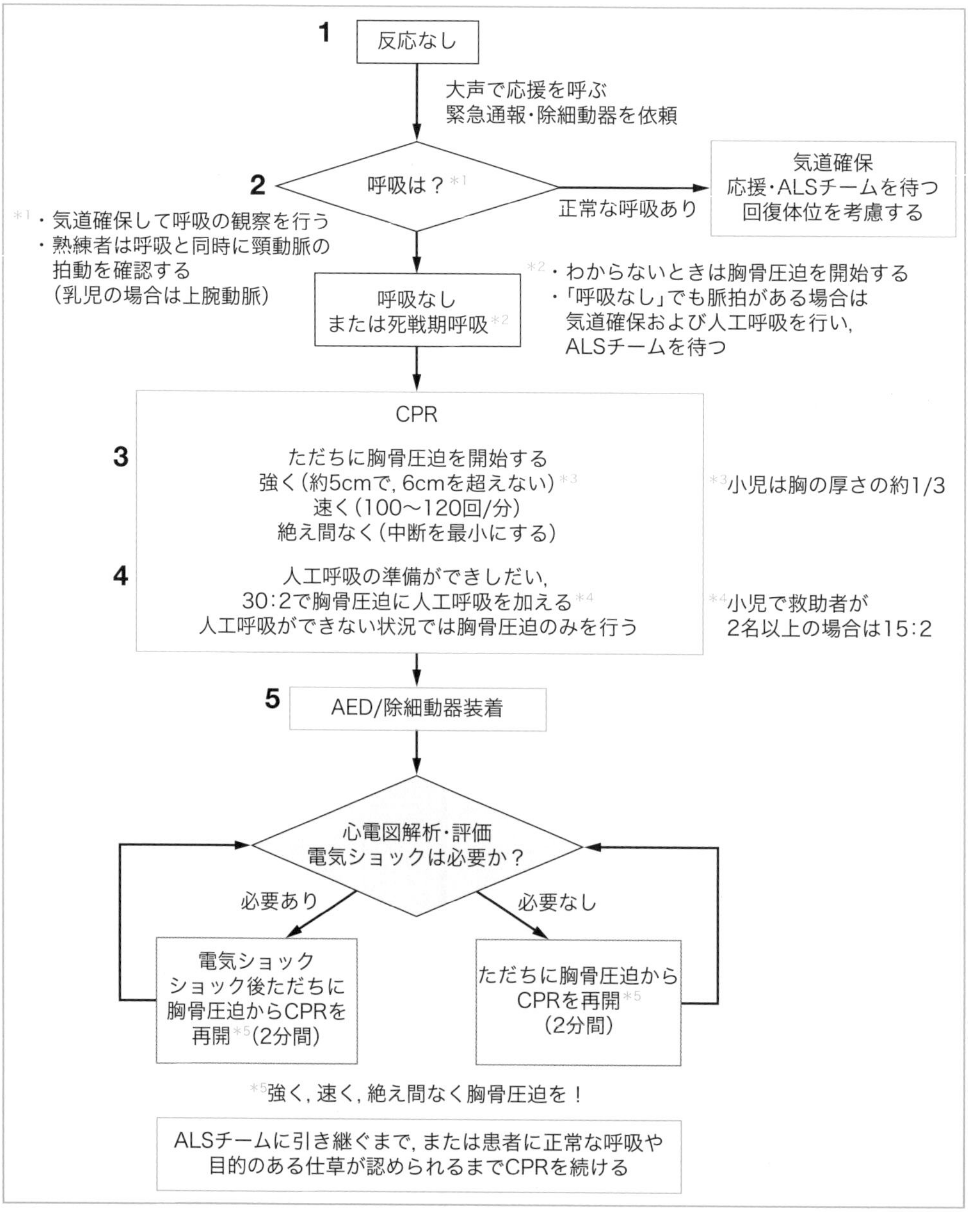

図 1-4　成人の BLS のアルゴリズム（2020）

I　一次救命処置

胸骨圧迫，気道確保，人工呼吸，AED の使用からなる救命処置を BLS という．AHA (American Heart Association) が 5 年ごとに発表するガイドラインに各国の事情を加味したものが用いられている．傷病者を発見したら，

①意識の確認
②応援の要請
③呼吸の確認
④胸骨圧迫
⑤気道確保と人工呼吸
⑥入手次第 AED の使用

の順に対応する．

このうち最も重要な**胸骨圧迫**（心臓マッサージ）は，手技が以下のように規定されている．

①胸骨の下半分を押す．
②胸壁が 5〜6 cm 沈むように押す（小児では胸の厚さの 1/3 が沈むように押す）．
③100〜120 回/分の速さで押す．
④胸壁が完全に戻るように押す．
⑤続けて 30 回押す．

図 1-4 に現在用いられているガイドライン (Guidelines 2020) の BLS アルゴリズムを示す．

II　二次救命処置

病院などの医療機関で行う救命処置であり，BLS に加えて気管挿管，静脈路確保と薬剤投与，除細動，蘇生後のケアなどが含まれる．救命時には心停止の予防，早期認識と通報，BLS, ALS と心拍再開後の集中治療（救命の連鎖）を速やかにつなげることが重要である (**図 1-5**)．

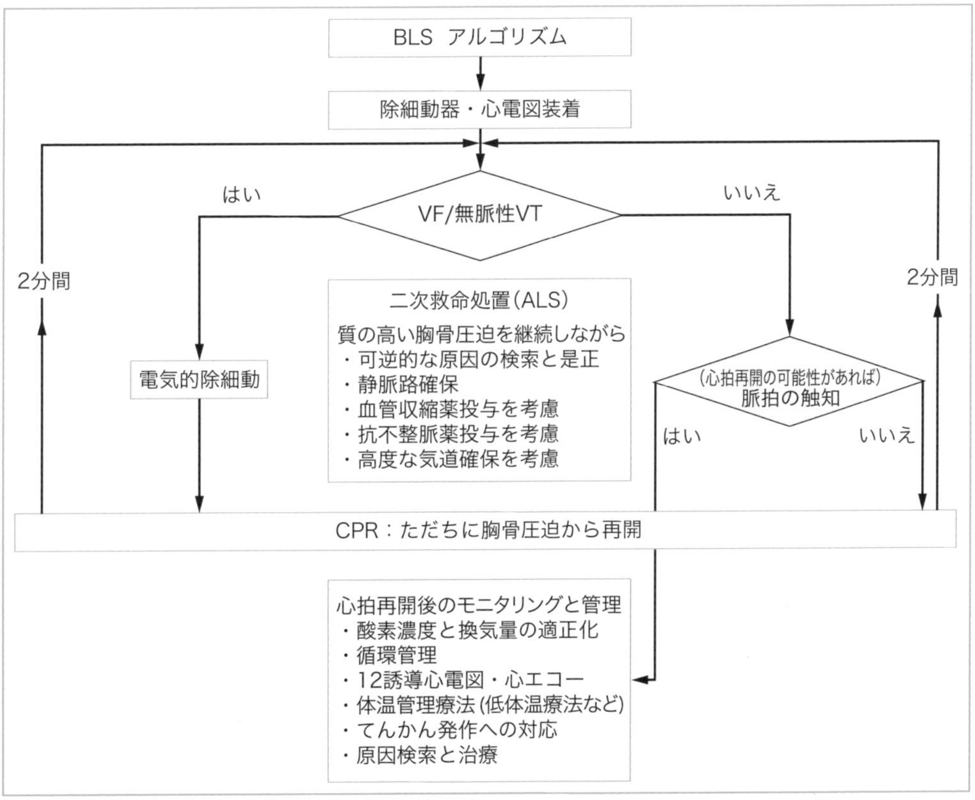

図 1-5　心停止アルゴリズム
BLS で心拍が再開しない場合は，本アルゴリズムに沿って対応する．

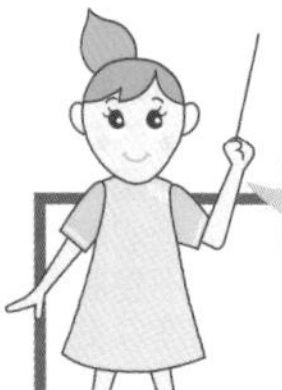

国試に出題されています！

問　病院内の廊下で倒れている人を発見した．最初に行うのはどれか．（第 22 回/2013 年）

a　応援の要請
b　意識の確認
c　気道の確保
d　心肺蘇生の開始

答　b

Ⅱ編

臨床歯科医学

不正咬合と治療

SECTION 1

概要

Ⅰ 顎顔面の成長発育

1. 顎の成長発育

全身の成長発育*は，頭部より下肢の成長が著しく，その特徴から 4 パターンに分類されている（Harris & Scammon）．頭蓋・顎・顔面の成長発育も，部位によって成長する時期が異なる．

＊成長（Growth）……身長などの全身または各器官の大きさ・数の増大を表す．

＊発育（Development）……各器官の機能や人の行動・精神の成熟を表す．

1）全身的な成長発育のパターン

Scammon〈スキャモン〉の臓器別発育曲線より，次のようになる（**図 2-1**）．

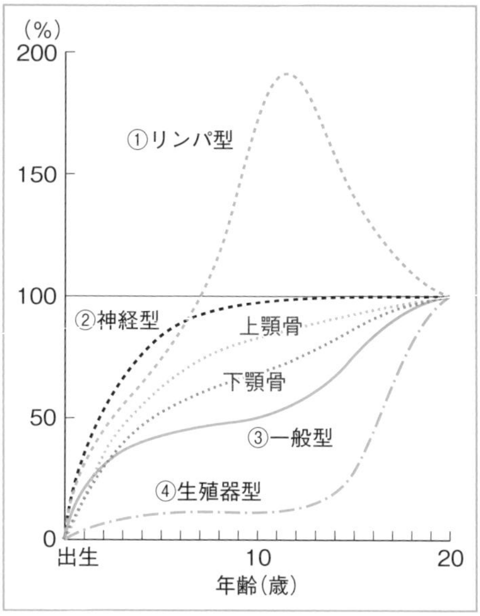

図 2-1　スキャモンの臓器別発育曲線
横軸に年齢を，縦軸に成人を 100%とした場合の臓器の発育程度を表している．
①リンパ型：思春期の直前に最大の大きさに到達し，その後小さくなって成人の大きさに落ち着く．
②神経型：出生から早期に大きな成長を示し，成人の大きさに早く到達する．
③一般型：出生後と思春期に大きな成長を示す．
④生殖器型：成長の開始が遅く，思春期になって大きく成長発育する．

（1）リンパ型

思春期直前に成人の約 2 倍にまで増大する．口蓋扁桃，咽頭扁桃（アデノイド），リンパ節，胸腺などのリンパ組織が属する．

（2）神経型

出生時に急激な成長を示し，脳，脳頭蓋，頭蓋冠，脊髄，視覚器などの中枢・末梢神経系に関連する諸器官が属する．上顎骨は脳頭蓋底に近接するため，類似の成長パターンを示す．

（3）一般型

S 字状曲線パターンを示す．身体の主な部分を構成する骨，筋肉や内臓などが属する．頭部では，下顎が類似の成長パターンを示す．

（4）生殖器型

思春期頃に急速な立ち上がりカーブを示す．睾丸，卵巣，子宮などの性器の発育や，乳房，恥毛，腋毛，喉頭などの二次性徴の変化が属する．

2）身長の成長速度曲線

個体が正常な成長過程範囲にあるのかを判断するため，各年齢の身長を示す成長曲線（スキャモンの臓器別発育曲線の一般型）と，各年齢における 1 年間の身長の伸びを示した成長速度曲線を利用する（**図 2-2**）．成長速度曲線では胎児期，乳幼児期と思春期に大きな成長を示す．

3）骨の成長発育様式

骨の発生様式には，①間葉組織が骨芽細胞に分化して直接骨を形成する膜内骨化と，②軟骨細胞を経て骨に置換する軟骨内骨化がある．頭部（頭蓋と顎顔面）の骨格は，大小さまざまな骨で構成されており，成長様式には次のものがある．

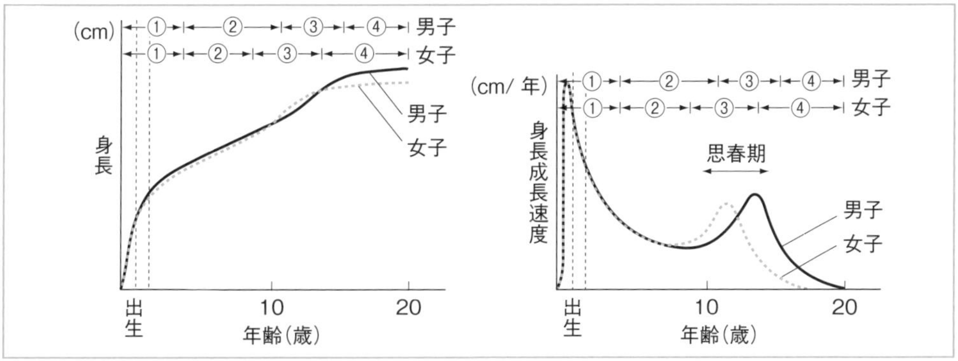

図 2-2　身長の成長曲線と成長速度曲線
①第一急進期，②安定期，③第二急進期，④漸減期．

表 2-1　顔面の成長発育

	骨膜性成長	軟骨性成長	縫合性成長
頭蓋冠	●		●
頭蓋底	●	●	●
上顎骨	●		●
下顎骨	●	●	
鼻中隔		●	

(1) **骨膜性成長**

頭蓋骨のような扁平な骨組織の表面で，骨膜の未分化間葉系細胞が骨芽細胞に分化して，骨組織を添加しながら大きさを増す成長様式．

(2) **軟骨性成長**

軟骨細胞が分裂して増殖し，次第に骨組織へと置換されていく成長様式．顎関節や頭蓋底で認められる．

(3) **縫合性成長**

縫合部分で骨の添加が生じ，縫合を挟む骨が互いに離れていくように成長する二次的な成長様式．

2. 顔面の成長発育（**表 2-1**）

1）頭部の成長

(1) **頭蓋冠**

膜内骨化による扁平骨で構成され，脳と容積増大の影響を受け，①縫合性成長と②骨膜性成長（頭蓋骨外面の骨添加・内面の骨吸収）により，形を変えながら大きくなる（**図 2-3**）．神経型の成長を示す脳の成長に伴って，早い時期から成人に近い大きさに成長する．

(2) **頭蓋底**

①頭蓋底の正中部にあるいくつかの軟骨結合の部分（骨と骨が軟骨で結合している部位，**図 2-4**）での軟骨性成長，②縫合部での縫合性成長，③骨表面の骨リモデリングによる成長から，主に前後径が大きくなる．

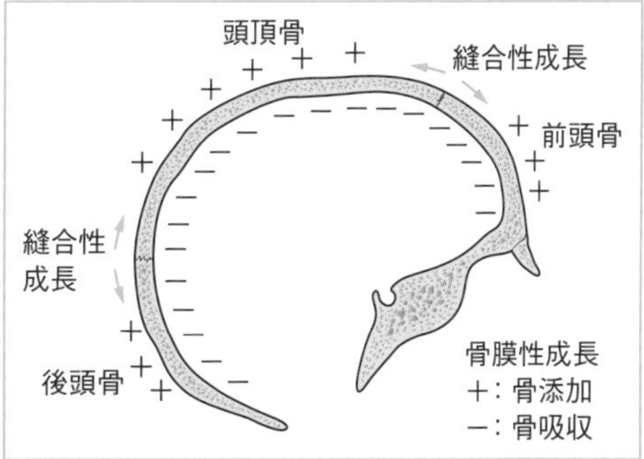

図 2-3　頭蓋冠の骨膜性成長と縫合性成長

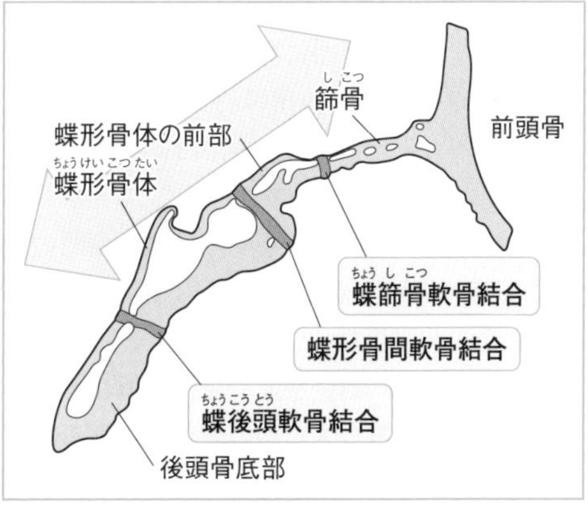

図 2-4　頭蓋底の軟骨結合部

2）上顎骨・下顎骨の成長

スキャモンの臓器別発育曲線における神経型と一般型の曲線の間に位置し，上顎骨は神経型に，下顎骨は一般型に近い成長パターンを示す．したがって，下顎骨に比較して上顎骨は早い時期に成長し，下顎骨は一般型，すなわち身長の成長曲線に近いパターンで成長する．下顎骨には思春期性成長スパートがある．

（1）上顎骨の成長発育

①縫合部における成長（**図 2-5**）

②上顎結節部における骨添加

③歯槽突起の発育

この成長により，上顎骨全体は前下方へ平行移動しながら成長する（**図 2-6**）．

（2）下顎骨の成長発育

①下顎頭での軟骨性成長

②下顎枝後縁での骨膜性の骨添加と，下顎枝前縁での骨吸収

③歯槽突起辺縁の骨添加

④オトガイ部の骨添加

下顎骨自体は後上方へ大きく成長するが，下顎骨全体は頭蓋底に対して前下方へ移動する（**図 2-7**）．

3. 歯・歯列の成長発育

乳歯の萌出は生後半年頃から開始し，2歳半までに上下の第二乳臼歯が萌出して完了する（歯の萌出，交換の時期，順序の詳細は p.93 参照）．

1）乳切歯から永久切歯への交換期

（1）永久歯の萌出スペースの獲得

乳切歯と永久切歯はその大きさに大きな差があるため，以下の歯列の成長が起こる．

①乳切歯は咬合平面に対して垂直的に萌出するのに対し，永久切歯は唇側傾斜して萌出し，歯列弓長径が増加する．特に，上顎切歯が顕著である．

②永久切歯が萌出する時期に，乳犬歯間の距離（犬歯間幅径）が増加する（上顎 3.0 mm，下顎 2.5 mm）．

③乳歯列には，霊長空隙や発育空隙などの空隙が存在し，第一大臼歯の萌出や切歯の交換に伴い消費される（**図 2-8**）．

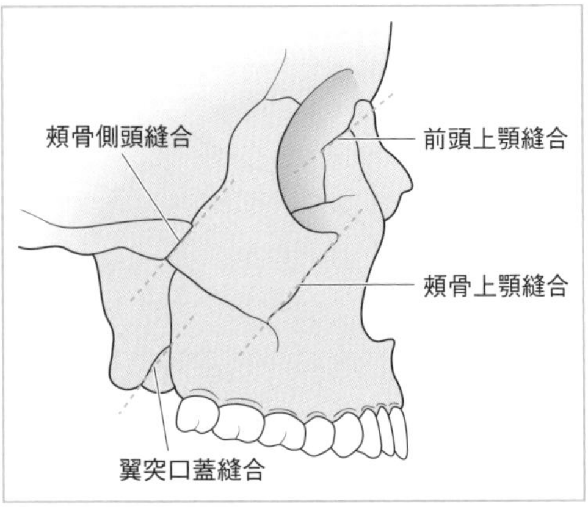

図 2-5　上顎骨を取り巻く縫合

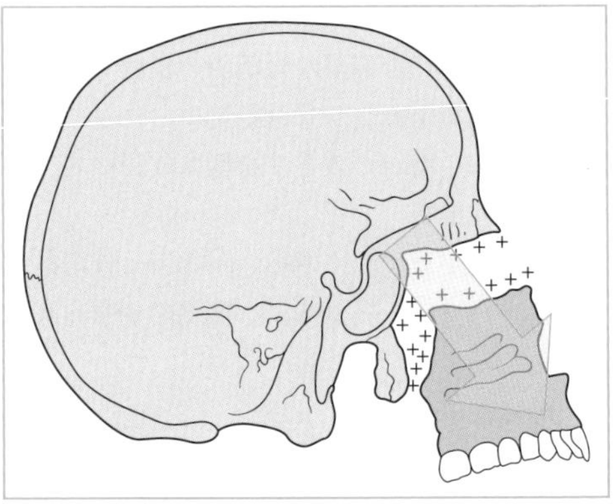

図 2-6　上顎骨の前下方移動

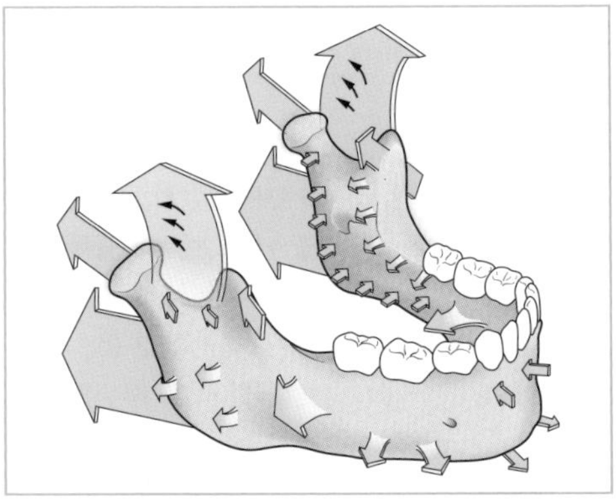

図 2-7　下顎骨の成長

（2）切歯部の交換

上顎中切歯は歯軸が遠心傾斜し，正中離開して萌出する場合が多い．通常は側切歯と犬歯が萌出するにつれて，空隙が自然に消失する（**図 2-9**）．この時期は，生理的な正中離開か異常性

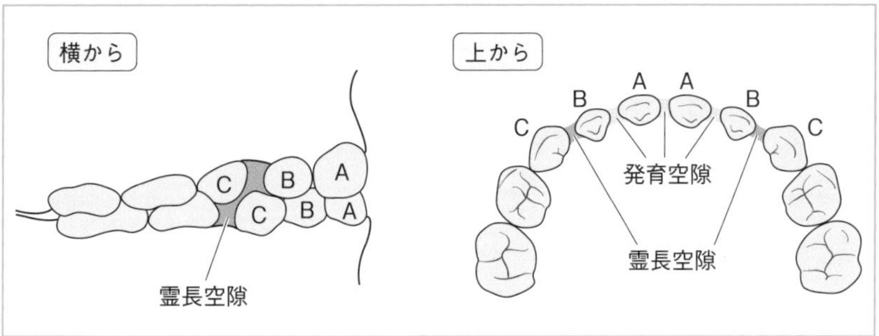

図 2-8　霊長空隙と発育空隙
霊長空隙：上顎乳側切歯と乳犬歯の間，下顎の乳犬歯と第一乳臼歯の間にある空隙.
発育空隙：乳歯列における，霊長空隙以外の空隙.

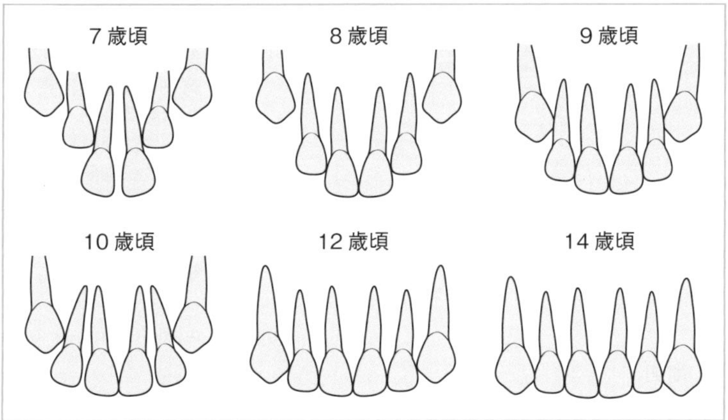

図 2-9　切歯部の交換と排列の様子

があるのかを見きわめるため，側切歯萌出までは空隙閉鎖や縮小を観察する.

2) 側方歯群の交換期

(1) 萌出順序

p.93 を参照.

(2) リーウェイスペース（図 2-10）

乳犬歯（C）・第一乳臼歯（D）・第二乳臼歯（E）の歯冠幅径の和は，犬歯（3）・第一小臼歯（4）・第二小臼歯（5）の歯冠幅径の和よりも大きい．この差を**リーウェイスペース**とよび，乳歯側方歯群（C+D+E）のほうが後継側方歯群（3+4+5）よりも大きく，永久側方歯群が正常に排列する余地となる．リーウェイスペースは通常，片側で上顎：約 1 mm，下顎：2〜3 mm 程度である.

(3) ターミナルプレーン（図 2-11）

上下顎乳歯列の前後的（近遠心的）関係を評価するチェックポイントで，上顎の第二乳臼歯

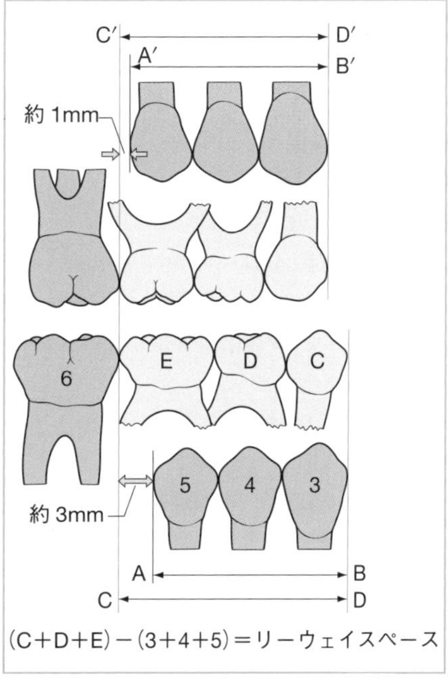

図 2-10　リーウェイスペース

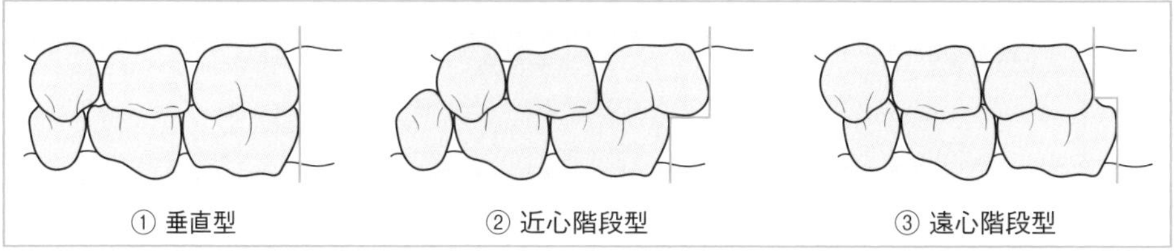

図 2-11　ターミナルプレーン

の遠心面に対する下顎の第二乳臼歯遠心面の前後的位置関係で 3 つに分類される．第一大臼歯は第二乳臼歯の後方に萌出するため，第一大臼歯の咬合関係に影響する．

①垂直型

上下顎の第二乳臼歯遠心面が近遠心的に一致している．

②近心階段型

第二乳臼歯遠心面が，上顎に対して下顎が近心にある．

③遠心階段型

第二乳臼歯遠心面が，上顎に対して下顎が遠心にある．

(4) 歯列弓幅径の増加

側方歯群の交換に伴い，犬歯咬頭頂間距離は大きく増加する．また，左右の第一大臼歯間幅径が上下顎とも徐々に増加することで，歯列弓幅径は増加する．

(5) 咬合発育段階（歯齢）（表 2-2）

生理的年齢の 1 つで，歯の萌出状態により分類される．口腔模型や口腔内の視診により分類が可能であり，**Hellman〈ヘルマン〉の咬合発育段階**が使用される．

歯の萌出段階をローマ数字と A（Attainment：完了），B（Between：間），C（Commencement：開始）で 10 段階に分類している．

4. 口腔機能の成長発育

1) 咀嚼

(1) 咀嚼と咀嚼運動，吸啜運動

・咀嚼：口腔へ取り込んだ食物を，主に歯を用いて咬断・破砕し，臼歯ですりつぶして嚥下するまでの過程である．

・咀嚼運動：咀嚼中に生じる下顎骨と舌，頬，口唇などとのリズミカルな協調運動のことである．

・吸啜運動：生得的な反射運動である．

(2) 咀嚼・嚥下運動の獲得

・乳歯の萌出→「噛む」行為の開始→舌・頬・口唇などの機能発達→食物を唾液と絡ませながら歯槽堤や臼歯咬合面の間に送り，すりつぶし運動を行い，嚥下運動につながる．

・咀嚼運動の獲得には年単位の運動学習経験が必要であり，乳歯列期は側頭筋活動が優位であるが，永久歯列への交換とともに徐々に咬筋活動が優位となる．

・咬合力は，乳臼歯の脱落時に一時低下するものの，成長とともに増加する．

表 2-2　ヘルマンの咬合発育段階

記号		咬合の発育段階
Ⅰ	A	乳歯未萌出期
	C	乳歯咬合完成前の時期
Ⅱ	A	乳歯咬合完成期
	C	第一大臼歯および切歯萌出開始期
Ⅲ	A	第一大臼歯萌出完了，切歯萌出中または完了
	B	側方歯群交換期
	C	第二大臼歯萌出開始期
Ⅳ	A	第二大臼歯萌出完了期
	C	第三大臼歯萌出開始期
Ⅴ	A	第三大臼歯萌出完了期

A：Attainment（完成），C：Commencement（開始），B：Between A and C（A と C の間）

2) 嚥下

嚥下は通常，母乳を摂取する時期の乳児型嚥下から，乳臼歯が萌出して咬合するようになると成熟型嚥下へと移行する．

(1) 乳児型嚥下の特徴（図 2-12）

①乳首をくわえた状態になるため，上下顎は離開し，舌は上下顎歯槽堤間へ突出する．

②下顎は顔面神経支配の筋（表情筋など）の

収縮と，歯槽堤間の舌により固定される（やや突出）．

③吸啜運動（口腔周囲筋の活動と舌の前後運動）に連動する形で，嚥下動作が導かれる．

(2) 成熟型嚥下の特徴（図 2-13）

①口唇を閉鎖した状態で，上下切歯が軽く接触する．

②主として三叉神経支配の咀嚼筋群の収縮と舌骨上筋群により，下顎骨の位置が固定される（下顎の突出はない）．

③舌尖部は口蓋に接し，上顎切歯部の後上方に位置する．

④舌背は蠕動様運動をしながら，口蓋に接近する．

⑤上下口唇はほとんど収縮しない．

3) 発音（図 2-14）

(1) 発声

①喉頭原音：声帯の振動による発声．

②構音（母音と子音）：口蓋・口唇・舌などの口腔周囲の構音器官により生成．

(2) 発声機能の発達

①声道：成長とともに喉頭が下降することで広くなる．

②声帯：10 歳頃まで男女でほぼ同じ程度成長し，二次性徴に伴い男子の声帯長は女子よりも長くなる（低い音を発する）．

③言葉の明瞭度：構音器官（軟口蓋・舌・口唇など）と，非可動部分（硬口蓋・歯槽・歯など）の位置関係および機能発達によって決まる．そのため，構音器官の成長と機能の調和が重要である．特に，舌運動の成熟は，乳児型嚥下期から成熟型嚥下期へ移行するのと同時期に起こることから，正しい発音は，舌運動の成熟と口唇の運動とともに獲得されていく．

(3) 構音障害

小児の構音機能の発達は，聴覚的言語機能の発達の臨界期と同じく，ほぼ生後 6 年で完成する．そのため，口蓋裂児や著しい不正咬合を有する児童は構音に問題を抱えることが多く，小児期の構音獲得には特に注意を要する．

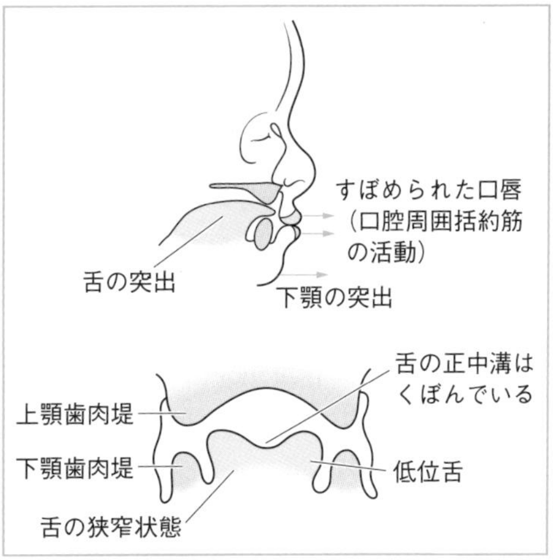

図 2-12　乳児型嚥下

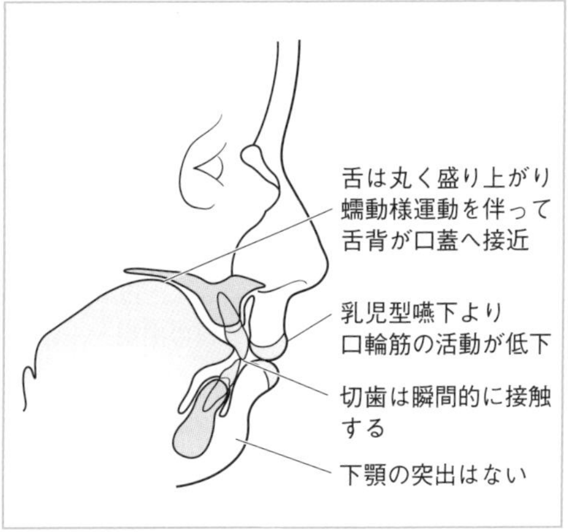

図 2-13　成熟型嚥下

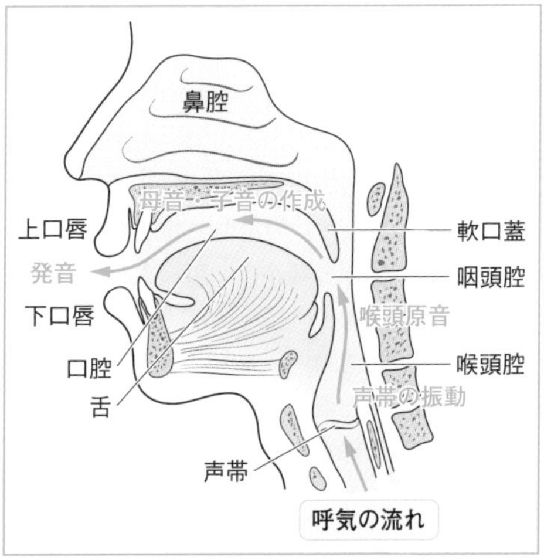

図 2-14　発声の仕組み

5. 成長発育の評価

1）体格（発育）指数による方法

身長，体重を組み合わせて身体の発育や栄養状態を評価する．以下の3指数が代表的である．

①比体重：体重（kg）/身長（cm）$\times 10^2$
：22～33が正常とされている．

②カウプ指数：体重（kg）/身長（cm）$^2 \times 10^4$
：乳幼児保健に利用される．

③ローレル指数：体重（kg）/身長（cm）$^3 \times 10^7$
：小中学校児童に利用され，160以上で肥満児と判定される．

2）暦年齢と生理的年齢

絶対成長の指標となる暦齢は，いわゆる「年齢」である．しかし，成長発育は個体差が大きいことから，歯科矯正学では，各個体（ヒト）の組織や器官の生理的な状態を基準として成長発育の度合いを表した**生理的年齢**（発育年齢）を評価に使用する．以下に生理的年齢による成長発育の評価を示す．

（1）骨年齢

骨年齢（骨格年齢）は，身体的成熟指標の生理的年齢として用いられている．判定には，エックス線写真で示される骨核の出現と，骨端軟骨の骨幹との癒合過程を用いる．

手関節を含めた手根骨エックス線写真（**図2-15**）は，臨床的に利用度が高い．そのほかに，側面頭部エックス線規格写真における頸椎の形成状態を用いる方法もある．

（2）歯齢（歯年齢）

萌出歯の歯数や歯種を指標として，個体の発育段階を判断する．ヘルマンの咬合発育段階が臨床的に用いられる（**表2-2**参照）．

（3）二次性徴年齢

思春期における二次性徴（性器，陰毛，乳房，初潮，声変わりなど）の出現で判定する．Tanner〈ターナー〉の分類が広く用いられている．

（4）形態学的年齢

思春期性成長スパートなど，個人の成長過程における際立った変化の生じた時期を基準として，見かけの年齢を決定する方法である．

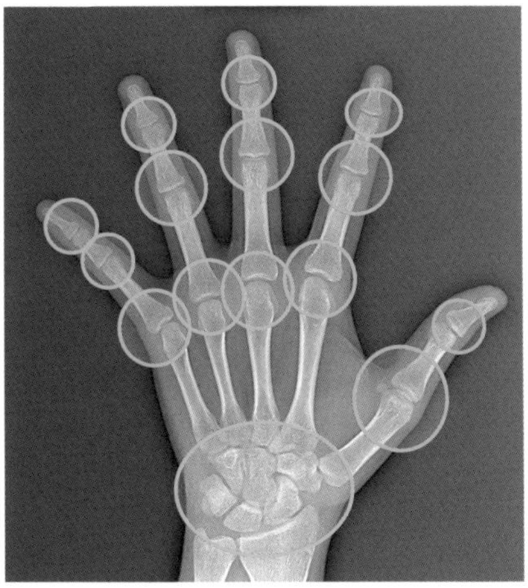

図2-15　手根骨エックス線写真
○印は注目すべき部位．

Ⅱ 正常咬合

1. 正常咬合の成立の条件と種類

咬合においては，正常咬合をおおよそ「理想咬合」として捉える向きがある．ここでは永久歯列の正常咬合について説明する．

1）正常咬合における上下顎歯の接触関係（咬頭嵌合位）

正常咬合の概念について，代表的なHellmanとFrielによる説では，正常咬合の咬頭嵌合位の模型では永久歯列が138カ所で接触するとし，上下顎歯列が咬頭嵌合位で咬合するときの対咬関係を以下の4項目で示した（**図2-16**）．

①歯面接触（前歯部）：上顎中切歯の舌面は下顎中切歯の唇面1/4～1/3を覆い，接触する（オーバージェット，オーバーバイトともに2 mm程度）．

②咬頭頂と窩の接触：上顎第一大臼歯の近心舌側咬頭頂は，下顎第一大臼歯の中心窩と接触する．小臼歯部における対咬関係は，咬頭対辺縁隆線あるいは咬頭対窩の関係である．

③隆線と歯冠鼓形空隙との接触：上顎第一小臼歯の頬側咬頭の三角隆線は，下顎第一・第二小臼歯の歯冠鼓形空隙と接触する．

④隆線と溝との接触：上顎第一大臼歯の近心頬側咬頭の三角隆線は，下顎第一大臼歯の頬面溝と接する．

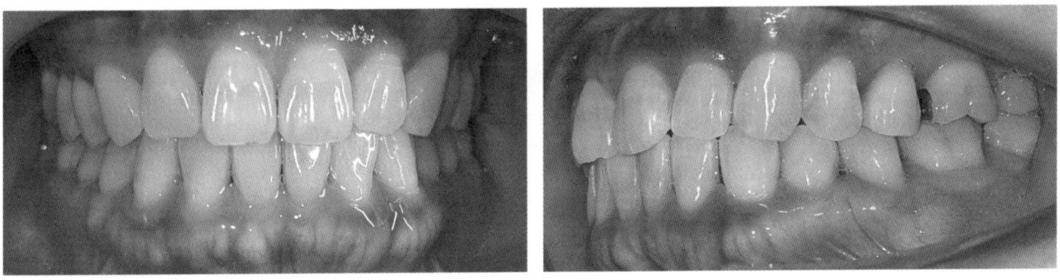

図 2-16 正常咬合の例

2) 正常咬合の生理学的特徴

(1) 下顎位（静的）

正常咬合では，顆頭安定位，咬頭嵌合位，習慣性咬合位における下顎の位置はほぼ一致している．咬合力は臼歯が負担し，前歯の接触は弱い状態を示す．また，下顎頭は下顎窩の中央に位置し，関節結節後方斜面と関節円板を介して対向しており，生理的な下顎運動を円滑に行える状態である．

(2) 顎運動（動的）

正常咬合における顎運動は，適切な限界運動範囲と開閉口運動路を有しており，下顎の前方運動では切歯の接触が臼歯を離開させる．側方運動時には，①作業側で犬歯のみが接触し，その他の部分が離開する犬歯誘導咬合，②作業側の複数の歯（犬歯，小臼歯，大臼歯）が接触し，非作業側が離開する片側性平衡咬合（グループファンクション）が認められる．

3) 正常咬合の概念の 5 つの分類

前述の正常咬合は理想咬合とも言い換えることができるが，ほかにもいくつかの正常咬合のとらえ方がある．矯正歯科治療では，以下のうち**個性正常咬合**をゴールとする．

①仮想正常咬合

人類の歯が最大の機能を発揮するのに理想的と考えられる正常咬合．

②典型正常咬合

人種的，民族的に共通する特徴を有する正常咬合．

③個性正常咬合

個人により異なった特徴を有する正常咬合．

④機能正常咬合

解剖学的に正常でなくても，機能的に異常のない正常咬合．

⑤暦齢正常咬合

年齢に応じた正常咬合．乳歯列期，混合歯列期において，生理的に支障のない正常な成長発育段階の 1 つとして現れる咬合状態．

4) 正常咬合の成立とその保持のための条件

以下に，正常咬合を成立・維持させるための要件を列挙する．基本的な概念として，治療方針を立てる際に有効である．

- 上下顎骨の調和のとれた成長と発育
- 歯の大きさと顎骨の大きさの調和
- 歯の正常な咬合接触関係，隣接面の接触関係
- 咀嚼筋の正常な形態と機能，ならびにバランスのとれた口腔周囲の環境
- 歯周組織の健康
- 顎関節の正常な形態と機能

Ⅲ 不正咬合

不正咬合では，歯の位置異常，歯列弓形態の不正ならびに上下顎歯列弓の位置関係の異常がある．以下に詳細を示す．

1．歯の位置の異常

1) 個々の歯の位置の異常（図 2-17，18）

(1) 転位

歯列弓を咬合面から見た場合に，歯が歯列弓内の正しい位置から近心，遠心，唇側（頰側），舌側(口蓋側)へ位置を変えている状態をいう．近心転位，遠心転位，唇側（頰側）転位，舌側（口蓋側）転位がある．

(2) 傾斜

歯列を側方から見た場合に，歯軸が近心，遠

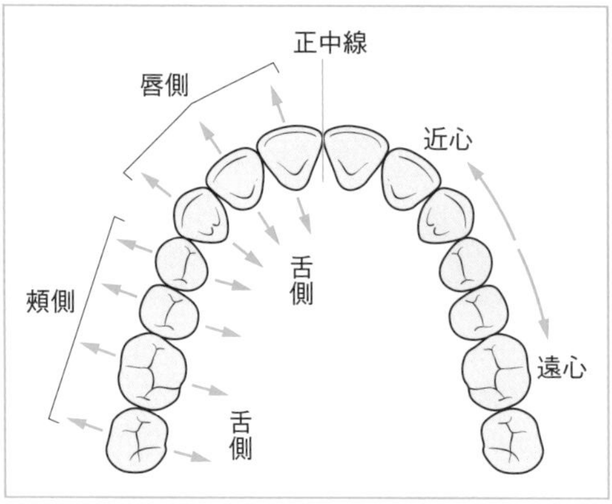

図 2-17　個々の歯の位置の異常を表す方向

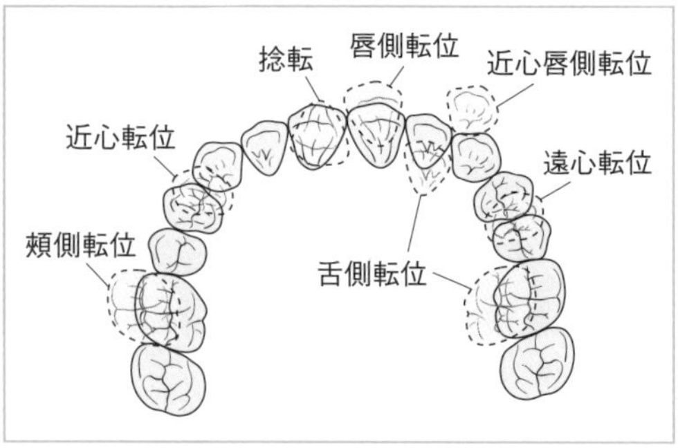

図 2-18　個々の歯の位置の異常

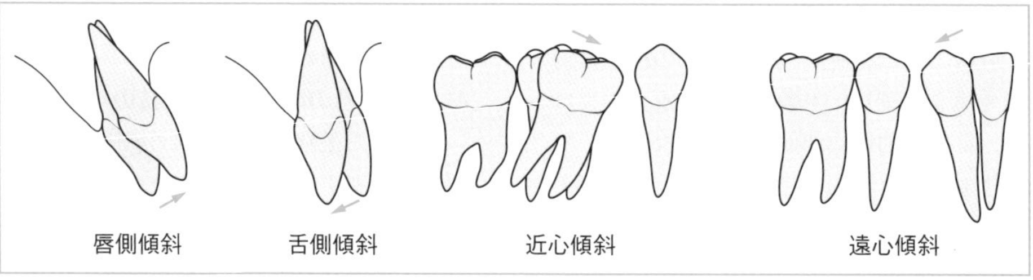

図 2-19　傾斜

心，唇側（頬側），舌側（口蓋側）へ正常より傾斜している状態をいう．近心傾斜，遠心傾斜，唇側（頬側）傾斜，舌側（口蓋側）傾斜がある（**図 2-19**）．

(3) 低位

歯列を側方から見た場合に，各歯列の咬合平面を基準として，歯の切縁または咬頭頂が最終的に咬合する高さ（咬合平面の高さ）に達していない状態をいう（**図 2-20**）．

(4) 高位

歯列を側方から見た場合に，各歯列の咬合平面を基準として，歯の切縁または咬頭頂が最終的にあるべき高さ（咬合平面の高さ）を越えて萌出しすぎた状態をいう（**図 2-20**）．

(5) 捻転

歯列弓を咬合面から見た場合に，歯がその長軸を中心として回転している状態をいう．

(6) 移転

歯列弓を咬合面から見た場合に，隣在歯と萌出位置が入れ替わったような，著しく萌出位置を変えた状態をいう．

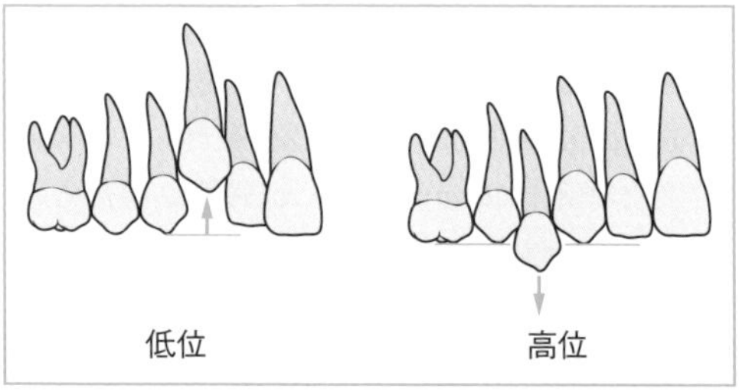

図 2-20　低位と高位

2) 数歯にわたる歯の位置の異常

(1) 叢生

数歯にわたって歯が唇側（頬側）や舌側（口蓋側）に転位や傾斜，捻転している状態（**図 2-21**）．

(2) 正中離開

上顎左右中切歯間に空隙がある状態をいう（**図 2-22**）．

(3) 対称捻転

上顎中切歯がそれぞれ逆方向で左右対称に捻転している状態をいう（**図 2-23**）．翼状捻転ともいう．

2. 歯列弓形態の異常

いずれも咬合面観からの歯列形状をさす（**図2-24**）．

1）狭窄歯列弓

正常より歯列弓の臼歯間幅径が狭い歯列弓の形態をいう．

2）V字型歯列弓

狭窄歯列弓の1つ．切歯部が唇側に傾斜し，左右犬歯間幅径が狭く，歯列弓全体がV字型を呈する形態をいう．

3）鞍状《あんじょう》歯列弓

顎骨の前後的成長不足や大臼歯の近心転位による小臼歯の萌出余地不足が原因で，小臼歯が大きく舌側傾斜（転位）して萌出することにより，馬の鞍《くら》を前から見たような形態を示す．下顎歯列で生じることが多い．

4）空隙歯列弓

歯間に空隙がみられる歯列弓をいう．顎骨に対して歯が小さい，歯数が不足している，舌が大きいなどの原因があげられる．

3. 上下顎歯列弓関係の異常

歯列弓だけでなく，土台である顎骨との関係を含む．次の3方向の異常があげられる．

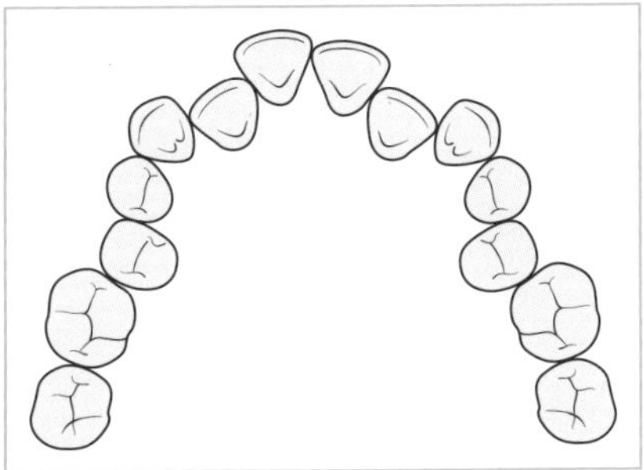

図2-21　叢生

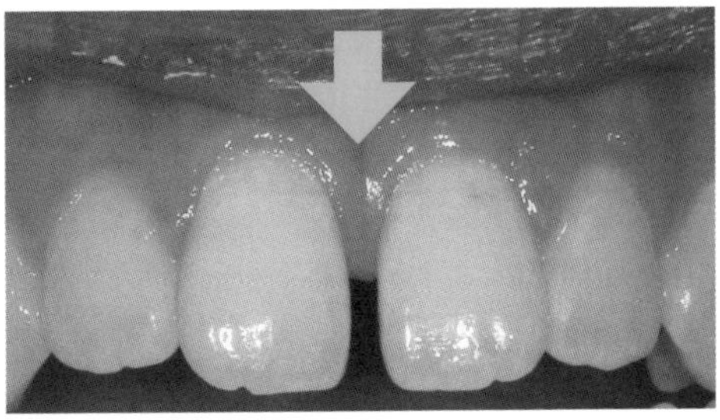

図2-22　正中離開

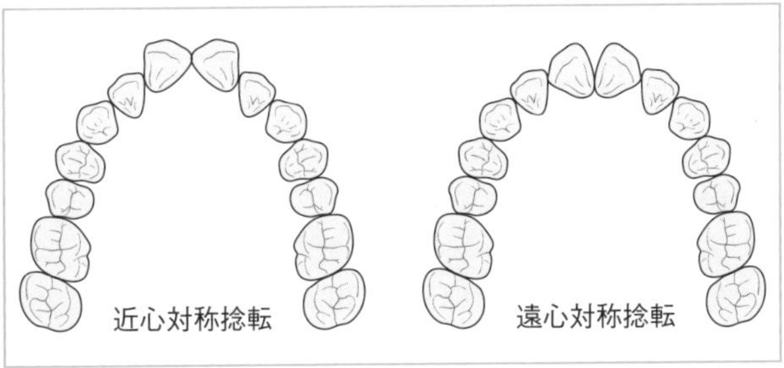

図2-23　対称捻転

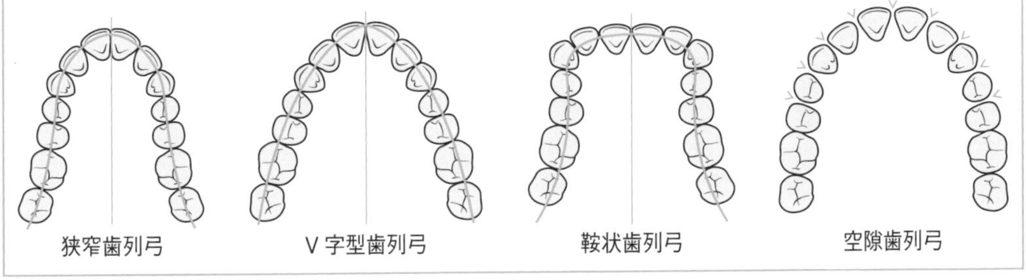

図2-24　歯列弓形態の異常

1）近遠心方向の異常

(1) 上顎歯列弓の近遠心的位置は頭蓋に対して正常な場合

①下顎近心咬合：下顎歯列弓が近心位で咬合している状態.

②下顎遠心咬合：下顎歯列弓が遠心位で咬合している状態.

(2) 下顎歯列弓の近遠心的位置は頭蓋に対して正常な場合

①上顎近心咬合：上顎歯列弓が近心位で咬合している状態.

②上顎遠心咬合：上顎歯列弓が遠心位で咬合している状態.

2）左右方向の異常

(1) 交叉咬合（**図 2-25-A**）

咬頭嵌合位で，上下顎の歯列弓が交叉して咬合している状態をいう. 臼歯部の片側性の交叉咬合では，正中線がずれることが多い.

(2) 鋏《はさみ》状咬合（**図 2-25-B**）

咬頭嵌合位で，上顎臼歯舌側咬頭の舌側面が下顎臼歯頬側咬頭の頬側面よりも頬側に咬合している状態，あるいは上顎臼歯頬側咬頭の頬側面が下顎臼歯舌側咬頭の舌側面よりも舌側に咬合している状態をいう.

3）垂直的方向の異常（**図 2-26**）

(1) 開咬

咬頭嵌合位において，数歯にわたって上下の歯が接触していない状態をいう. 主に前歯部でみられるが，臼歯でもみられる.

(2) 切端咬合

咬頭嵌合位において，上下顎前歯の切縁で咬合している状態で，オーバージェットとオーバーバイトがともに 0.0 mm の状態をいう.

(3) 過蓋咬合

咬頭嵌合位の前歯部において，正常被蓋を超えて深く咬合している状態（下顎切歯の 2/3 以上，あるいは 3 mm 以上）をいう.

4. 不正咬合の分類

1）Angle〈アングル〉の不正咬合の分類

アングルが発表した不正咬合の評価分類である. 上下顎の咬頭嵌合位における，上顎第一大臼歯に対する下顎第一大臼歯の近遠心的関係から，Ⅰ級からⅢ級に分類される（**図 2-27**）.

(1) アングルⅠ級不正咬合

上下顎歯列弓は正常な近遠心関係にあるが，個々の歯の位置異常を伴った叢生や，上下顎切歯が前突している上下顎前突などがこの分類に

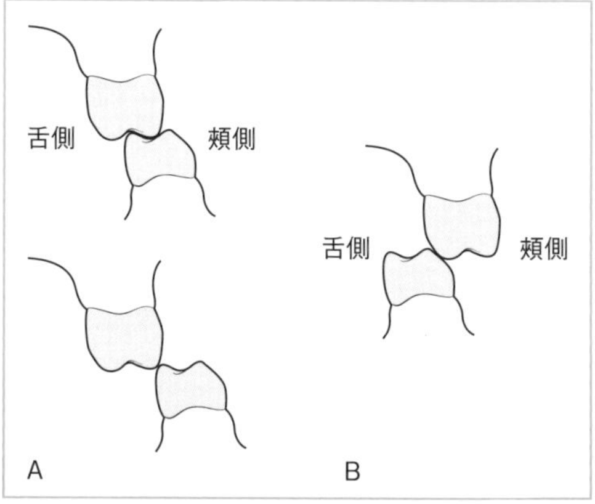

図 2-25　交叉咬合（A）と鋏状咬合（B）

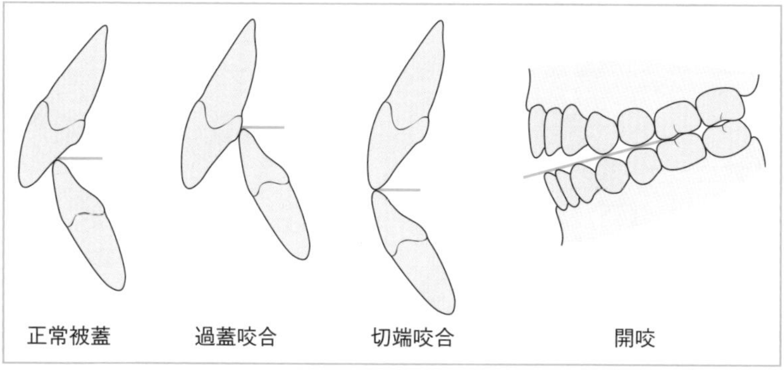

図 2-26　垂直方向の異常

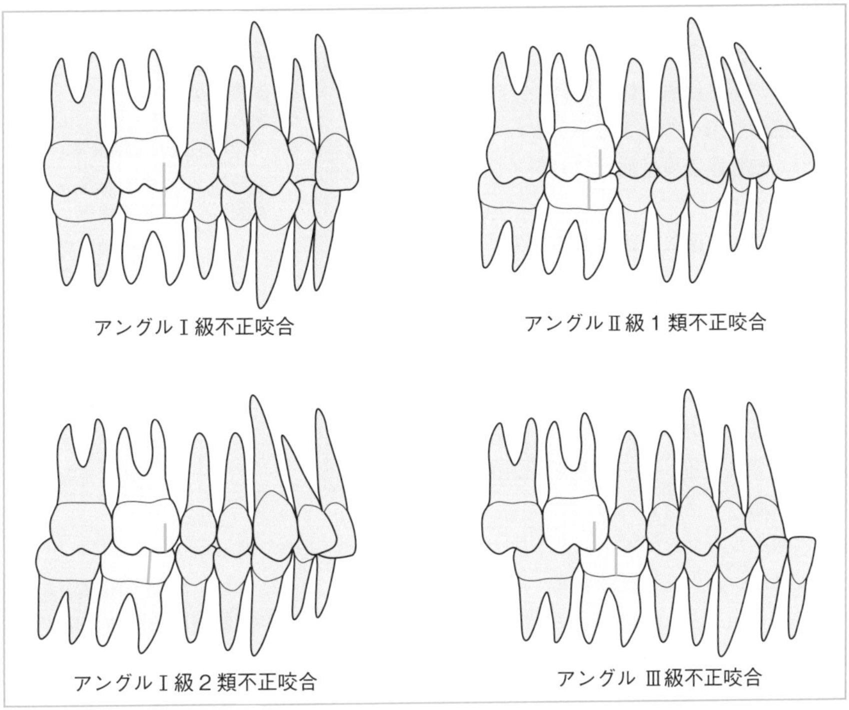

図 2-27 アングルの不正咬合の分類

属する不正咬合である．

(2) アングルⅡ級不正咬合

下顎歯列弓が上顎歯列弓に対して正常より遠心に咬合する不正咬合．片側性と両側性があり，さらに以下に分類される．

①アングルⅡ級１類不正咬合

上顎前歯の唇側傾斜を伴うもの．口呼吸を伴うことが多いとされる．

②アングルⅡ級２類不正咬合

上顎前歯の舌側傾斜を伴うもの．正常な鼻呼吸を営むことが多いとされる．

(3) アングルⅢ級不正咬合

下顎歯列弓が上顎歯列弓に対して正常より近心に咬合する不正咬合．切歯が反対咬合を示すことが多い．

2) アングルの不正咬合の分類の注意点

アングルの不正咬合の分類は，簡便な咬合分類として臨床的に有用性が高い反面，以下にあげる点に注意が必要である．

・上顎歯列弓の位置を分類の基礎としており，上顎歯列弓の頭蓋に対する位置の異常が考慮されていない．
・上顎第一大臼歯の位置が不変であるとし，上顎大臼歯の近遠心的偏位が考慮されていない．
・近遠心的位置関係に限定されており，垂直的な位置異常（過蓋咬合，開咬）や水平的な位置異常（交叉咬合など）が考慮されていない．
・歯数のアンバランスや歯列弓形態異常など，大臼歯部での近遠心的な咬合関係が必ずしも前歯部に反映されない場合が考慮されていない．
・形態的な観察のみで，機能的な異常が考慮されていない．
・乳歯列の不正咬合には適応できない．

5. 不正咬合の原因（表 2-3）

不正咬合は必ずしも単一の因子によって発症するものではなく，多因子が直接的，または間接的に影響している．不正咬合の原因は，以下の原因に分類される．

表 2-3　不正咬合の原因

先天的原因	1. 先天異常疾患	
	2. 歯数の異常	
	3. 歯の形態異常	
	4. 口腔軟組織の形態異常	
後天的原因	1. 全身的要因	1）内分泌障害
		2）栄養障害
	2. 局所的要因	1）歯の萌出異常
		2）永久歯の喪失
		3）口腔習癖
		4）う蝕，歯周疾患
		5）顎関節障害
		6）鼻咽腔疾患
		7）外傷，口腔腫瘍
		8）ブラキシズム（歯ぎしり）
		9）不適合修復物，補綴装置

1）全身的（一般的）原因

(1) 先天的原因（出生前に原因があるもの）

遺伝子に異常がある疾患を伴う場合や，出生前の胎内の環境的要因が関与する不正咬合で，ダウン症候群，鎖骨頭蓋異骨症，口唇裂・口蓋裂などがある．

(2) 後天的原因（出生後に原因があるもの）

①内分泌障害

- 脳下垂体での成長ホルモン分泌亢進：骨格性下顎前突（巨人症，末端肥大症）．
- 甲状腺でのホルモン分泌障害：カルシトニン分泌低下（歯の萌出遅延，身体の成長抑制），機能亢進（歯の早期萌出，身体の成長促進）．
- 副甲状腺ホルモン分泌障害：低下症（歯の形成遅延，エナメル質減形成，歯根の外部吸収），亢進症（骨粗鬆症による歯槽硬線の消失）．

②栄養障害

- ビタミンD欠乏：くる病（歯のエナメル質減形成，矮小歯，歯冠の形態異常，歯の萌出遅延や位置異常）．

2）局所的原因

(1) 先天的原因

①顔面骨格の発育異常

骨格性の上顎前突や下顎前突，および上下顎前突，左右の骨格性の偏位など，土台となる顔面骨格の形態異常があると不正咬合の原因となる．

②歯数の異常・歯の形態異常

- **過剰歯**：上顎正中部に多く，叢生や正中離開の原因となる．
- **欠如歯**：1歯～数歯に及ぶことがあり，空隙歯列や近隣歯の傾斜，対合歯の挺出を招く．好発部位は，上顎では側切歯，第二小臼歯，第三大臼歯，下顎では中切歯，側切歯，第二小臼歯，第三大臼歯である．
- 巨大歯：上顎中切歯・側切歯に多く，叢生や上顎前歯の唇側傾斜の原因となる．
- **矮小歯**：上顎側切歯が好発部位であり，空隙歯列の原因となる．
- **癒合歯，癒着歯**：癒合歯は歯冠形成の早期に結合し，歯髄・歯冠が共通である．一方，癒着歯は象牙質形成期以降に結合したもので，歯髄は分離している．下顎乳切歯，下顎切歯もしくは犬歯が好発部位である．トゥースサイズレイシオの不均衡が生じ，咬合関係を損なう原因となる．

③歯の大きさと顎骨の大きさの不調和（アーチレングスディスクレパンシー）

歯が排列する顎骨の大きさと，歯の大きさの不調和の程度を示す指標である．顎骨に対して歯が大きいと萌出余地不足となり，叢生が生じる．逆に歯が小さいと空隙歯列になる．

④口腔軟組織の形態異常

- 巨舌症：舌が大きいと，舌圧の亢進により歯の唇側傾斜や頬側傾斜を引き起こし，上下顎前突，開咬や空隙歯列の原因となる．
- 小舌症，無舌症：舌圧の低下と頬圧・口唇圧の影響により，歯列弓の狭窄や叢生の原因となる．
- **小帯の位置異常**：上唇小帯が肥厚し，高位に付着した場合に，上顎中切歯の正中離開の原因となる．また，舌小帯に強直が生じると，低舌位などの舌位の異常に伴う歯列異常，異常嚥下癖や発音障害の原因となる．

(2) 後天的原因

①口腔習癖

口腔習癖に伴う外力が口腔内や口腔周囲に加わると，歯の位置や顎顔面領域の正常な発育を阻害して，各種の不正咬合の原因や矯正歯科治療の予後に影響することがある．

- **吸指癖**，弄指癖：指しゃぶりを続けていると，前歯部の開咬，上顎前歯の唇側傾斜，下顎前歯の舌側傾斜，上顎歯列弓の狭窄や臼歯部の交叉咬合などの不正咬合が生じる．
- 吸唇癖，**咬唇癖**，弄唇癖：下唇を咬んだり，吸引したりすることが多い．上顎前歯の唇側傾斜や空隙，下顎前歯の舌側傾斜や叢生などの不正咬合が生じる．
- 舌突出癖（タングスラスト），弄舌癖：発音・嚥下時以外に無意識に舌を咬んだり，突出させたりすると，上下前歯の唇側傾斜，前歯部開咬や空隙歯列の原因となる．
- 異常嚥下癖：幼児型嚥下の残存により，食物や唾液を飲み込むときに舌の突出がみられることがあり，開咬などの不正咬合の原因となる．
- 咬爪癖：絶えず爪を咬んでいることにより，それが原因で生じた力に対応して，歯の位置の不正や歯の摩耗が生じる可能性がある．
- 睡眠態癖：成長期における睡眠中の習慣的姿勢に伴い，顎骨に不均等な力が加わる癖があると，顎骨や歯列の発育に影響し，不正咬合の原因になることがある．
- **口呼吸**：長期にわたると，口唇閉鎖不全，上顎歯列の狭窄，上顎前歯の唇側傾斜，前顔面高ならびに下顎下縁平面角の増大などを伴い，上顎前突や開咬を誘発する傾向がある．

②鼻咽腔疾患

アレルギー性鼻炎や，口蓋扁桃（扁桃腺）や咽頭扁桃の肥大（**アデノイド**）などがあると，鼻呼吸が妨げられ，口呼吸あるいは舌の突出などが生じ，開咬の原因となる．

③乳歯の早期喪失と晩期残存

乳歯がう蝕などで早期に喪失すると，特に臼歯部においては第一大臼歯の近心傾斜が生じて小臼歯の萌出余地がなくなり，叢生につながることがある．また原因は不明だが，乳歯の歯根吸収がうまく進まない場合に，後継永久歯の萌出位置に異常が生じることがある．

④う蝕

う蝕が原因で乳歯の喪失や歯冠の崩壊などが生じると，隣在歯がその空隙に傾斜したり，対咬歯が挺出したりして不正咬合を誘発する．

⑤歯周疾患

歯周疾患によって歯槽骨の吸収が生じると，歯の支持力が低下するため，上下顎前歯の唇側傾斜や前歯部の空隙が生じる．また弱い力でも歯の移動が生じることから，叢生やさまざまな不正咬合の原因になることがある．

⑥顎関節障害

下顎骨の発育期に，顎関節の癒着や発育障害などがあると，顔貌の非対称や骨格性の交叉咬合などが生じることがある．また，二次的に上顎骨の変形や咬合平面の傾斜を招く．さらに，正常な顎機能が営まれないため，正常咬合が維持できないことがある．

⑦外傷

顎骨の骨折，歯槽骨骨折，歯の脱臼などの外傷や，発育期に顎骨に強い外力が加わると，永久歯歯胚の発育障害や萌出位置異常を引き起こすことがある．

⑧口腔腫瘍

血管腫，リンパ管腫など，軟組織の形態異常を伴う腫瘍が舌や口腔周囲の軟組織に生じると，その腫瘍組織の増大の影響を受けて歯が位置を変え，萌出障害や萌出位置異常などの不正咬合を生じることがある．

⑨不適合修復物

不良な形態や辺縁の不適合な修復物・補綴装置の存在は，隣在歯や対合歯の萌出阻害や歯の移動・傾斜につながり，不正咬合の原因となることがある．

⑩ブラキシズム（歯ぎしり）

ブラキシズムに伴う異常な咬合力が咬合性外傷を引き起こし，歯周組織を低下させて，歯の傾斜や移動を引き起こすことがある．

6. 不正咬合の予防

1）乳歯列期における予防

（1）乳歯う蝕発生・進行の予防，歯列の保隙

永久歯は，第二乳臼歯の遠心に第一大臼歯が最初に萌出してくる．乳臼歯がう蝕などにより欠損，あるいは歯冠が崩壊していると，第一大臼歯は本来の位置よりも近心に萌出する．するとその後の小臼歯の萌出余地が少なくなってしまい，歯列弓周長の減少，咬合高径の減少，および対咬乳歯の挺出の原因となり，萌出障害や永久歯列期の叢生，過蓋咬合の原因となる．このため，**保隙**が必要となる（p.123〜125 参照）．

（2）口腔習癖の改善

口腔習癖が持続する時間が長いほど，将来歯および顎骨への影響が異なってくる．一方で，吸指癖は乳幼児の発育段階に応じた生理的現象でもあるため，発育的な観点を考慮して改善する必要がある．

（3）機能的不正咬合の早期治療

乳歯列における前歯部反対咬合や片側性の交叉咬合などにおいて，乳前歯や乳犬歯の早期接触による機能的要因が強い場合は，咬合調整を行い，機能的偏位の改善をはかることで，顎骨の成長への悪影響を早く取り去る必要がある．咬合調整のみで改善できない場合は，歯列の側方拡大や，機能的矯正装置を利用して早期接触による咬頭干渉の改善を行う．

（4）上下顎の前後的関係の早期改善

上下顎の前後的関係は，ターミナルプレーンを手がかりに評価できる．特に下顎前突の傾向を示す場合は，成長に伴い増悪することがあるので，早期治療（抑制治療）を行う．

2）混合歯列期における予防

（1）永久歯萌出スペースの確保

①乳歯のう蝕，早期喪失に対する治療（保隙）

う蝕や外傷などによって乳臼歯の歯冠が崩壊した場合は，歯冠修復を行う．また，やむをえず乳歯の抜歯が必要になった場合や，乳臼歯の早期脱落時には，乳歯列期と同様に保隙装置を適用するなど，後継永久歯の萌出余地を確保する必要がある．

②晩期残存乳歯への対応

乳歯の晩期残存は，後継永久歯の萌出遅延や異所萌出と関係する．この場合，乳歯の抜歯を行うことで後継永久歯の萌出誘導が可能かを検討する．

③過剰歯への対応

過剰歯の存在は，隣在永久歯の萌出異常，歯根形成の異常，正中離開や萌出遅延の原因となることが考えられ，過剰歯の抜去と歯の位置異常への対応を検討する．

④歯の先天欠如への対応

永久歯の先天欠如は，萌出している乳歯の低位や晩期残存をもたらす可能性が高い．乳歯を抜去するか，将来の補綴治療を行うか，長期の展望で計画を立てる必要がある．

⑤歯の骨性癒着への対応

乳歯の骨性癒着は低位乳歯となることが多く，後継永久歯の位置異常や萌出遅延を誘導する可能性が高い．癒着している乳歯の抜去と，後継永久歯の萌出誘導をはかることを検討する．

（2）機能的不正咬合（早期接触）の治療

混合歯列期に早期接触などの機能的要因がある場合は，顎骨の成長に悪影響を及ぼす可能性のあるため，歯の移動や乳歯の咬合調整により，優先して早期接触を除去する予防矯正を行う．

（3）顎骨の正常な成長の誘導

顎骨の成長が旺盛な時期であるため，顎骨の成長に異常が生じることが予測される場合には，成長を促進あるいは抑制する矯正歯科治療を行う場合がある．これは，将来の不正咬合の悪化に対する抑制矯正にも相当する．

（4）口腔習癖の改善

成長期の口腔習癖は不正咬合の原因，あるいは矯正歯科治療の阻害要因，予後の増悪因子となりうるため，抑制矯正の一部として，口腔筋機能療法〈MFT〉や習癖除去装置を適用することが多い．

3）永久歯列期における予防

(1) う蝕・歯周病の予防と治療

う蝕によって歯冠が崩壊したり，あるいは歯周病の進行によって歯の支持組織である歯槽骨が減少すると，隣在歯が病的な移動を示し，不正咬合の原因となる．壮年期における歯周疾患予防と欠損補綴は，以下の適切な処置が必要となる．

(2) 抜歯空隙の補綴治療

う蝕や歯周病などが原因で，抜歯などを行い欠損歯が生じた場合，放置していると，隣在歯が抜歯空隙に向かって自然に位置を変え，不正咬合につながる可能性がある．抜歯空隙を速やかに補綴治療で補うことは，咀嚼機能を回復させることだけではなく，抜歯後に予測される不正咬合の誘発に対する予防処置でもある．

(3) 大臼歯の萌出余地不足と萌出異常への対応

大臼歯の萌出余地不足は，上顎における第二大臼歯の頬側傾斜・遠心傾斜，下顎における舌側傾斜・近心傾斜による鋏状咬合や埋伏を生じることがある．また，第三大臼歯の近心傾斜は第二大臼歯の歯根吸収の原因となることがあるため，適切な時期における対応が必要となる．

Ⅳ 不正咬合による障害

1．生理的障害

1）う蝕の発生や歯周疾患の誘因

歯面や歯頸部へのプラークの付着は，う蝕や歯周疾患の大きな誘因となる．不正咬合，特に叢生などにより口腔清掃が行き届かない部位が生じると，う蝕や歯周疾患が生じる可能性が高くなる．また，前歯の突出などによる口唇閉鎖不全で，口呼吸が継続的に生じていると，歯肉が乾燥して歯肉炎を助長する．歯の位置異常などがあると，咬合時に早期接触を引き起し，咬耗や歯の動揺，歯肉退縮などの原因となる．

2）咀嚼機能障害

咀嚼機能は，咬合状態，歯周組織，舌，頬，口唇，咀嚼筋などの顔面・頭頸部周囲の筋，神経，唾液腺や顎関節などの総合的な能力によって決定されるため，それぞれのバランスが重要である．叢生，下顎前突，上顎前突などの不正咬合があると，結果的にその他の機能にも影響を及ぼすことから，咀嚼機能も低下する．

3）外傷の誘因

歯が唇側や頬側に転位していたりする場合，転倒やスポーツで顔面を強く打ったときなどに，歯冠や歯根の破折につながることがある．また同時に，口腔粘膜の裂傷も生じやすい．

4）歯根吸収の誘因

永久歯の歯胚の位置異常や萌出余地不足があると，近接している隣在永久歯の歯根吸収を誘発することがある．特に低位にある上顎犬歯の萌出方向の異常が，側切歯の歯根吸収を誘発する．また，水平埋伏している下顎第三大臼歯が第二大臼歯の歯根を吸収したりすることがあるため，注意が必要である．

5）筋機能障害

開咬などの不正咬合があると，舌を含めた口腔周囲筋の機能異常をもたらすことがある．例えば，開咬では嚥下時に上下顎歯の間（開咬部位）からの舌の突出癖が生じやすくなる．また，上顎前突では咬唇癖がしばしば認められる．さらに，発症した機能異常が不正咬合の原因となることもある．

6）顎骨の発育障害

成長期において歯の位置異常があると，早期接触が生じて，下顎が前後や左右に偏位することがある．すると顎骨の成長が影響され，異常な方向へ下顎骨の成長を誘導してしまう可能性がある．

7）発音障害

一般的に，不正咬合における発音障害としては母音よりも子音に異常が生じやすく，前歯部開咬，著しい上顎前突/下顎前突などの不正咬合がある場合に生じやすい．破裂・両唇音（/p/，/b/）や摩擦・歯音（/s/，/z/）の異常が多く，特に下顎前突などの前歯部反対咬合がある場合は破裂・歯茎音（/t/，/d/）や狭母音（/i/）の発音に異常が生じやすい．さらに，口蓋裂の患者において，鼻咽腔閉鎖が不完全である場合，音が鼻に抜けてしまう鼻音化が生じる．

2．心理的障害（審美的な欲求とその背景）

矯正歯科治療の役割には，患者の生活の質の向上に寄与することも含まれており，審美性の改善を求めて患者が受診していることも多い．自身の美意識に対する問題意識から，身体表現性障害（身体症状症および関連症候群）ならびに醜形恐怖（身体醜形障害）といった心理障害に至る場合もある．一般的に，不正咬合に対するこだわりや劣等感などは青年期以降に強くなるという報告や性差もあり，矯正歯科治療では患者の心理的な問題に対しても配慮が必要となる．

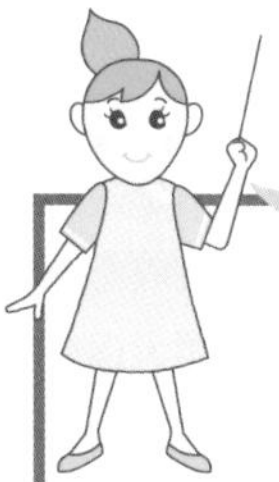

国試に出題されています！

問　頭蓋骨の写真とScammonの発育曲線を別に示す．
頭蓋骨のうち矢印で示す骨の発育の特徴はどれか．1つ選べ．
（第30回/2021年）

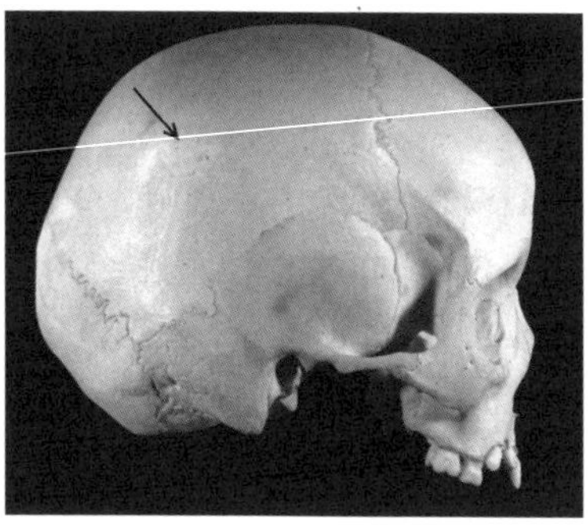

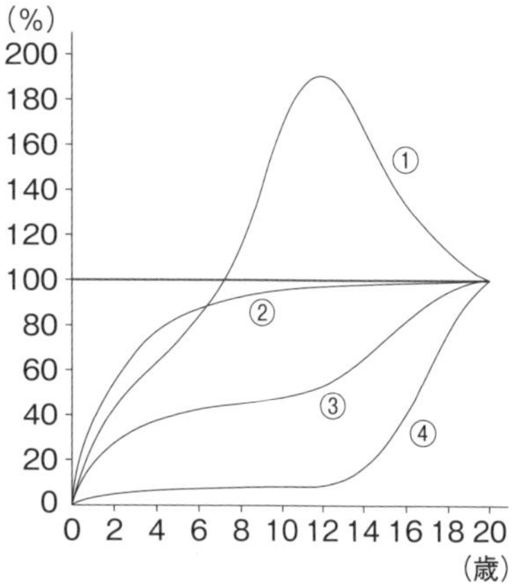

a　①
b　②
c　③
d　④

答　b

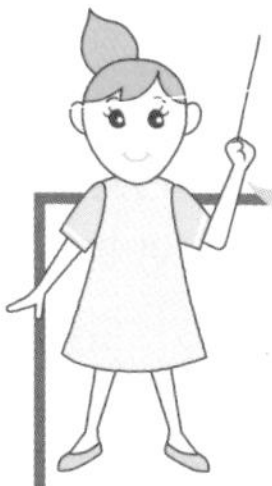

国試に出題されています！

問　5歳の男児．前歯で食物が咬みにくいことを訴えて来院した．全身疾患は認められず，う蝕の治療は終了している．咬合時の口腔内写真を示す．
咬合異常の原因として考えられるのはどれか．2つ選べ．（第26回/2017年）

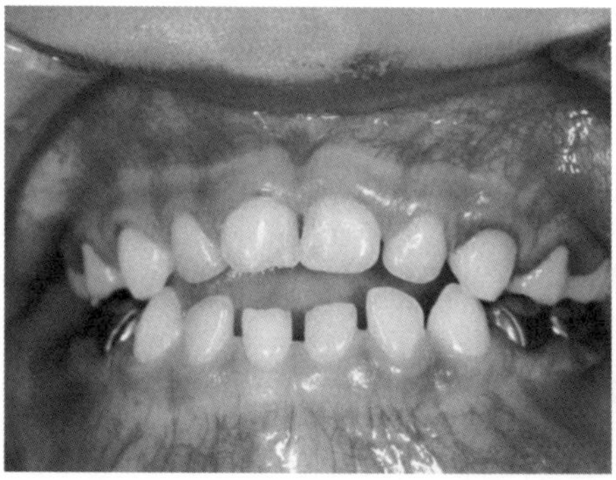

a　頰　杖
b　吸指癖
c　舌突出癖
d　歯ぎしり

答　b,c

SECTION 2 矯正歯科治療の流れ

I 種類と時期

矯正歯科治療は**図 2-28** に示す流れに沿って行う．成長期における矯正歯科治療では，初診時から治療終了まで数年に及ぶことから，治療目標・治療方法などの治療方針を立案して患者（または保護者）に説明し，同意（インフォームドコンセント）を得た後も，治療中に再評価・再診断を行う．

動的治療後は，得られた咬合の安定を得るため保定を行う．保定では，器械的な矯正装置を用いることもある．保定が終了した後も定期的に観察し，必要な術後管理を継続することが望ましい．

1．矯正歯科治療の種類と開始時期

治療開始時期により対応が異なるため，矯正歯科治療は次のように分かれる（**表 2-4**）．なお，成長発育の誘導や歯の交換期の咬合誘導などを目的とした治療を「一期治療」，永久歯列期にマルチブラケット装置などによって咬合の緊密化をはかる治療を「二期治療」と表現することもある．

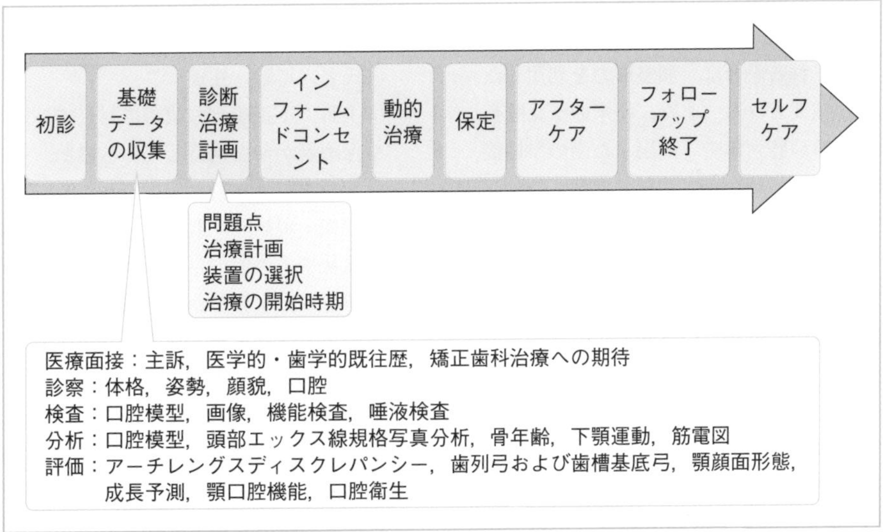

図 2-28　一般的な矯正歯科治療のプロセス

表 2-4　矯正歯科治療の種類と開始時期

歯年齢	乳歯列期	混合歯列期（前期）	混合歯列期（後期）	永久歯列期（成長期）	永久歯列期（成人期）
矯正歯科治療の種類	予防矯正	抑制矯正		本格矯正	
	一期治療			二期治療	
	早期治療			成人矯正	

①予防矯正

まだ不正咬合は発症していないが，将来の発症が予測できる場合に予防する処置．

②抑制矯正

すでに発症している不正咬合の原因を早期に除去し，歯の萌出を含めた成長発育を正常な方向に促す処置．

③本格矯正

永久歯列期に不正咬合が生じており，顎骨を含む総合的な矯正歯科治療が必要な場合の処置．マルチブラケット装置を用いた治療が主に行われる．

④保定・術後観察

上記の治療が終了し，正常咬合を長期にわたり安定させるための処置．

2. 開始時期による注意点

1）乳歯列期，混合歯列期における矯正歯科治療

この時期の患者は，成長により顎顔面頭蓋の形態変化が著しい時期であり，骨格性の問題や顎口腔機能面の改善を中心に治療を行う．

上下顎骨の位置関係に異常があるか，将来の異常が予測される場合は，顎整形力を利用した抑制矯正が重要となる．また，将来の不正咬合の誘因となる口腔習癖や，萌出した歯の早期接触などが存在する場合は，まずはこれらの除去を行い，正常な成長あるいは正常な歯の交換を誘導する治療を行う．

2）永久歯列期における矯正歯科治療

（1）顎骨に成長が残っている場合

残存成長量を考慮して，抜歯の必要性や外科的矯正治療の選択などによって治療開始時期を慎重に決定する．

（2）顎骨の成長が終了している場合

現状に対する綿密な診察・検査（資料の採得）・診断をもとに，治療のゴールとなる顎骨の位置と咬合関係を決定し，本格矯正（動的治療）を開始する．

3. 外科的矯正歯科治療とその注意点

上下顎骨の位置の異常が著しい場合，顎骨の成長が終了した後に，外科手術によって顎骨の位置を改善する．動的治療は，①手術前の術前矯正治療（1～2年間）と②術後矯正治療（1年間前後）に分けられる．適用患者には十分なインフォームドコンセントが必要で，他の専門領域とのチームアプローチも求められる．

4. 成人に対する矯正歯科治療

成人では，歯周治療や補綴治療を必要とする機会が多く，歯周治療や補綴治療の結果も考慮して，綿密なゴールの設定が重要である．

5. 保定

動的治療が終了し，正常咬合が獲得されると，矯正装置の除去後も個々の歯を安定させ，周囲の口腔組織との適応を待つ間，口腔筋機能療法や，保定装置による保定を行う．

Ⅱ 診断と説明・同意

1. 一般的な医療面接

以下の項目について，問診やアンケート用紙の記入などを患者（保護者）に行ってもらい，治療するうえで必要な患者の情報を記録する．

①氏名，年齢，性別

②主訴：不正咬合の改善に対して，患者本人や保護者が何を期待しているのか，十分な聞き取りを行う．

③現症・現病歴・既往歴・家族歴：主訴に伴う症状やその他の自覚症状について，状況把握を行う．家族歴からは遺伝的要因による影響の大きさを推測する．

④全身的な成長発育（身長の年次推移，思春期性成長スパートの時期）：身長・体重の経時的な記録を確認することで，生理的年齢を把握する．

⑤口腔習癖の有無：生活習慣に関わる問診や医療面接時の様子から，口腔習癖の有無について情報を得る．

2. 検査

1）顔貌の検査

医療面接時の患者の口腔周囲を観察するとともに，側面・正面・斜め前方から顔貌の規格写真を撮影し，以下の項目について記録する．

①正面観：左右の対称性，口腔周囲筋の緊張の有無，スマイル時の切歯の見え方などを記録する．

②側面観：上顎，下顎，上下口唇の突出度，オトガイの突出・後退の有無などを記録する．

③口腔習癖の有無

2）口腔内の検査

患者の口腔内を観察すると同時に，咬頭嵌合位における正面，左右側面，上下顎咬合面を撮影する．症例によっては早期接触部位での記録や，口腔習癖，オーバージェットの確認用写真を撮影する．以下の項目を詳細にカルテに記載する．

①現存歯：萌出している乳歯・永久歯を記録する．また個々の歯の大きさや形態異常，萌出位置などの状況を記録する．

②疾患の有無，処置状況：う蝕や修復物の状態，口腔周囲の形態異常などの状況を記録する．

③歯肉・小帯：歯肉炎や歯肉退縮がないか，小体の付着位置に異常はないかなどを記録する．

④正中の偏位：左右の歯のバランスや歯の移動を計画するうえで参考となる．

⑤舌：舌の大きさはバクシネーターメカニズムを考慮するうえで重要であるため，舌辺縁の凹凸の有無などを確かめる．

⑥咬合関係：**オーバージェット**，**オーバーバイト**（図 2-29）ならびに臼歯や犬歯の上下顎の前後的・垂直的位置関係や水平的位置関係の記録を行う．

⑦歯列弓形態：歯列弓形態の異常について記録する．

⑧口腔習癖の有無：舌突出癖や発音時の舌の動きに関する異常について記録する．

⑨咽頭部および扁桃部：気道の狭小化につながる可能性について記録する．

3）口腔模型と印象採得

模型分析のために，口腔前庭の深い部位まで十分な印象を採得する．通常アルジネート印象材を用い，口腔模型は白の普通石膏と硬石膏を1：1で混ぜ合わせて製作する．口腔模型は平行模型と顎態模型の2種類がある．

（1）平行模型（図 2-30）

模型の上下の基底面が咬合平面と平行な模型．

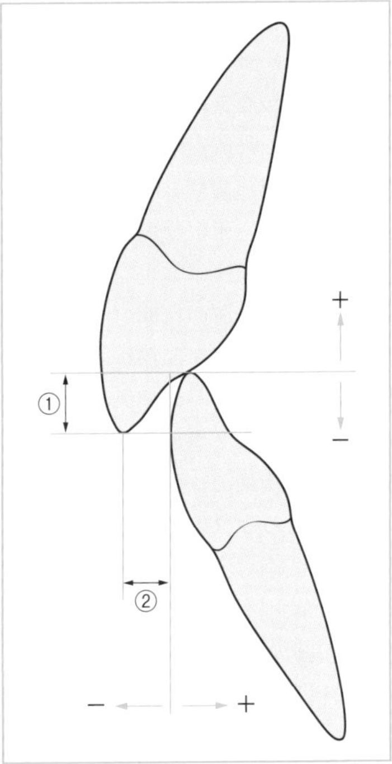

図 2-29　オーバーバイトとオーバージェット

①オーバーバイト：上下顎切歯の切縁間の垂直的な距離（標準は 2〜3 mm）
②オーバージェット：上下顎切歯の切縁間の水平的な距離（標準は 2〜3 mm）

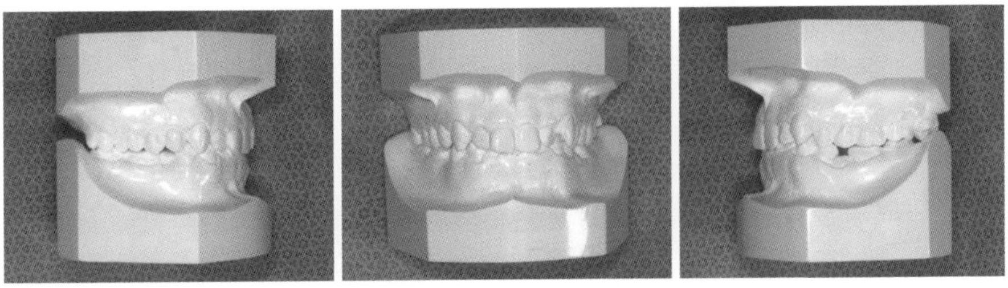

図 2-30　平行模型

(2) 顎態模型

模型上の上下基底面がフランクフルト平面と平行な模型（正中矢状面と眼窩平面も付与されている）.

※治療後の咬合状態をシミュレーションし，ワックスで再排列した模型を予測模型といい，診断用に準備することがある.

4) エックス線写真による画像検査

顎顔面頭蓋の状態や歯根の位置関係などの診査用に，以下にあげる各種エックス線写真を撮影する．矯正歯科治療では，頭部エックス線規格写真を用いた分析法が特有な検査方法として用いられている.

(1) デンタルエックス線写真

- 歯根の状態（形成段階，歯根吸収の有無）
- 歯槽骨の状態（歯槽骨吸収の有無）
- 歯根膜の状態（歯根膜腔開大・骨性癒着の有無）
- 疾患の有無と処置の状態（う蝕・歯髄処置状況の有無，補綴・保存処置の状況）
- 乳歯と後継永久歯との関係（乳歯の歯根吸収状態，後続永久歯の萌出状況）
- 過剰歯・埋伏歯の位置，欠如歯の確認

(2) パノラマエックス線写真

- 乳歯と永久歯の関係（歯根の形成状態，交換状況，萌出方向）
- 第三大臼歯の有無と状態
- 矯正歯科治療における歯根の排列状態
- 顎骨の疾患の有無
- 過剰歯・埋伏歯の位置，欠如歯の確認
- 顎関節形態
- 歯槽骨レベルの変化
- 鼻腔・副鼻腔の状態

(3) オクルーザルエックス線写真（咬合法）

- 埋伏歯や過剰歯の位置や方向の確認
- 正中口蓋縫合の化骨状態
- 口蓋裂患者の顎劣の位置や欠損の状態

(4) 頭部エックス線規格写真（セファログラム，図2-31）

被写体の頭部を固定して，イヤーロッドを両外耳道に挿入し，フランクフルト平面（眼耳平面）と床面（地面）を平行にして，エックス線の中心線が左右のイヤーロッドの中心軸を通るように一定の距離で撮影する（図2-32）．重なりの多いデータであるため，通常は解剖学的に特徴のある部分をトレースして用いる.

①正面頭部エックス線規格写真

- 下顎骨の側方偏位量
- 下顎骨の左右対称性
- 上下顎歯列の正中の偏位量
- 咬合平面の傾斜状態
- 歯列弓幅径，歯槽基底弓幅径

②側面頭部エックス線規格写真

- 前後的，垂直的な上下顎骨の状態（大きさや頭蓋に対する位置関係）
- 前後的，垂直的な上下歯系の状態（前歯部の歯軸の傾斜や臼歯部の相対的位置関係）
- 同一患者の経時的データから成長状態の評価や動的治療の評価を行う.
- 同一患者の中心位と咬頭嵌合位から機能的状態を評価する.

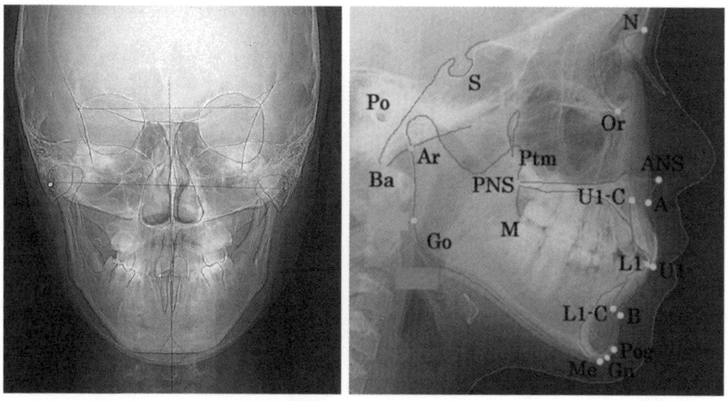

図2-31　頭部エックス線規格写真

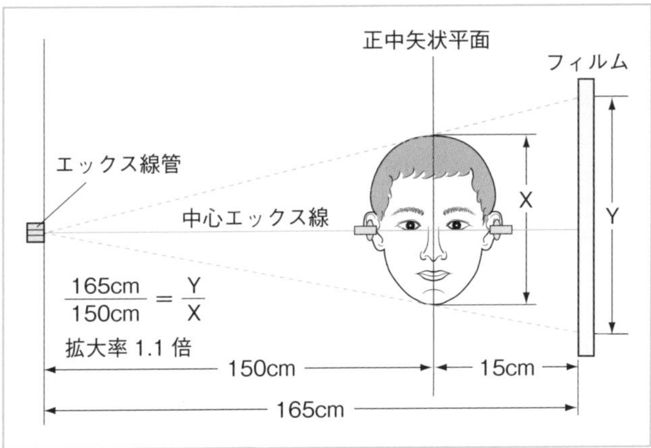

図 2-32　頭部エックス線規格写真の撮影条件
エックス線管から正中矢状平面までの距離が 150 cm，正中矢状平面からフィルムまでの距離が 15 cm で，拡大率は 1.1 倍となる．

(5) 手根骨エックス線写真

成長期における骨成熟度の判定に用いる．特に，母指尺側種子骨は，思春期最大成長の 1～2 年前に親指の第一関節尺側に出現する微小骨であり，注目度が高い（**図 2-15** 参照）．

5) コーンビーム CT

撮影時間の短さや被曝量の少なさから，歯科で用いられることが増えている．三次元的に顎骨形態，気道の状態，顎関節時の状態，歯の位置や歯根形態を把握できる．

6) MRI（磁気共鳴画像）

顎関節円板の位置異常などを評価する際に使用される．

7) 機能検査

機能検査には，下顎運動検査，筋機能検査，咀嚼機能検査，咬合機能検査，嚥下機能検査，発音機能検査などがあるが，ここでは下顎運動検査と筋機能検査について説明する．

(1) 下顎運動検査

①下顎位検査

咬合位においては，主に咬頭嵌合位，中心位，下顎安静位，筋肉位について確認する．咬頭嵌合位と中心位はわずかにずれることが多いが，矯正歯科治療後の咬合では一致していると長期安定につながるとされている．筋肉位については無意識嚥下反射と一致するとされており，これを応用して，ワックスバイトを用いて早期接触の位置を把握する機能分析方法（ファンクショナルワックスバイト法）がある．

②下顎運動路検査

下顎の運動は複雑な運動を示すため，6 自由度計測機器を用いて，下顎の限界運動や，ガム咀嚼をする際の下顎の咀嚼運動を記録し，顎運動の異常の有無や治療による変化を検査する．

(2) 筋機能検査

筋電図系を使用し，咀嚼筋（咬筋や側頭筋などの閉口筋と，顎二腹筋などの開口筋）の筋活動を記録する．咀嚼運動やガム咀嚼，噛みしめ時，タッピングにおける筋電図を記録し，協調運動の障害や過緊張，咀嚼筋の異常発火の有無や，治療による変化を検査する．

3. 検査資料の分析

1) 口腔模型の分析

口腔模型からは以下の項目について情報を得る．

(1) 模型の観察

- 萌出歯，歯数，交換状況の把握
- 歯冠形態異常，咬耗・摩耗状態
- 個々の歯の萌出状態（植立方向），位置異常，隣接歯との接触状態および連続性
- 前歯部咬合状態（オーバージェット，オーバーバイト）
- 臼歯部咬合状態
- 歯列弓形態

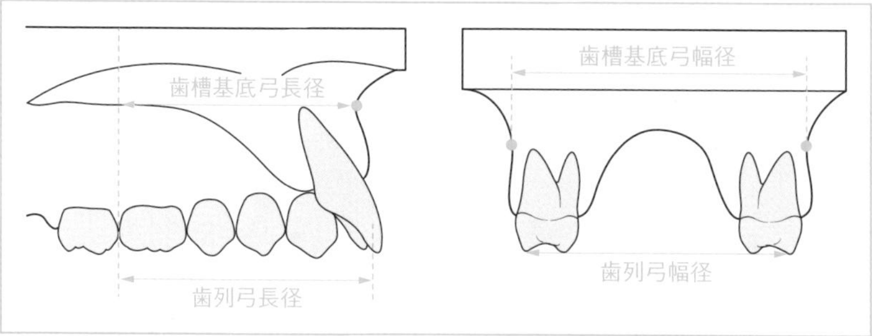

図 2-33　模型の分析

・口蓋の形態，舌小帯，上唇小帯，頰小体の付着位置
・歯肉の退縮の有無および状態
・上下前歯の正中の位置と正中口蓋縫線との関係

(2) 模型の分析（図 2-33）

・歯冠近遠心幅径
・歯冠近遠心幅径総和（中切歯から第一大臼歯の歯冠近遠心幅径の総和）
・歯列弓幅径（左右第一小臼歯頰側咬頭頂間の距離）
・歯列弓長径（左右第一大臼歯遠心を結んだ線から中切歯切端までの距離）
・歯槽基底弓幅径（第一小臼歯部の顎骨基底部の幅）
・歯槽基底弓長径（左右第一大臼歯遠心を結んだ線から，咬合平面に投影した切歯根尖部の最陥凹部までの距離）
・**アーチレングスディスクレパンシー**：現在の歯列弓の長さ（アベイラブルアーチレングス*）と，歯の幅径から計算される必要な歯列弓の長さ（リクワイアードアーチレングス**）との差.

＊アベイラブルアーチレングス……第一大臼歯の近心から反対側の第一大臼歯の近心までの歯列弓の長さ.

＊＊リクワイアードアーチレングス……第二小臼歯から反対側の第二小臼歯までの歯冠幅径の総和

・トゥースサイズレイシオ：上下顎歯冠幅径の総和を求め，その比率を算出したもの（上顎が分母）.

2）頭部エックス線規格写真の分析

正面ならびに側面頭部エックス線規格写真から，硬組織（骨格系と歯系）と軟組織（側面のみ）をトレースし，計測点の位置関係から骨格形態や歯軸傾斜などを分析する.

(1) 主要な計測点（図 2-34）

セラ（S），ナジオン（N），ポリオン（Po），オルビターレ（Or），前鼻棘（ANS），後鼻棘（PNS），A 点（A），B 点（B），ポゴニオン（Pog），メントン（Me）など

(2) 計測に用いる主要な平面（図 2-35）

・SN 平面：S と N を結ぶ平面
・FH 平面（フランクフルト平面）：Po と Or を結ぶ平面
・口蓋平面：ANS と PNS を結ぶ直線
・咬合平面：上下顎中切歯切縁の中点と上下顎第一大臼歯の咬頭嵌合の中央点を結ぶ直線
・下顎下縁平面：Me を通り，下顎骨下縁に接する平面

(3) 主要な計測方法

・ダウンズ法：FH 平面を基準にして分析する方法
・ノースウエスタン法：SN 平面（FH 平面より同定が容易）を基準にして分析する方法

(4) 主要な計測項目（図 2-36，37）

・SNA 角：SN 平面と NA の線のなす角で，上顎の前後的位置を示す.
・SNB 角：SN 平面と NB の線のなす角で，下顎の前後的位置を示す.
・ANB 角：NA と NB の線のなす角で，上下顎の前後的関係を示す.

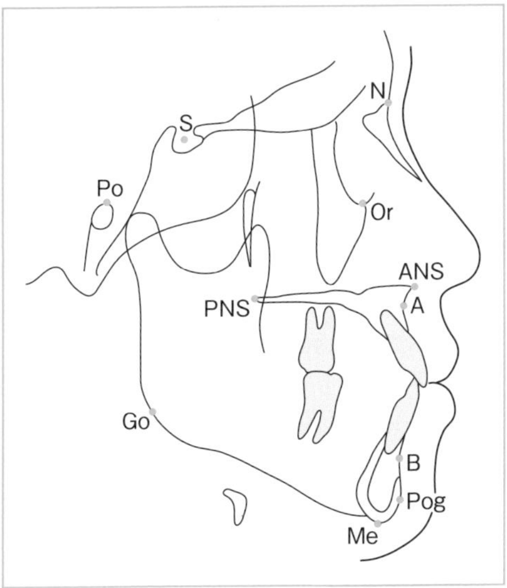

図2-34　側面頭部エックス線規格写真の主な計測点

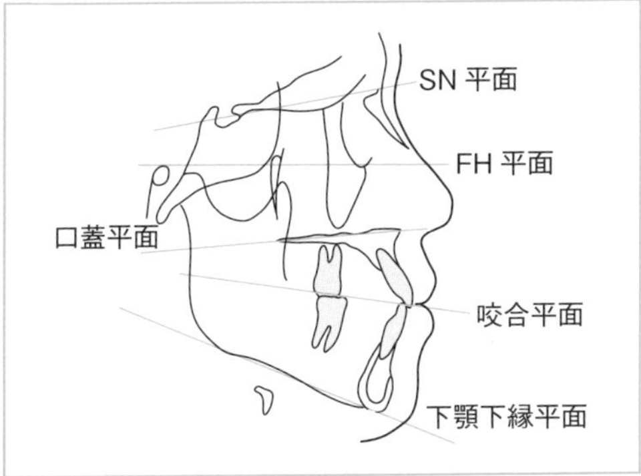

図2-35　側面頭部エックス線規格写真の主な計測平面

- 下顎下縁平面角：FH 平面に対する下顎下縁平面の傾斜角を示す．
- 上顎中切歯歯軸傾斜角：SN 平面に対する上顎中切歯の歯軸の傾斜角を示す．
- 下顎中切歯歯軸傾斜角：下顎下縁平面に対する下顎中切歯の歯軸の傾斜角を示す．
- 上下顎中切歯歯軸傾斜角

(5) ポリゴン表

規格写真の分析項目の計測値について，標準的な値を中心に統計的に±1SD の幅の範囲を示した表を作成する．

(6) 重ね合わせ

顎顔面の計測において，S を原点に SN 平面で一致させて重ね合わせを行う方法が一般的に

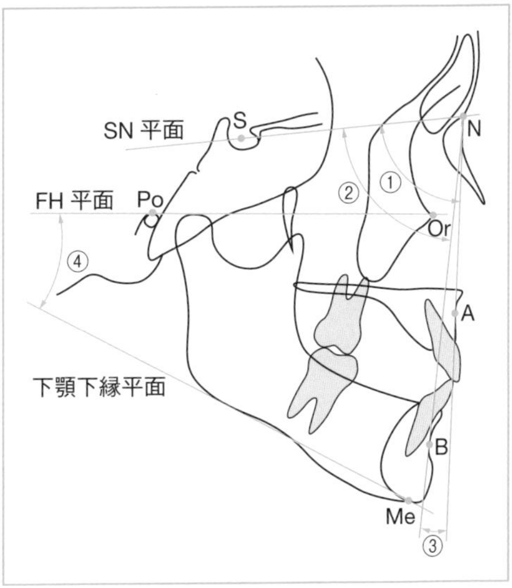

図 2-36　主要な計測項目（骨格系）
①SNA 角，②SNB 角，③ANB 角，④下顎下縁平面角

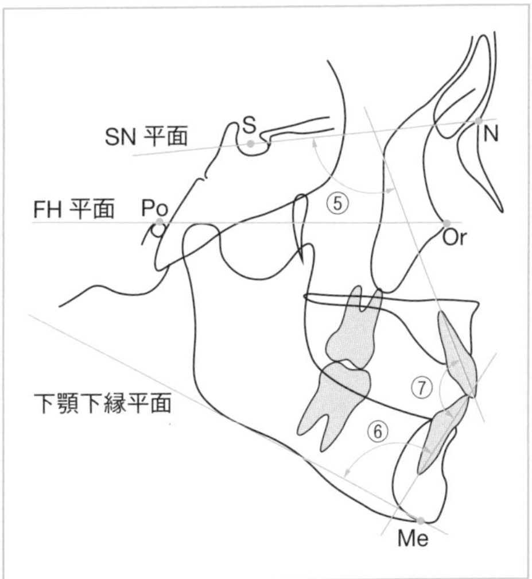

図 2-37　主要な計測項目（歯系）
⑤上顎中切歯歯軸傾斜角
⑥下顎中切歯歯軸傾斜角
⑦上下顎中切歯歯軸傾斜角

利用される．その他，上顎骨の重ね合わせや下顎骨の重ね合わせの方法がある．

4. 診断

上記の診察・検査，症例分析の結果に基づいて，医療面接，診察，成長発育状態の把握，模型分析・エックス線検査・頭部エックス線規格写真分析を含めた形態検査，機能検査など，と

らえられた現症を明確にする．

5．治療目標・治療方針・治療計画

患者の主訴を考慮したうえで，診断に基づいて各分析結果の問題リストを作成し，矯正歯科治療における達成可能な歯の移動位置を治療目標（ゴール）に設定する．次に治療方針を決定し，抜歯の有無，また使用する装置や治療の時期などの治療計画を立てる．

6．インフォームドコンセント

治療目標には，患者だけでなく保護者の希望や，審美的な改善，形態的・機能的な改善も含まれ，患者に対して治療方針・治療計画についてわかりやすく丁寧に説明し，合意を得る必要がある．また，治療期間も長期にわたるため，治療の途中で再度資料を採取し，再診断の手続きもあることを説明しておく必要がある．

Ⅲ 矯正歯科治療（動的治療）

1．適切な矯正力（図 2-38）

1）広義の矯正力

矯正歯科治療では，歯あるいは顎骨に，一定期間に器械的な力を加えて，顎骨の形態変化を誘導したり（顎整形力），歯を移動させたりして（狭義の矯正力）不正咬合の改善をはかる．このときに加えられる力を「広義の矯正力」という．

2）作用目的による分類

矯正力は作用目的によって，次の 2 つに分類される．

（1）歯の移動を目的とした“矯正力”

歯を動かすための適切な矯正力の強さは，歯根の表面積によって異なる．一般的に，歯根の表面積 1 cm^2あたり 80〜100 g の力が最適とされており，上下顎の犬歯で 100 g 程度，第一大臼歯では 200〜300 g 程度の矯正力が臨床的に適切な矯正力であると考えられている．

さらに利用する矯正力の発生源によって，以下のように分類できる．

①器械的矯正力

発生する器械力を直接作用させる力には，以下のものがある．

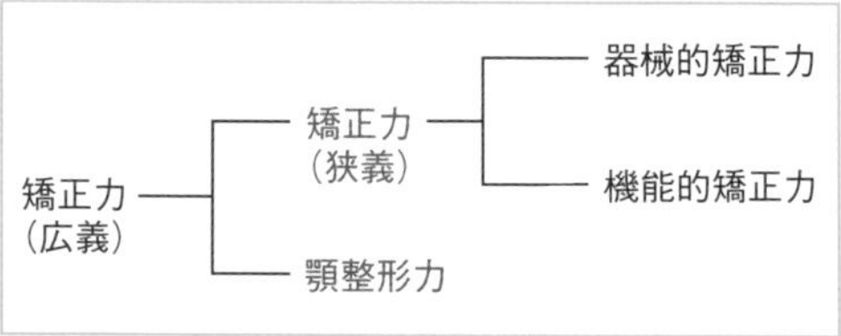

図 2-38　矯正力の種類

・金属製の弾力によるもの：矯正用ワイヤー，コイルスプリング
・エラスティックや高分子素材によって生じる弾性力：顎間ゴム，エラスティックチェーンなど
・その他：拡大ネジ

②機能的矯正力

筋の機能力（咀嚼筋，舌筋，舌骨上筋，口唇，頬などの口腔周囲筋の収縮力）を発生源とする力を機能的矯正力という．口腔周囲筋の機能力が矯正装置を介して歯や顎骨に作用し，この力を矯正力として利用する装置を**機能的矯正装置**という．代表的な装置はアクチバトールで，その他にバイオネーター，咬合挙上板，フレンケル装置，咬合斜面板，リップバンパーなどがある．

（2）顎整形力

顎骨の形態変化を目的として，成長発育期に上下顎骨の前後的・垂直的・水平的な位置や大きさのバランスをはかるために用いられる広義の矯正力を，**顎整形力**という．顎骨の成長に影響を与えるため，比較的大きな力（一般的には 400 g〜1 kg 程度）が用いられる．

顎整形力を発揮する装置として，上顎骨では頭蓋の縫合部における組織変化を誘導することを目的に①上顎前方牽引装置，②ヘッドギア，③急速拡大装置が利用される．下顎骨では，下顎頭部の軟骨やその周囲組織の骨代謝に変化を誘導することを目的に④チンキャップが利用される．

3）矯正力の大きさと作用様式による分類

（1）矯正力の大きさによる分類

①強い矯正力

歯に強い力が加わると歯根膜が押しつぶされて貧血状態になる．その部分で**硝子様変性**

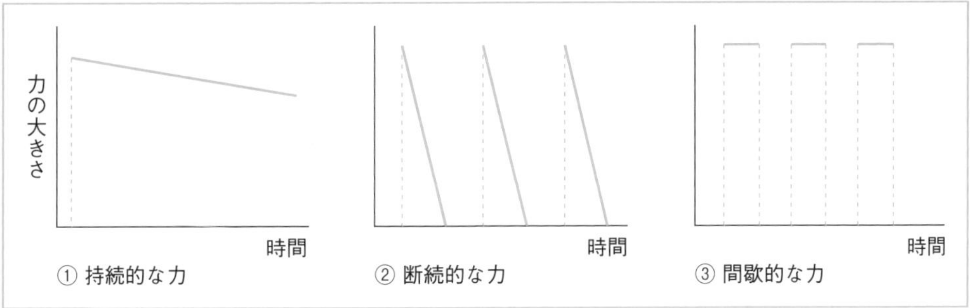

図 2-39 矯正力の作用様式

が生じ，歯の移動速度が減少する．力が強すぎると疼痛や障害的な組織反応が生じ，歯髄の反応の出現，歯根吸収などが生じることがある．

②最適な矯正力

歯の移動速度が最大となるような，歯周組織に効率の良い変化が生じる力をいう．最適な矯正力には歯根の形態，歯槽骨の性状，歯の移動様式，歯根膜面積など複数の要因が関係するため，一律に定義することは難しい．

③弱い矯正力

弱い力が加わると，歯根膜にはわずかに充血が生じ，歯槽骨には**直接性骨吸収**が生じる．歯の移動はわずかに生じる．

④差働矯正力

個々の歯の最適な矯正力は，それぞれの歯の歯根膜面積の大小によって異なり，これを**差働矯正力**という．例えば，大臼歯と犬歯を比較すると，大臼歯のほうが歯根膜面積が大きいため，移動に最適な矯正力は大臼歯と犬歯では異なる．この違いを利用して，目的とする歯の移動を効率的に行う．

(2) 作用時間による分類（図 2-39）

矯正力を加える時間によって以下の 3 つに分けられる．

①持続的な力

力が減弱していく程度が比較的緩やかで，作用する時間が連続する矯正力（例：リンガルアーチの補助弾線，コイルスプリング，エラスティック）．

②断続的な力

力の減弱が急激で，短時間にゼロになり，歯をその位置に保持するような矯正力（例：拡大ネジ，ブラケットとアーチワイヤーをリガチャーワイヤーで結紮する力）．

③間歇《かんけつ》的な力

装置を使用している時間だけ一定の矯正力が働き，使用していない時間は作用しないことを繰り返す矯正力（例：アクチバトールなどの機能的矯正装置，チンキャップ，ヘッドギア，上顎前方牽引装置などの可撤式装置）．

2. 歯の移動様式（図 2-40）

(1) 傾斜移動

歯冠の 1 点に近遠心的，あるいは頬舌的に矯正力が加わり，歯軸が傾斜しながら唇舌的，頬舌的，あるいは近遠心的に移動する様式をいう．一般に，歯根の根尖側 1/3 付近に回転中心に支点として歯が傾斜するため，歯冠側と根尖側では歯の移動方向が反対になる．

(2) 歯体移動

歯全体が傾斜することなく，近遠心的，あるいは唇舌的，頬舌的に平行移動する様式をいう．

(3) 圧下

歯の長軸方向に根尖側へ押し込むように移動する様式をいう．高位にある歯を正しい位置に移動する場合に生じる動きである．

(4) 挺出

歯の長軸に沿って，圧下とは反対に，歯槽から歯冠側に抜け出る方向に移動する様式をいう．低位にある歯を正しい位置に移動する場合に生じる動きである．

(5) 回転

歯の長軸を中心に回転する移動様式をいう．捻転している歯を正常な位置に移動する場合に生じる動きである．

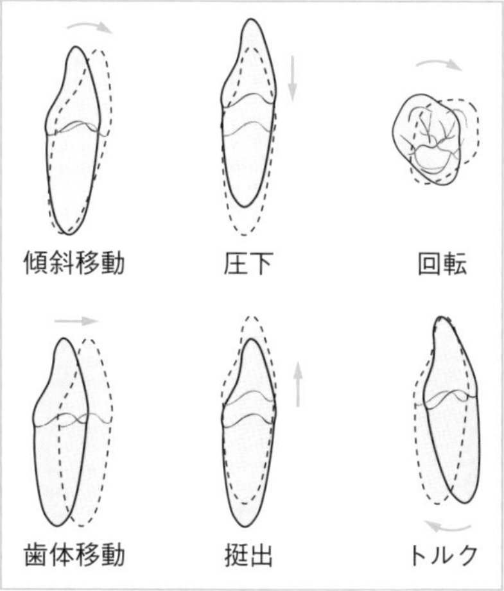

図 2-40　歯の移動様式

(6) トルク

傾斜移動とは逆に，歯冠部側を回転中心として唇舌的，頬舌的な回転をする移動様式をいう．

3. 固定

1) 固定の概念

固定とは，歯または顎骨の望ましくない移動に対する抵抗源と定義されている．歯あるいは顎に矯正力を加える際にも，作用と反作用が生じるため，反作用に対する抵抗源がどこかに必要となる．この抵抗源を**固定**（**固定源**）という．

2) 部位による固定の種類

(1) 顎内固定（図 2-41）

固定源が，移動する歯と同じ顎内に存在する場合を**顎内固定**という．

例：リンガルアーチ，拡大床，クワドヘリックス

(2) 顎間固定（図 2-42）

固定源が，移動する歯の対顎（上顎に対しては下顎，下顎に対しては上顎）に存在する場合を**顎間固定**という．

例：上下顎間ゴム

(3) 顎外固定

固定源が口腔外に存在する場合を**顎外固定**という（p.78〜80 参照）．

例：ヘッドギア，チンキャップ

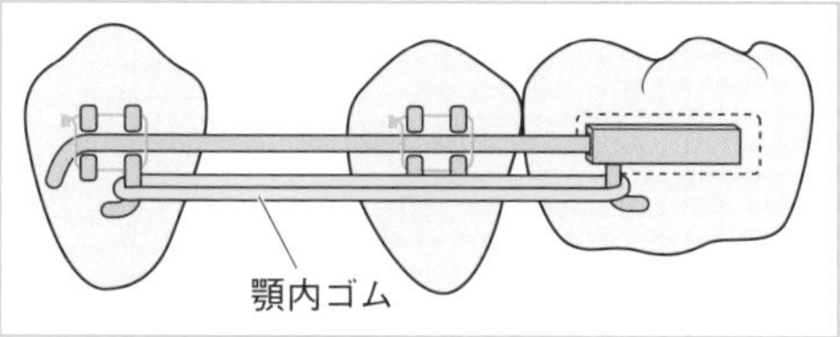

図 2-41　顎内固定装置
顎内ゴムによる臼歯を固定源とした犬歯の遠心への移動．

3) 抵抗の性質による分類

(1) 単純固定

固定源の歯が傾斜移動する場合を単純固定という．

(2) 不動固定

固定源の歯が歯体移動する場合を不動固定という．

(3) 相反固定

互いに固定源であり，反対方向に移動する歯となりえる状態を相反固定という．

(4) 加強固定

固定源の補強に相当し，固定の喪失を防ぐために準備する場合を**加強固定**という．固定歯を増やしたり，筋の機能力やリンガルアーチなどの矯正装置を用いたりすることで固定を強化する．

4) 歯科矯正用アンカースクリューによる固定（図 2-43）

顎骨や歯槽骨にチタン製のスクリューを埋入し，スクリューと顎骨を結合させて強固な固定源とする方法である．ヘッドギアなどとは異なり患者の協力度に左右されず，また動く可能性のある歯を固定源に使用せずに済むため，より計画的な歯の3次元的な移動が可能となる．一方で，感染などによって脱落する可能性や，低年齢者には使用できないなどの制限がある．

4. 歯の移動に伴う組織変化（**図 2-44**）

歯に矯正力が加わると，歯根膜の片側が圧迫されて厚さが狭くなり，その反対側は厚さが広くなる．狭くなった歯根膜側を圧迫側歯根膜，広げられた歯根膜側を牽引側歯根膜という．

圧迫側歯根膜においては，血流が障害され歯根膜線維の走行が乱れ，その領域の歯槽骨は吸

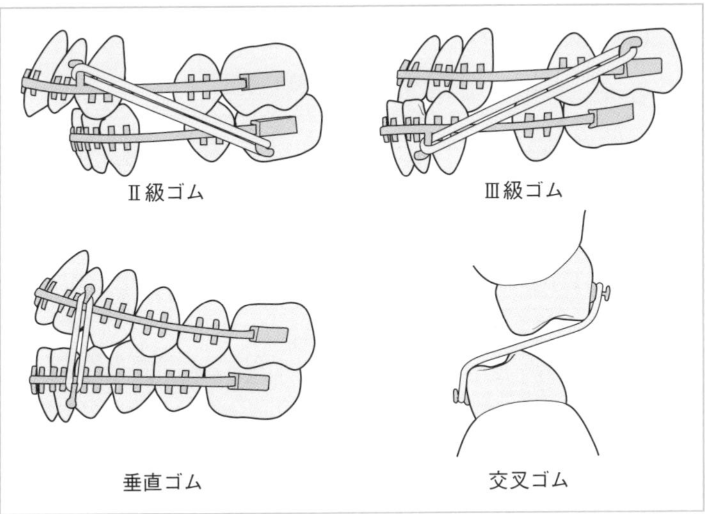

図 2-42　顎間固定装置（顎間ゴム）
顎間ゴムには作用させる力の方向の違いによってⅡ級ゴム，Ⅲ級ゴム，垂直ゴム，交叉ゴムの種類がある．

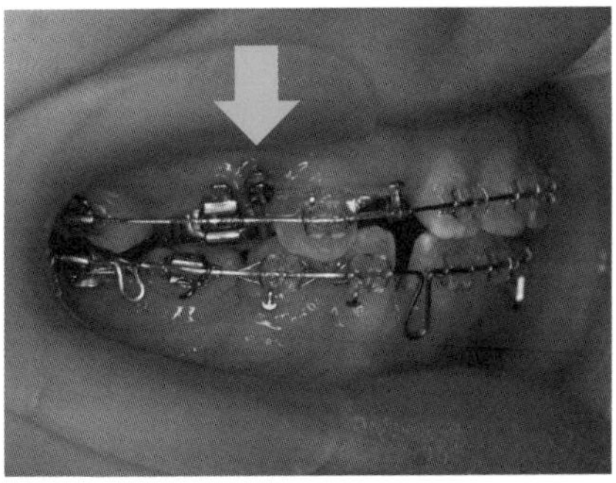

図 2-43　歯科矯正用アンカースクリューによる固定

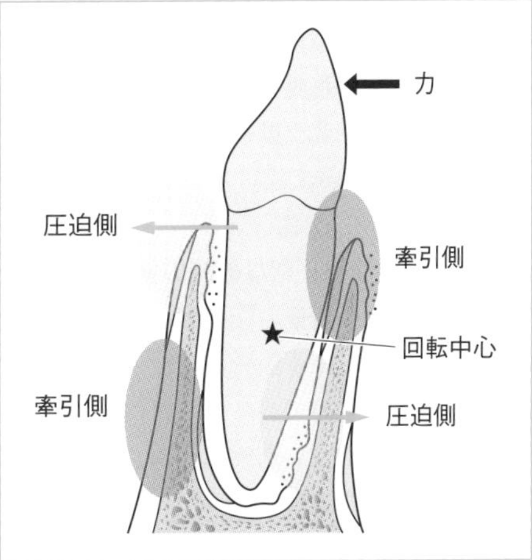

図 2-44　歯に矯正力がかかった際の歯根膜の状態

収される．一方，力の作用と反対側にある牽引側歯根膜では，歯根膜線維が伸展され，歯槽骨の骨形成が生じ，結果として歯の作用側への移動が生じる．

圧迫側歯周組織の反応は，矯正力の強弱によって2通りの様式がある（**図 2-45**）．

1）穿下性骨吸収

歯に強い矯正力が負荷されると，圧迫側歯根膜の血管がつぶされて貧血帯が生じ，組織への酸素・栄養の供給がほとんど遮断される．次に，この領域の歯根膜細胞は細胞死し，細胞外基質も変性して硝子様変性とよばれる状態になる．強い矯正力では硝子様変性組織の消失に時間を要するため，効率的な歯の移動が減弱される．

硝子様変性組織に接する歯槽骨表層に沿って，歯槽骨の内部の骨髄腔に破骨細胞が出現し，硝子様変性組織も含めて周囲の骨吸収が進行し，終了すると歯は移動する．このような歯根膜における骨吸収様式を**穿下性骨吸収**という．

2）直接性骨吸収

圧迫側歯根膜に貧血帯が生じない程度の，比較的弱い矯正力を歯に負荷された場合では，圧迫された歯根膜の血管は血流障害が軽度で，充血帯とよばれる状態になる．この領域では血管壁の透過性が亢進し，多数の破骨細胞やマクロ

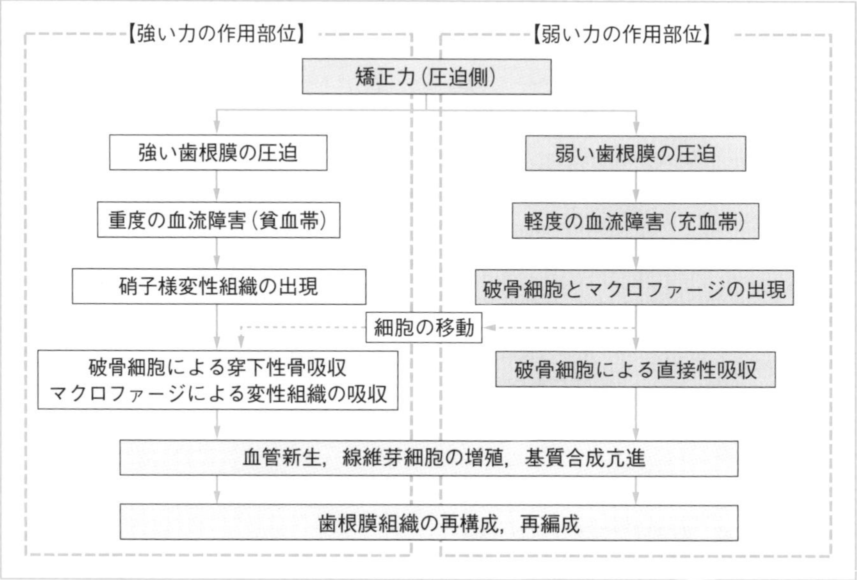

図 2-45　圧迫側における歯周組織の反応

ファージの集積が歯槽骨表面に認められ，骨吸収が進行し，歯は移動する．このような歯根膜における骨吸収様式を**直接性骨吸収**という．

5. 口腔筋機能の改善

1）口唇閉鎖機能の正常な機能の獲得

口唇閉鎖は，口輪筋の閉鎖力，前歯部の歯軸傾斜状態，舌位，上下顎骨の前後的なバランスなどによって成立している．したがって，前歯部の開咬や上顎前歯の前突などがあると，口唇閉鎖機能が低下する．

小児期において，口唇閉鎖不全は口腔機能発達不全症の一症状（お口ポカン）として近年注目されている．口唇閉鎖不全がある子どもでは，口唇閉鎖をしようとするとオトガイ筋の緊張が生じ，オトガイ部に梅干し様のしわが寄っている状態や，舌突出などの口腔習癖を示していることも多い．矯正歯科治療では，上下顎骨の成長誘導，前歯の歯軸傾斜の改善や口腔習癖の改善などにより，正常な口唇閉鎖機能の獲得に結びつける．

2）口腔習癖の除去による舌・口唇の正常な機能の獲得

前歯部開咬がある症例では，口輪筋の筋力が弱く，嚥下時や会話時，安静時などに舌の突出癖が生じやすい．口腔習癖の除去には，口輪筋をはじめとする口腔周囲筋や舌のトレーニングを積極的に行う**口腔筋機能療法〈MFT〉**と合わせて，矯正歯科治療を行うと効果が得やすい．

口腔筋機能療法などのトレーニングだけでは改善が難しい場合は，舌の突出を強制的に制御する矯正装置であるタングクリブなどを用いることがある．

3）咀嚼筋・顎関節の正常な機能の獲得

前歯部反対咬合，交叉咬合，叢生や早期接触などの不正咬合があると，正常な咀嚼運動ができないことがある．矯正歯科治療により正常咬合を獲得すると，咀嚼運動が無理なく行えるようになり，咀嚼筋の正常な機能や顎関節の正常な動きが獲得されることから，顎口腔機能のバランスの改善，口腔周囲組織の予防的治療，ならびに審美性の獲得に結びつく．

6. 矯正歯科治療と抜歯

矯正歯科治療では，歯，歯列弓および顎骨の間に不調和がある場合，治療方針を立案する際に，歯の移動空隙に無理なく歯を排列するために特定の永久歯を抜去する必要が出てくることがある．抜歯の目的は，個性正常咬合の確立のためであり，患者や保護者に十分に説明し了承を得る必要がある．

1）抜歯基準

①歯と顎（歯列弓）の大きさにと不調和がある場合（アーチレングスディスクレパンシーがマイナス側に大きい値を示す場合），あるいは②上下顎間に前後的な不調和があり，前歯を後退させるために大きな空隙が必要な場合などにおいて，永久歯の抜去が選択される．トータルディスクレパンシーが 4～5 mm 以上である場合に，永久歯の抜去の適応を検討する．

2）抜歯部位

(1) 乳歯の抜歯

永久歯の排列に障害が生じると考えられる場合に実施する．

(2) 永久歯の抜歯

第一小臼歯，第二小臼歯を抜去する頻度が高い．基本的に歯列の左右対称性を得るために，また歯列の正中と顔面の正中を一致させることを考慮して，左右対称に抜歯することが多い．前歯部の排列状況や臼歯部での咬合関係などにより，上下顎合わせて 4 本を抜歯する場合や，上下顎どちらか 2 本だけを抜歯する場合もある．第三大臼歯についても，顎骨歯槽部にすべての第三大臼歯を排列する空隙が得られないことが多く，抜去することが一般的である．

3）抜歯時期

顎骨の成長量が少なくなり，永久歯列が完成して，マルチブラケット装置での治療を開始する際に，治療計画に沿って抜歯する場合が多い．一方，混合歯列期において，骨格的な問題が少なく，叢生量が著しいことが予測され，犬歯の萌出スペースが不足し，明らかに小臼歯の抜去が将来的に必要になることが予測される場合には，犬歯が萌出する前に①乳犬歯→②第一乳臼歯→③第一小臼歯の順で抜去することで，後継永久歯（犬歯）を好ましい位置へ萌出誘導する．これを連続抜去法という．

7. 成人矯正歯科治療

成人期の矯正歯科治療では，歯の欠損や歯周疾患など年齢が高くなるほどさまざまな問題を抱えることが多い．また，審美性や社会的な制約，時間的な制約，経済的な制約も考慮する必要があるため，十分に治療の利点と欠点を説明し，インフォームドコンセントを得る必要がある．

成人矯正歯科治療では，次の 2 つの観点から治療計画を立てる．

①補綴治療前に，部分的な歯の移動を中心とする治療．

②補綴治療や歯周治療と連携した総合的な治療．

8. 外科的矯正歯科治療

矯正歯科治療単独では，上下顎間関係および咬合の改善や顔貌の審美的調和をはかることができない症例に対して，顎矯正手術を併用した外科的矯正治療が適用される．

治療は口腔外科，形成外科，補綴歯科などとのチームアプローチを行う必要があり，以下の順で治療が進められる．

①診査・検査：形態的な検査，機能的な検査として下顎の運動検査や咀嚼筋の筋電図検査，心理検査などを行う．

②診断・治療計画の立案：検査結果から抜歯部位，手術方法，顎骨の移動量，手術時期を含めた治療期間などを計画する．

③術前矯正治療：手術後の安定した咬合を得るため，第三大臼歯の抜去，上下前歯歯軸の適正化（デンタルコンペンセーションという），叢生の除去，上下歯列幅径の調整，筋機能訓練などを行う．

④顎矯正手術：術前矯正治療が終了した時点で，具体的な手術方法と最終的な顎骨の移動量を確認する．

⑤術後矯正治療：顎間ゴムなどを用いて緊密な咬合を獲得する．また，新しい咬合に対する筋機能訓練を行う．

⑥保定：保定装置により歯列の安定をはかるとともに，必要に応じて引き続き筋機能訓練を併用して，咬合の安定と顎位を維持する．

Ⅳ 保定

保定とは，動的治療が終了した後，その位置に顎骨や歯が安定するように一定期間保持し，新たに獲得した咬合に周囲組織が適応するようにはかる操作である．保定は以下の3つに大別される．

1）自然保定

動的治療によって獲得された正常咬合を，装置を用いずに保持することを自然保定という．口腔周囲筋の正常な機能を回復し，安定した咬頭嵌合や隣接歯との接触関係，歯周組織の健康など，歯・顎を取り巻く環境を整備することで得られるが，口腔習癖のある患者では特に口腔筋機能訓練が重要となる．

2）器械保定

歯列・咬合が新たな環境に適応し，新しい口腔周囲の機能的なバランスが確立するまでの期間，動的治療によって獲得された正常咬合を装置を用いて保持することを器械保定という．これに使用する装置を保定装置という．保定装置を使う期間は，数カ月から数年間に及ぶことが多い．

3）永久保定

補綴装置などの永久的に装着する装置を用いて，動的治療で獲得した歯の位置を固定することを永久固定という．

Ⅴ 治療中の管理・リスク

1．不快事項に対する一般的注意点

矯正歯科治療に伴って生じる可能性のある不快事項については，治療前に患者に十分に説明しておく必要がある．また，治療を進める際には，常に不快事項が発生しないように十分に注意するだけでなく，発生した際には患者に説明するとともに，不快事項が軽減するよう適切に対処する必要がある．

2．歯根吸収

矯正力によって歯が移動する際に，歯根尖が吸収される現象である．一般に歯根表層にあるセメント層は組織改造能が低く，吸収されにくい組織とされているが，歯の移動時に圧迫側歯根膜に形成される硝子様変性組織に対応した歯根表面層に高い吸収を認めることから，破骨細胞がセメント層表面に出現して，セメント層と象牙質の吸収が起きる．場合によっては著しく歯根が短くなり，矯正歯科治療が続けられなくなることもある．

1）歯根吸収が生じる原因

歯根吸収の原因やメカニズムはいまだ明確ではないが，臨床上の歯根吸収の危険因子に関しては，以下の事項が考えられる．

- 過度に強い矯正力の負荷
- 治療期間の長期化
- 歯を多方向へ揺さぶるような矯正力の付与（ジグリング）
- 年齢，性別
- 舌突出癖，吸指癖，咬唇癖などの口腔習癖
- 歯根形態（短根歯あるいは根尖が彎曲・先細りしている歯）
- 外傷の既往がある歯
- 矯正歯科治療による歯根吸収の既往がある歯
- 全身的代謝異常やホルモンバランス（歯根吸収を生じやすい体質）
- 骨吸収に関連するサイトカインの遺伝子多型

2）歯根吸収のリスク管理

歯根吸収を予防することは難しいため，矯正力を加える前に歯根吸収のリスクを正しく把握し，適切な矯正力を加えるように注意する必要がある．また，矯正歯科治療中も定期的にエックス線検査を行い，歯根吸収の有無を的確に把握する必要がある．以下のような注意が常に必要となる．

- 外傷や矯正歯科治療の既往の有無を確認する．
- 治療開始前，治療中に歯根の形態をエックス線検査で精査する．
- 口腔習癖の有無を把握する．
- 適正な矯正力に対する配慮を行う．
- 最適・最短な歯の移動を計画する．

3）矯正歯科治療中に歯根吸収が確認された場合の対処

- 治療前の精密検査の見直しと既往歴の再確認を行う．
- 加えている矯正力を一定期間中断，または減弱する．
- 口腔習癖の確認と除去を行う．
- 治療のゴールを変更し，短期間に動的治療を終了する．

・ジグリングなどを引き起こしている矯正力の確認とその除去を行う．

3. う蝕と白濁

矯正装置のなかで，特にマルチブラケット装置などの固定式装置では，自浄性が悪く，口腔清掃が行き届きにくいため不潔域ができやすく，う蝕や歯周疾患が発生するリスクが高くなる．そのため，矯正歯科治療中も口腔清掃指導やブラッシングによるプラーク除去が重要である．

口腔衛生管理には，患者もしくは保護者の協力を得て，個々に最適な口腔衛生管理の必要性を理解してもらい，行動変容を促すことが求められる．そのため歯科衛生士は，矯正歯科治療中もコミュニケーションをはかり，以下のように患者ならびに保護者を支援する必要がある．

1）矯正装置が原因でう蝕が発生しやすい部位

・装着されたブラケット周囲やアーチワイヤー下部の歯面
・歯と不適合なバンドや，合着用セメントが不足したバンドの内面
・リンガルアーチの主線・弾線など，固定式装置が歯に接触している部位の周囲

2）矯正歯科治療中におけるう蝕発生の予防

・矯正装置装着時に，口腔清掃の重要性を本人と保護者に教育する．
・フッ化物含有の歯磨剤，洗口剤などの使用を指導する．
・装置により不潔域になりやすい部位を適切に指導し，丁寧な口腔清掃指導をする．
・適合のよいバンドを選択して装着する．
・治療中の来院時に，歯面の白濁の有無をはじめ，バンドの緩みやセメント部分の消失の有無などを必ずチェックする．
・フッ化物徐放性の歯科材料の使用を検討する．

3）矯正歯科治療中にう蝕が生じた際の対処

・矯正歯科治療を一時中断し，装置を撤去するなどして，う蝕の治療を優先して行う．
・矯正歯科治療中の口腔清掃の重要性について，患者および保護者に再教育を行う．
・う蝕リスクを低減する歯科材料の使用や，矯正装置の種類の変更を検討する．

4. 歯周組織の傷害（歯肉炎・歯周炎）

う蝕と同様に，歯面のプラークの付着などにより歯肉炎や歯周炎を発症することがある．事前に歯周組織検査を行い，矯正歯科治療開始前に炎症がコントロールされている状態をつくる．したがって，矯正歯科治療中も口腔清掃指導やブラッシングによるプラーク除去が重要である．

その他，矯正歯科治療後に乳頭歯肉の退縮が生じ，歯間部の接触点下に空隙（ブラックトライアングル）が生じることがある．

5. 疼痛

歯に矯正力が加わると，歯の移動に伴って歯周組織に変化が生じ，矯正力を加えた数時間後から2～3日間，あるいは1週間程痛みを感じることがある．この痛みは一過性の痛みであることを事前に伝える必要がある．また，食事などで歯に力が加わる際に，強い痛みを感じることがあるため，硬い食材を避けるように指導する．

必要であれば鎮痛薬の服用を指示するが，歯の移動を阻害する可能性があるので，原則的には勧められない．

6. 粘膜の刺激・傷害

矯正装置（可撤式・固定式）が口唇，頬，舌などの口腔軟組織を傷つけることがある．このような場合は以下の対応が必要である．

・共通事項：創傷部がある場合は消毒など適切な処置をする．
・可撤式装置の床縁（レジン部）：潰瘍が生じている場合は，装置の使用を一時中断し，床縁の形態修正を行う．
・リンガルアーチ，クワドヘリックス：舌に潰瘍が生じる場合は，装置設計の見直しや，舌の動態の確認を行う．
・アーチワイヤーの遠心端，リガチャーワイヤー：歯肉に当たっている場合はそれを調整し，歯肉から離す．
・アーチワイヤー，ブラケット：頬粘膜に強く当たり，圧痕や傷が生じている場合は，保護用のホワイトワックスを用いて患者自身で粘膜刺激を回避できるように指導す

る．また，可能な範囲で装置を削合するなどの対処を行う．

7．顎関節症

矯正歯科治療を開始する前から顎関節症の症状を有する患者に対しては，口腔外科や補綴科などと連携して，顎関節の精査を行い，その結果をもとに矯正歯科治療を開始する必要がある．矯正歯科治療中に顎関節症の症状が発症した場合には，発症の原因を精査し，原因の除去に努める．また，必要に応じて矯正歯科治療を中断し，症状の改善を優先して対処する場合もある．

8．顔面，皮膚の傷害

ヘッドギアなどの顎外固定装置では，矯正力を発揮するエラスティックやネックバンドなどが頬や頸部を刺激し，肌荒れや炎症を生じさせることがある．皮膚部分には通気性の高い布カバーをあてがうなどの対処法や，安全な着脱方法を適切に指導する必要がある．また，ネックバンドが汚れた場合には適時に交換するなどの注意が必要である．

ダイレクトボンディング材のなかには，触れると皮膚に炎症を生じる薬品が使用されている製品もある．このため，操作時に患者の皮膚に触れないよう，細心の注意が必要である．薬剤が患者の皮膚や眼に触れてしまった場合は，素早く洗浄し，専門医に対診する必要がある．

9．アレルギー

矯正歯科治療用材料に含まれるニッケル，コバルト，クロムなどの金属成分が感作源となり，接触性皮膚炎を引き起こすことがある．金属アレルギーの既往がある患者には，矯正歯科治療開始前にパッチテストなどによって疑われる成分を検査し，その成分を含有していない材料を選択するなどの対応が必要である．装置を装着後に症状が認められた場合は，原因となる装置を撤去し，治療方針や使用する歯科材料を見直す必要がある．

10．治療期間の長期化に伴うリスク

成長期の患者においては，上下顎骨の成長方向や量が診断時の予測を上回って，予期せぬ成長が生じることで治療方針を変更せざるをえなくなり，治療が長期化することがある．この場合，う蝕や歯周疾患，歯根吸収などのリスクが増大する．特に下顎前突の患者において，下顎骨の成長が過度に生じて外科的矯正治療を適用せざるをえない場合もある．矯正歯科治療を開始する前に，このような可能性についても患者に十分に説明しておくことは，患者との信頼関係を保つうえで重要である．

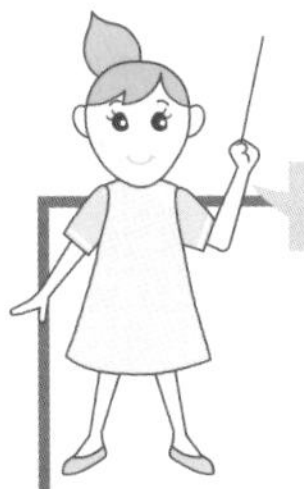

国試に出題されています！

問　頭部エックス線規格写真分析〈セファロ分析〉のトレース図を示す．

　フランクフルト平面の設定に必要な計測点はどれか．2つ選べ．（第27回/2018年）

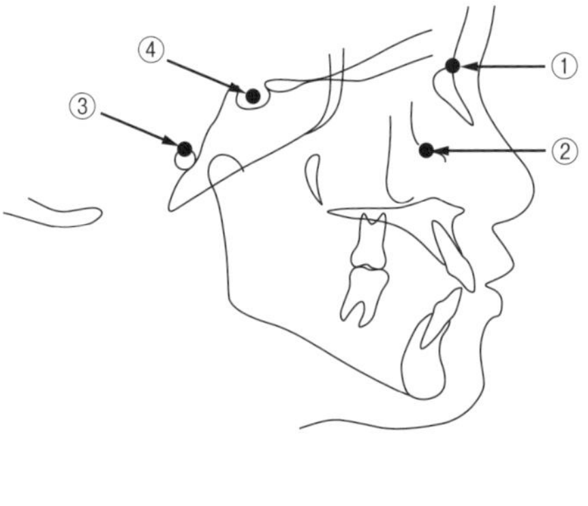

a　①
b　②
c　③
d　④

答　b,c

SECTION 3 矯正装置

I　矯正装置の分類

矯正装置は，①矯正力の発生源の違いによる分類（器械または機能），②着脱の有無，③固定源などのグループ別に，**表 2-5** のように分類される．

1．器械的矯正装置

装置に使用する材料特性を利用して，歯を移動したり顎成長をコントロールしたりする矯正装置である．金属，ゴムや高分子材料などの弾力や，スクリューなどの矯正力が利用される．

1）固定式矯正装置

基本的にセメントなどで口腔内に固定するため，患者自身では取り外すことができない矯正装置の総称である．

①利点：装置の効果が確実である．

②欠点：口腔清掃に劣る．

（1）顎内固定装置

移動する歯と固定源が同じ歯列・顎内に存在する．

例：マルチブラケット装置，リンガルアーチ，急速拡大装置

（2）顎間固定装置

移動する歯や顎に対して，固定源が対顎の歯や顎に存在する（p.66 参照）．

例：主に第一大臼歯に維持用バンドを装着し，上顎のリンガルアーチ・下顎の唇側弧線装置とⅢ級ゴム（顎間ゴム）を組合せた装置，または上顎の唇側弧線装置・下顎のリンガルアーチとⅡ級ゴム（顎間ゴム）を組合せた装置

2）可撤式矯正装置

患者自身で着脱できる矯正装置である．固定源の違いによって顎内固定装置と顎外固定装置に分かれる．

①利点：口腔衛生状態を良好に保つことが可能である．

②欠点：患者自身の装置装着時間により，治療の効果が左右される．着脱時に装置内のワイヤーなどが変形するなどの破損リスクがある．

（1）顎内固定装置

移動する歯と固定源が同じ歯列・顎内に存在する．

表 2-5　矯正装置の種類

装置の種類			代表的な装置の名称
器械的矯正装置	固定式矯正装置	顎内固定装置	マルチブラケット装置，リンガルアーチ，急速拡大装置，クワドヘリックス，ナンスのホールディングアーチなど
		顎間固定装置	顎間固定装置（上顎；リンガルアーチ・下顎；唇側固定装置とⅢ級ゴムの組合せなど）
	可撤式矯正装置	顎内固定装置	床矯正装置（一部の機能的矯正装置が含まれる）
		顎外固定装置	ヘッドギア，上顎前方牽引装置，チンキャップ
機能的矯正装置			アクチバトール，バイオネーター，フレンケル装置，タングクリブ，リップバンパーなど 咬合挙上板，咬合斜面板など（床矯正装置でもある）

例：各種床矯正装置，機能的矯正装置としての咬合斜面板

(2) 顎外固定装置

移動する歯や顎に対して，固定源が顎外（頸部，後頭部，顔面部）に存在する．

例：ヘッドギア，上顎前方牽引装置，チンキャップ

2. 機能的矯正装置

患者自身の口腔周囲の筋肉や軟組織が発生する機能力（戻ろうとする力など）を利用して，歯を移動したり顎成長に影響を与えたりする装置である．主に成長期の患者に使用し，可撤式の装置が多い．装置は患者の口腔機能を阻害することが利用されるため，装着時は食事や会話がうまくできないなど，装着時間が制限されることが多い．また，切端咬合に近い構成咬合位を採得するなど，装置製作も独特である．

例：アクチバトール，バイオネーター，フレンケル装置，リップバンパー，タングクリブ

Ⅱ 器械的矯正装置（固定式矯正装置）

1. リンガルアーチ（舌側弧線装置）

舌側に装着される固定式の顎内固定装置である．20～50 g の比較的弱い力を持続的に作用させて，歯を傾斜移動させる．

1) 基本構造（図 2-46）

(1) 維持バンド

装置の固定源となる．左右の第一大臼歯に帯環（バンド）を適用するのが基本だが，応用例として，小臼歯や第二乳臼歯に適用されることがある．

(2) 維持装置

主線を口腔内に維持するために，維持バンドの舌側に接続する構成部分である．主線を着脱し，口腔外で調整が可能な着脱タイプと，主線を直接維持バンドにろう着する固定式維持装置タイプがある．

(3) 主線

装置の中心的役割を果たす部分．通常，直径 0.9 mm の矯正用ワイヤーを用い，両側の維持装置と主線の両端がろう着され，歯の舌側歯頸部に接触する滑らかなアーチ状の形態をしている．

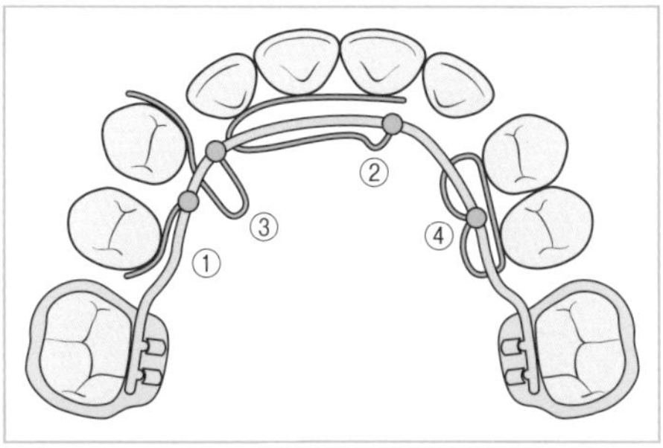

図 2-46 リンガルアーチ
①単式弾線，②複式弾線，③指様弾線，④連続弾線

(4) 補助弾線

持続的な弱い矯正力を発揮する弾線であり，主線に自在ろう着という技法でろう着される．基本的に直径 0.5 mm の矯正用ワイヤーが用いられ，形状により以下の 4 種類に分類される．

①単式弾線

唇舌・頬舌的歯の移動に用いられる．主として切歯の唇側移動に利用される．

②複式弾線

歯の唇頬側（唇舌側）移動に用いられる．ループ状に折り返して屈曲するため，単式弾線より調節範囲が広く，より持続的に作用する．

③指様弾線

前歯や小臼歯の近遠心移動に用いられる．U 字型に屈曲して，歯の隣接面に弾線を接触させて作用させる．

④連続弾線

小臼歯の唇頬側方向への移動に用いられる．丸みを帯びた長方形の形状をしており，弾線の両端は主線にろう着されている．

2) 適応症

乳歯列期から永久歯列期まで幅広い層に適用される．以下の 6 種類の目的に利用される．

①個々の歯の位置異常の改善
②被蓋の改善や早期接触の解除
③歯列弓の拡大
④保隙
⑤保定
⑥加強固定

3) 使用方法と注意点

固定式矯正装置であるため，口腔清掃指導を

行い，硬い食べ物の摂取は避けるように指示する．補助弾線がある場合は，約1カ月ごとに来院を促し，来院時に補助弾線を活性化する．同時に維持バンドや主線，補助弾線が歯の交換や萌出を阻害していないかの確認を行う．固定式維持装置タイプでは，来院ごとに維持歯から維持バンドを外して口腔外で調節し，活性後，再び合着する．

2. マルチブラケット装置

多数歯（基本的に全歯）にアタッチメント（最後臼歯にチューブ，その他全歯にブラケット）を装着し，それにアーチワイヤーを固定する．歯列や咬合の確立を行う矯正歯科治療で，最も利用される装置である（**図 2-47**）．

1）基本構造

(1) バンド

主に大臼歯や小臼歯に用いられる．頬側面の特定の位置にチューブやブラケットを電気溶接する．

(2) ブラケット

ブラケットの中央には，水平方向にアーチワイヤーが入るブラケットスロットがある．歯に接触する部分はベースとよび，歯に直接装着するには接着性レジンのボンディング材を用いる．アーチワイヤーをブラケットスロットに挿入した後は，ブラケットウイングとよばれる部分を用いて，リガチャーワイヤーもしくはエラスティックモジュールで結紮する．

(3) チューブ（バッカルチューブ）

主に最後臼歯部に用いられ，ブラケットスロットの内径と同じサイズを有する．チューブには顎間ゴムを引っかけるためのフックや，フェイスボウのヘッドギアを装着するための円形チューブが付属した形状のものもある．

(4) アーチワイヤー

既製品ではアーチフォームを形状し，ブラケットスロットのサイズにより，細いワイヤーから，スロットサイズと同程度の太いワイヤーが存在する．素材としては，形状記憶合金系のニッケルチタン合金製と，ステンレススチール製がある．

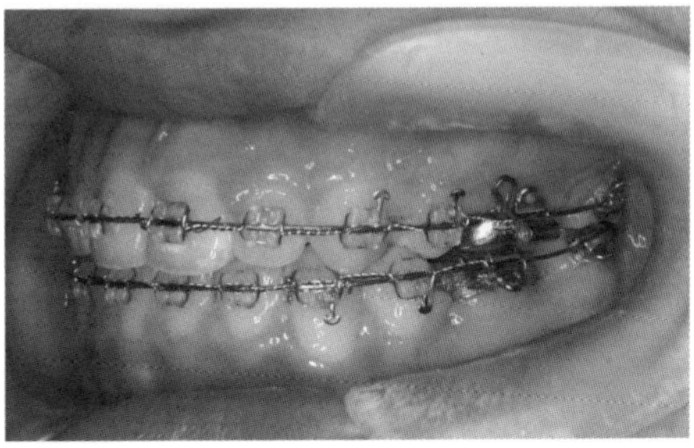

図 2-47　マルチブラケット装置

2）適応症

乳歯列期を除く，ほとんどすべての不正咬合症例に用いられる．

3）特徴

長方形のスロットに角形のアーチワイヤーを挿入することで，歯の三次元的な歯体移動やトルクの付与などがしやすいという特徴がある．比較的大きな力を歯に伝えることができるため，矯正力には注意が必要である．

4）使用方法と注意点

アーチワイヤーの復元力，その他の付加的な材料の器械力を介して，三次元的な歯の移動を行う．固定装置の口腔清掃に関する注意点はリンガルアーチと同様であり，装置周囲の軟組織の傷害などにも注意を払う必要がある．

3. Nance〈ナンス〉のホールディングアーチ

1）基本構造（図 2-48）

維持用バンドと主線，およびレジンボタンで構成されている固定式矯正装置である．臼歯の近心移動防止を目的に，口蓋粘膜部分に維持用のレジンボタンが設定されている．

2）適応症

混合歯列から永久歯列まで用いられる．側方歯群の交換期には保隙装置として，永久歯列期のマルチブラケット装置に併用する場合は加強固定として適用される（p.66 参照）．

4. パラタルアーチ

1）基本構造

主に左右の第一大臼歯に維持用バンドを装着し，口蓋を横切る太い矯正用ワイヤー（直径 0.9～1.0 mm）で連結し，臼歯の近心移動を防

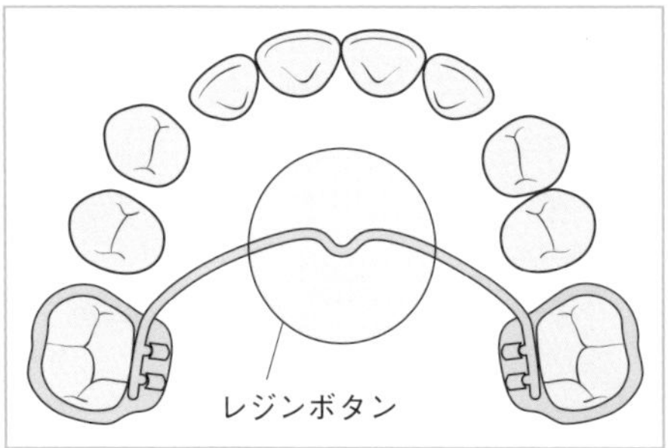

図 2-48　ナンスのホールディングアーチ

ぐ．主線は口蓋部分から 1 mm 程度離して，粘膜の損傷を回避する．維持用バンドに直接ろう着する場合と，シースとよばれる取り外し可能なチューブを準備する場合がある．

2）適応症

混合歯列から永久歯列まで幅広い層に適用される．以下の 5 種類の目的に利用される．

①保隙
②加強固定
③捻転の改善
④トルクの改善
⑤側方拡大

3）使用方法と注意点

シースタイプでは主線の取り外しによる調節が容易となるが，シース部分と主線を結紮し，脱離による粘膜損傷や誤嚥・誤飲を防止する必要がある．

5．タングクリブ

口腔習癖除去装置の 1 つで，固定式と可撤式がある．指吸癖や舌突出癖（タングスラスト）に対する習癖除去装置として用いる．口腔習癖については，まず口腔筋機能療法〈MFT〉により習癖の除去を試みるが，効果が不十分な場合に，装置で強制的に指の進入や舌の突出を妨げる．

1）基本構造

固定式装置では，リンガルアーチの主線の前方部分に，太い針金で舌が前歯と接触できないように遮る構造物（クリブ）をろう着する．ナンスのホールディングアーチに組み入れる場合もある．

可撤式装置では，床矯正装置（主にホーレー式保定装置など）の前方部に，固定式と同様の遮蔽物をワイヤーなどで設ける．

2）適応症

吸指癖や舌癖などの口腔習癖を伴う，混合歯列期の開咬．

3）使用方法と注意点

装置装着時は，閉口時や側方運動時に，装置が歯や顎に干渉しないことを確認する．また舌位についても説明し，口腔習癖の改善のために必要であることを患者本人に伝え，十分な動機付けを行うことが必要である．

6．急速拡大装置

狭窄した歯列弓の改善や，歯の排列に必要な空隙確保のために，歯列弓や上顎骨基底部を顎整形力で側方に拡大して，上下顎の幅径関係の不調和を改善する拡大装置である．

1）基本構造（図 2-49）

固定式矯正装置の 1 つ．上顎骨の正中口蓋縫合と上顎間縫合を離開させるために，基本形は上顎の両側第一大臼歯と第一小臼歯に合着した維持用のバンドと，ろう着された太いワイヤーを介して，口蓋正中部にスクリューが固定されている．

2）適応症

8～15 歳頃の上顎の狭窄歯列弓（18 歳頃まで）．

3）使用方法と注意点

スクリューが発揮する顎整形力を用いる．スクリューは 1 日に 2 回を毎日，患者もしくは保護者に回転してもらい，1 日あたり約 0.4～0.5 mm 拡大する．この結果，上顎骨自体が側方へ拡大していく．離開した縫合部の骨化には 6 カ月程度必要なため，拡大終了後，スクリュー部分が逆回転しないようにレジンなどで固定しておく．

縫合部が骨性に結合してくると拡大ができなくなるため，治療前に咬合法などによるエックス線画像で縫合の状態を確認することが必要である．また，拡大時に鼻出血を伴うことがあるため，拡大前に患者と保護者に事前に説明することが必要である．

近年，歯科矯正用アンカースクリューを用いて，上顎骨に直接装置を装着する方法があり，この場合，20 歳を超える年齢の場合にも適応さ

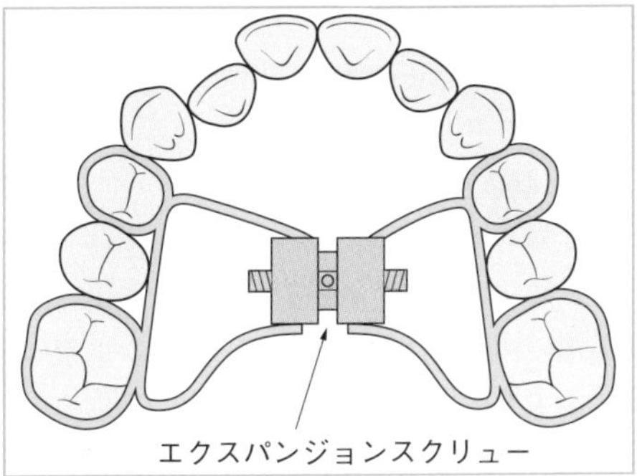

図 2-49　急速拡大装置

れることがある．

7. クワドヘリックス，バイヘリックス

固定式の緩徐拡大装置である．弱い矯正力が持続的に作用することで，歯列弓の拡大を行う．

1）基本構造（図 2-50）

直径 0.9 mm の矯正用ワイヤーを屈曲し，左右側方歯群の舌側歯頸部に両端を接触させ，大臼歯に装着されたバンドに固定させる．矯正力を弱めることを目的に，途中 4 カ所にヘリックス（らせん）を設置したクワドヘリックスや，2 カ所に設置したバイヘリックスがある．ワイヤーを調節することにより，歯列弓幅径の拡大をはかる．

2）適応症

主に乳歯列期から混合歯列期の狭窄歯列弓に多用されるが，永久歯列期にも利用される．以下の 4 種類の目的に利用される．

①狭窄歯列弓の改善
②臼歯部交叉咬合の改善
③永久歯列期における排列のための空隙獲得
④大臼歯の近心捻転の改善

3）使用方法と注意点

拡大は，主線のワイヤーを調整することで行い，歯列弓幅径を一カ月あたり 2 mm 程度拡大することを目安に活性化する．

拡大の変化とともに，ワイヤーの先端が粘膜に陥入したり，粘膜を傷つけたりすることがある．また，ワイヤーのループ部分で舌に圧痕が生じたり，口蓋や下顎の舌側粘膜部分を傷つけたりすることがあるため，注意が必要である．

なお，緩徐拡大装置には可撤式の床タイプも

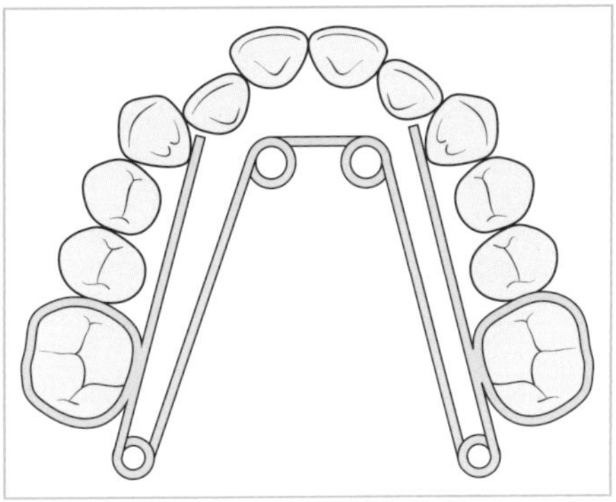

図 2-50　クワドヘリックス

ある．基本的な構造はホーレー式保定装置と同様で（後述），レジン床を左右に分割し，その中央にスクリューを埋め込んで構成される．1 週間に 1～2 回の割合で拡大ネジを 1/4 回転（0.2～0.25 mm 拡大）し，数カ月間行う．

Ⅲ　器械的矯正装置（可撤式矯正装置）

患者自身で着脱できる矯正装置で，口腔管理が比較的容易であることが最大の利点である．反面，歯の傾斜移動が主体であり，装着頻度や時間に対する患者本人や保護者の協力によって矯正歯科治療の成否が左右されるという欠点がある．

1. 床矯正装置

代表的な可撤式矯正装置で，多様な設計が可能である．この形状の応用として，咬合挙上板や咬合斜面板などがある（後述）．

1）基本構造（図 2-51）

レジン床（基礎床）を唇側線，クラスプなどによって顎内に維持させ，矯正力に対する固定源とする．さらに，補助弾線や拡大ネジなどを組み込んで矯正力を発揮させる装置である．

(1) レジン床

クラスプや唇側線などの能動素子を維持する本体であり，矯正力に対する固定源でもある．約 1 mm の厚みで，粘膜や歯冠舌側面に沿った形状である．

(2) クラスプ（鉤）

歯を利用した維持装置である．代表的なもの

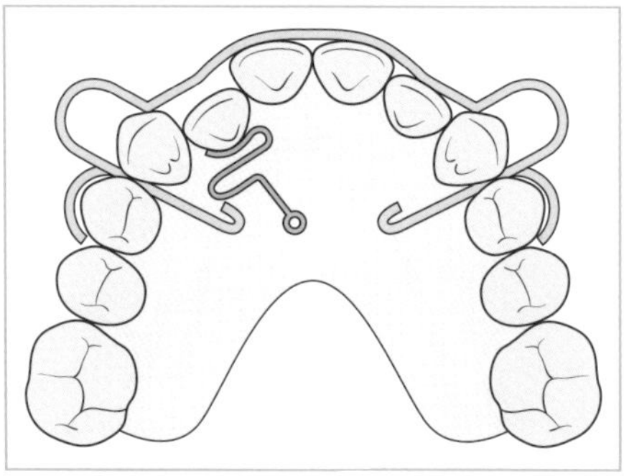

図 2-51　床矯正装置

として単純鉤，アダムスクラスプ，ボールクラスプがある．

(3) 能動素子

矯正力を発揮する部分である．唇側線(0.9 mm)や弾線(0.7 mm)，拡大スクリューなどがある．

2) 適応症

乳歯列期から永久歯列期までの幅広い層において，個々の歯の位置異常，狭窄歯列弓に適用される．また，機能性・歯性の上顎前突や下顎前突などの上下顎骨の位置異常に対しても，機能的矯正装置として応用される．さらに，舌突出癖などの口腔習癖や保定にも適用される．

3) 使用方法と注意点

患者自身の協力と，定期的調節が必要である．拡大スクリューを用いて，患者自身または保護者による活性化が行われることもある．原則として，食事や口腔清掃時以外は装着する．

2. 咬合挙上板

可撤式の床矯正装置の一種で，機能的矯正装置に含める考え方もある．

1) 基本構造

基本構造は，上顎に装着する床矯正装置の基本形と同じである．挙上板は，レジン床部分の前歯部が厚く平坦なテーブル状になっており，下顎前歯の切端を接触させた際に臼歯部が離開するようになっている．下顎前歯の圧下と，臼歯の挺出によるオーバーバイトの減少（咬合の挙上）を目的に使用する．

2) 適応症

混合歯列期から永久歯列期における過蓋咬合が適応となる．

3. 咬合斜面板

可撤式の床矯正装置の一種で，機能的矯正装置に含める考え方もある．

1) 基本構造

基本構造は，上顎に装着する床矯正装置の基本形と同じである．斜面板は，咬合挙上板の下顎前歯の切端が接触する面を，下顎が前方に滑走するように斜面状に形成したものになっている．下顎の前方成長の促進と，オーバーバイトの減少（咬合の挙上），ならびにオーバージェットの減少を目的として使用される．

2) 適応症

混合歯列期から永久歯列期前期の下顎前方成長が期待できる上顎前突（過蓋咬合をも伴う下顎遠心咬合）が適応である．歯列の叢生量は少ないほうが望ましい．

4. ヘッドギア（上顎顎外固定装置）

頭部，頸部を固定源として，以下の効果を期待した顎外固定装置である．

①上顎骨複合体の成長を抑制する(顎整形力)

②上顎大臼歯ならびに上顎歯列の遠心移動(矯正力)

③上顎大臼歯の固定源の喪失防止を目的とした加強固定

1) 基本構造（図 2-52）

①チューブ付きの維持用バンド(大臼歯の頬側)

②フェイスボウ：太い針金の弓型をしており，口腔内に挿入するインナーボウと，口腔外に位置させるアウターボウで構成されている．口腔内に入るインナーボウの左右の端は，チューブに挿入し固定する．口腔外に出したアウターボウの左右の端に，バネやゴムをかけ，頭部のヘッドキャップあるいは頸部のネックバンドとつないで，目的の牽引方向に力を加える．

③頭部のヘッドキャップあるいは頸部のネックバンド

2) 適応症

上顎前突，特に上顎骨の成長抑制に対しては側方歯交換期の適応が最適である．加強固定としては，永久歯列期を中心にマルチブラケット装置と併用して適用される．顎顔面の形状や牽

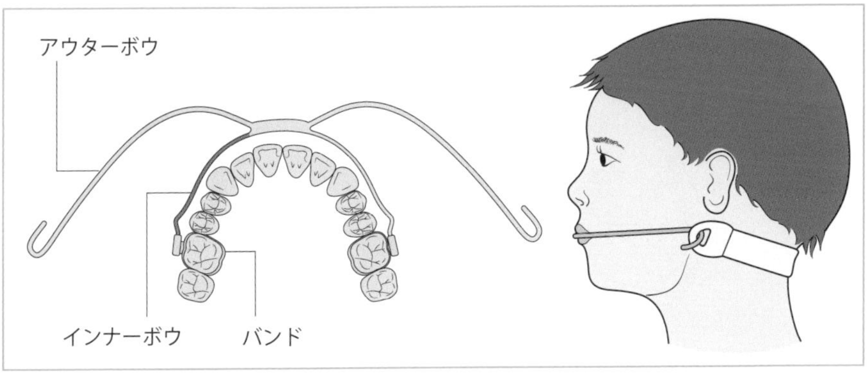

図 2-52 ヘッドギア（ネックバンド）

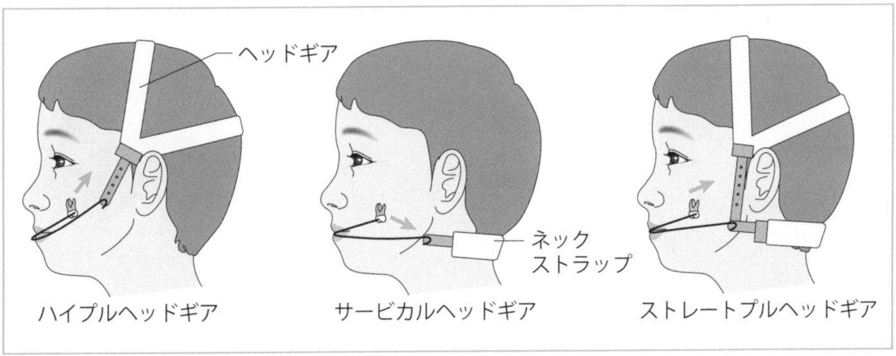

図 2-53 ヘッドギアの種類

引する方向によって，以下の 3 種類がある（**図 2-53**）．

①ハイプルヘッドギア

②サービカルヘッドギア

③ストレートプルヘッドギア（コンビネーションヘッドギア）

3）使用方法と注意点

牽引力は，顎整形力を想定する場合は両側で 400〜500 g に調整し，1 日あたりの装着時間は，就寝時間を含めて 10〜14 時間程度必要であることを指導する．

5. 上顎前方牽引装置

前顔面部（前頭部，オトガイ部）を固定源として，上顎複合体に顎整形力を加え，上顎歯列を介して上顎骨を牽引し，上顎骨の前方成長を促進する装置である．顎外装置の形状により，次の 2 種類が存在する．

1）基本構造（図 2-54）

(1) フェイスマスク型

口腔外装置は，前頭部およびオトガイ部を固定源とする．口腔内には，頰側にエラスティックをかけるフックが付加されたリンガルアーチを装着する．口腔外装置と口腔内フックを牽引用エラスティックでつなぎ，上顎複合体を前下方に牽引する．

(2) ホルン型（チンキャップ型）

チンキャップ（後述）から，2 本のワイヤーが下口唇よりやや下方の位置に伸び，その端のフックと口腔内のフックとを牽引用エラスティックでつなぐ．上顎骨の成長促進だけではなく，チンキャップによる下顎骨の成長抑制も同時に期待する場合に用いる．

2）適応症

(1) フェイスマスク型

乳歯列期から思春期成長スパート前の，上顎骨の劣成長または後方位による骨格性下顎前突

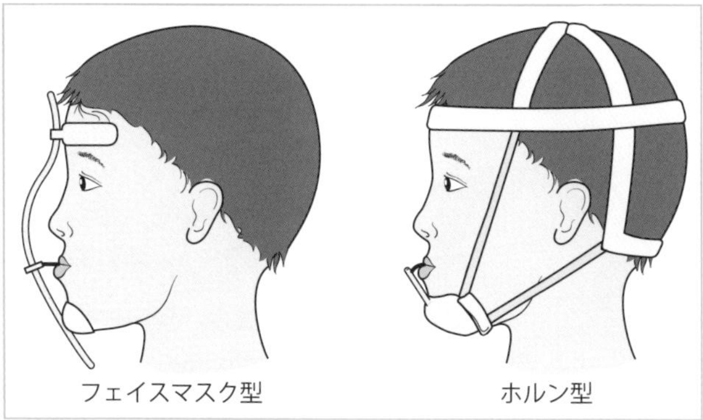

図 2-54　上顎前方牽引装置

に用いられる．

(2) ホルン型（チンキャップ型）

乳歯列期から思春期成長スパート前の，上顎骨の劣成長または後方位と下顎骨の過成長，または前方位による骨格性下顎前突に用いられる．

3) 使用方法と注意点

牽引力は，顎整形力を想定する場合は両側で400～500 g に調整し，1 日あたりの装着時間は，就寝時間を含めて 10～14 時間程度必要であることを指導する．

6. チンキャップ（オトガイ帽装置）

頭部を固定源として，オトガイ部にあてたチンキャップを牽引することで，下顎頭部に顎整形力を作用させ，下顎骨の成長抑制をはかる装置である．

1) 基本構造（図 2-55）

頭部固定用のヘッドキャップ，オトガイ部にあてがうチンキャップと，牽引用のエラスティックで構成される．

2) 適応症

乳歯列期の骨格性下顎前突で最も適用される．

3) 使用方法と注意点

牽引力は，顎整形力を想定する場合は両側で400～500 g に調整し，1 日あたりの装着時間は，就寝時間を含めて 10～14 時間程度必要であることを指導する．

Ⅳ 機能的矯正装置

基本的にバネやゴムなどの器械的矯正力との対極をなし，筋の機能力を力の発生源として，あるいは筋の力を排除することで歯を移動する装置である．

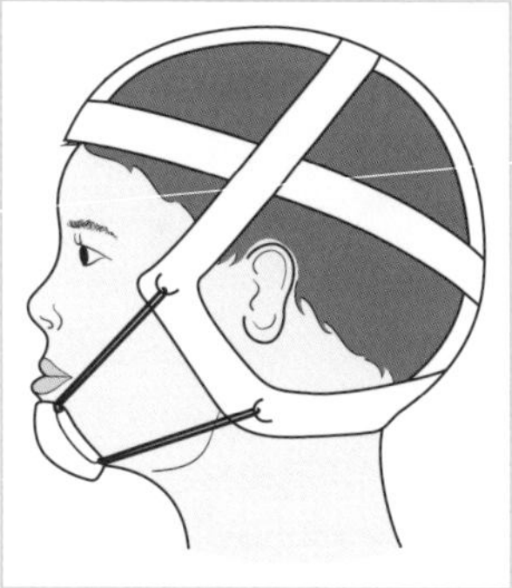

図 2-55　チンキャップ（オトガイ帽装置）

1. アクチバトール

可撤式装置で，筋の機能力を最大限に賦活させるために，構成咬合位とよばれる特殊な顎位で作製される．

1) 基本構造（図 2-56）

(1) レジン床

上下顎が一体となったモノブロック構造になっている．①口蓋部，②床翼部（口蓋から下顎歯槽部までの領域），③誘導面（床翼部で歯の舌側面接触する領域），④咬合部（臼歯部の咬合面の領域）に分類される．

(2) 誘導線

レジン床に固定され，1.0 mm 線の矯正用ワイヤーが用いられる．下顎前突症例では下顎前

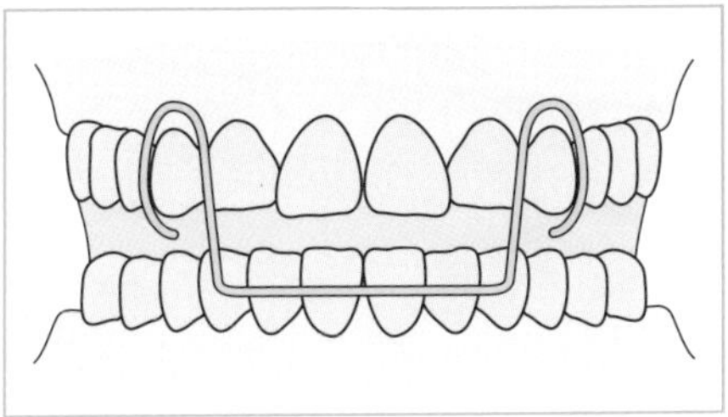

図 2-56　アクチバトール

歯部（顎間誘導線），上顎前突症例では上顎前歯部（上顎唇側誘導線）の唇側面に接触している．

(3)　付加物

側方拡大用に拡大スクリュー，誘導面にガッタパーチャやレジンを添加する．

2)　適応症

上顎前突，歯性・機能性下顎前突，過蓋咬合，交叉咬合に適用する．その他，習癖などがある場合の保定や保隙に使用する．

3)　使用方法と注意点

口腔周囲筋の戻ろうとする機能力を歯に伝達させる，あるいは機能力を排除することで作用させる．可撤式装置であるため，患者の協力が不可欠である．主に夜間の使用となるが，可能な限り長時間の装着が望ましい．個々の歯を細かく移動させることには向いていない．また，口呼吸患者では使用できないこともある．

2. バイオネーター

アクチバトールの欠点（呼吸がしづらい，舌が圧迫される）を改善するために開発された装置である．昼間も装着が可能で，標準型，開咬型，および反対咬合型がある．歯の移動を目的とするよりも，主に下顎の成長をコントロールするために使用することが多い．作製時は構成咬合位の採得が必要である．

1)　基本構造

アクチバトールよりレジン部分が少なくできており，唇側線，舌側線，パラタルアーチで構成されている．

2)　適応症

下顎の後方位を伴う混合歯列期の上顎前突，歯性・機能性下顎前突，過蓋咬合，交叉咬合，保隙および保定に用いる．なお，骨格性開咬や下顎前歯の唇側傾斜症例には基本的に禁忌である．

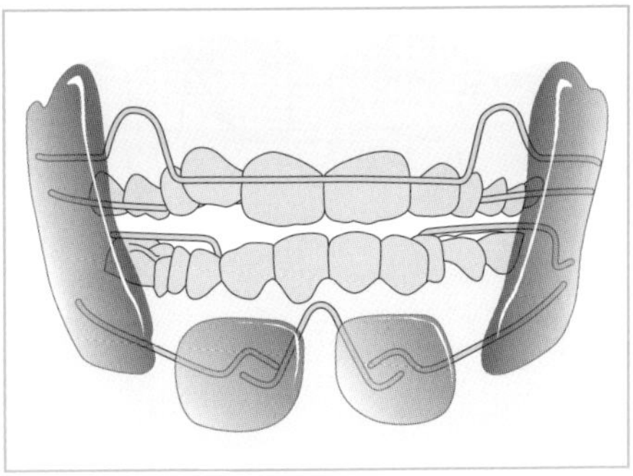

図 2-57　フレンケル装置（ファンクショナルレギュレーター）

3. Fränkel〈フレンケル〉装置（ファンクショナルレギュレーター）

バイオネーターと同様，昼間も使用可能な装置である．臼歯部頬側の口腔前庭部に，レジンでつくられた大きなバッカルシールドを有し，口腔周囲筋の機能力に加え，頬筋やオトガイ筋，口輪筋の過剰な筋圧を排除，あるいは筋の活性化を行い，機能的適応を促すという特徴がある．

1)　基本構造（図 2-57）

①レジン構成物：ラビアルパッド，バッカルシールド，リンガルシールドがある．

②ワイヤー類：0.9〜1.0 mm の矯正ワイヤーを用いて，レジン構成物を連結する．

2)　適応症

混合歯列期の上顎前突用，歯性を含む機能性下顎前突用，開咬用などがある．

4. リップバンパー

口唇の機能圧を排除することで，舌圧により前歯を唇側傾斜させ，口唇圧による大臼歯の遠心移動や近心移動を防止する．その他，咬唇癖などの口腔習癖を除去する目的でも使用される．

1)　基本構造（図 2-58）

大臼歯の維持バンドの頬側に装着されたチューブと唇側弧線で構成される．唇側弧線をチューブにろう着する場合と，リガチャーワイヤーで固定する場合がある．

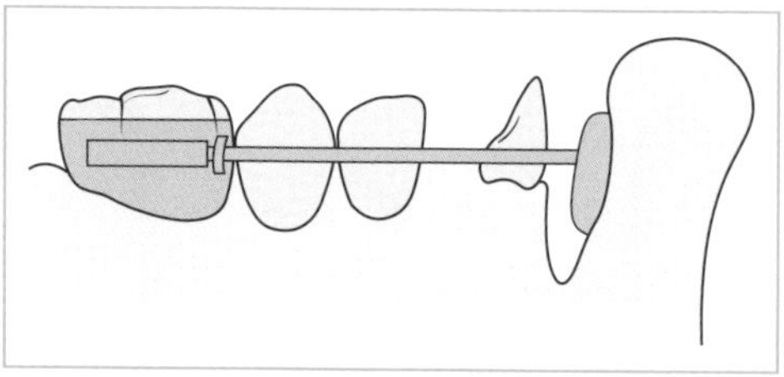

図 2-58　リップバンパー

2）適応症

・口唇の過度な機能圧により叢生や前歯部の舌側傾斜を生じている症例
・大臼歯の近心転位や近心傾斜により下顎臼歯の遠心移動が必要な症例
・咬唇癖の除去を目的とする場合

V 保定装置

動的治療終了後の器械的保定に用いる装置である．保定装置には，可撤式保定装置と固定式保定装置がある．

1. 可撤式保定装置

1）Hawley〈ホーレー〉式保定装置（ホーレータイプリテーナー，図 2-59）

レジン床と唇側線，クラスプからなる．唇側線は床から犬歯と小臼歯の間を通って唇側に出て，ループを介して前歯部の唇側に接触する．クラスプは小臼歯または大臼歯に設定され，単純鉤やアダムスクラスプなどが用いられる．

2）ラップアラウンドリテーナー

ホーレー式保定装置の唇側線を，大臼歯の遠心から唇側に出し，全部の歯を唇側線とレジン床で挟むように設計したもので，ベッグタイプリテーナーあるいはサーカムフェレンシャルタイプリテーナーともいう．

3）トゥースポジショナー

ゴム材料で形成された上下顎一体の可撤式装置である．夜間に装着することで保定効果を得る．ゴム材料であることから，軽度の叢生の改善や咬合の最終調整に利用されることがある．この場合，ダイナミックポジショナーとよばれる．

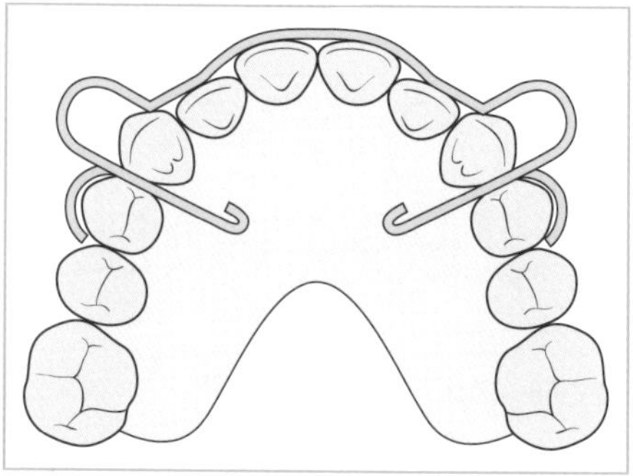

図 2-59　ホーレー式保定装置（ホーレータイプリテーナー）

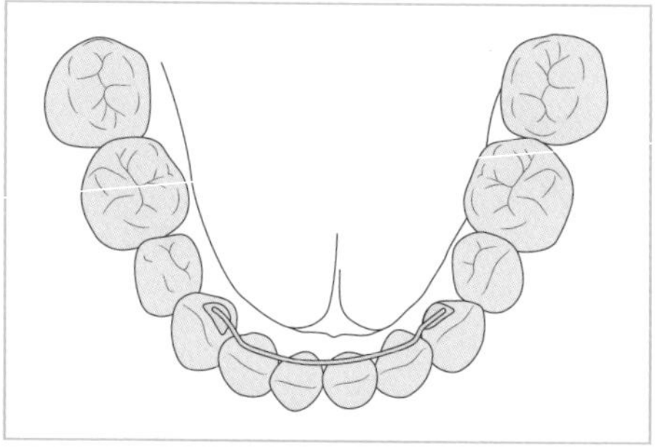

図 2-60　犬歯間固定式保定装置

2. 固定式保定装置

1）犬歯間固定式保定装置（図 2-60）

前歯部舌側にワイヤーを接触させ，ワイヤーの両端を左右の犬歯の舌側面にボンディング材で固定する保定装置である．下顎前歯部叢生症例の保定に使用されることが多い．ワイヤーの歯頸部側に歯石やプラークが付きやすいため，定期管理が必要である．

2）フレキシブルスパイラルワイヤーリテーナー（FSW リテーナー）

細いワイヤーをより合わせて作製したツイストワイヤーを前歯部舌側に接触させ，1 歯ごとに接着性レジンで固定する．犬歯間固定式保定装置と同様に，下顎前歯部叢生症例の保定に使用されることが多く，ワイヤーの歯頸部側に歯石やプラークが付きやすいため，定期管理が必要である．

III 編

臨床歯科医学

小児の理解と歯科治療

SECTION 1

小児歯科の概要

小児歯科学とは成長発育過程にある小児を対象とし，正しい永久歯列の育成と正しい口腔機能の確立を目的に，口腔の健康を管理していく歯科医学の一分野である．

I　小児の成長発育

1．成長発育の特徴

1）定義

①成長：身体，すなわち形態面の増加に対して使用される．

→身長，体重，組織

②発達：精神，社会，生理，すなわち機能面の成熟にいたる変化に対して用いられる．

→精神発達，運動機能の発達，言語の発達

③成熟：個々の器官，生体全体について，量的な成長，機能的な発達，その両者をつなぐ形態的な変化の過程を示す．

→性成熟，骨成熟

④発育：形態と機能の両面に使用される．

2）発育の原則

①一定の順序で進行する．

②一定の方向がある．

③連続的に進行するが常に一定の速度ではなく，臓器や年齢で異なる．

→Scammon〈スキャモン〉の臓器別発育曲線

④発育には最適期（臨界期）がある．

⑤個体差がある．

2．小児期の分類

図 3-1 を参照．

3．身体の発育

1）発育状態の評価

・発育指数（体格指数）：身長と体重のバランス（体格）や栄養状態をみる（**表 3-1**）．

①**Kaup〈カウプ〉指数**：6 歳未満の乳幼児

②Rohrer〈ローレル〉指数：6 歳以上の学童

③BMI：学童以降の成人

2）年齢と身体発育の特徴

表 3-2 や**表 3-3** に出生後からの時間の経過とともに変化する身体発育の特徴を示す．小児の発育には個人差があるが，該当する年齢の平均的な各数値や発育状態から大きく逸脱する場合には，重篤な疾患や虐待による被害を疑うきっかけとなる．

4．生理的年齢

1）暦齢

出生時を基準として時間の経過を積算した（生年月日をもとにした）経年的な年齢をいう．

2）生理的年齢

小児期の個々の成長発育の程度は個体差が大きく，暦齢のみでは的確に評価できない．そこで各個体の生理的発育状態を基準とする**生理的年齢**を用いる．生理的年齢は，相当する暦齢と比較して成長発育の評価にも使われる．

（1）骨年齢

骨は加齢に伴い成熟するので，骨の成熟度を判定して年齢を推定することができる．これを**骨年齢**といい，**手根骨**や足根骨の**化骨の進行状態**（骨核の出現程度）を基準に評価する．

（2）歯齢（歯年齢）

歯の萌出程度や歯の発育（石灰化）程度，咬合の発育状態により推定される年齢をいう．

①**Hellman〈ヘルマン〉の咬合発育段階**：**歯の萌出と咬合の推移の段階**を基準とした評価方法（**表 3-4**）．

②ノラの歯の発育段階：歯の石灰化程度をエックス線写真上で判定し $\overline{6|6}$ と $\underline{1}$ の歯冠，歯根の成熟度を 10 段階で評価する方法．

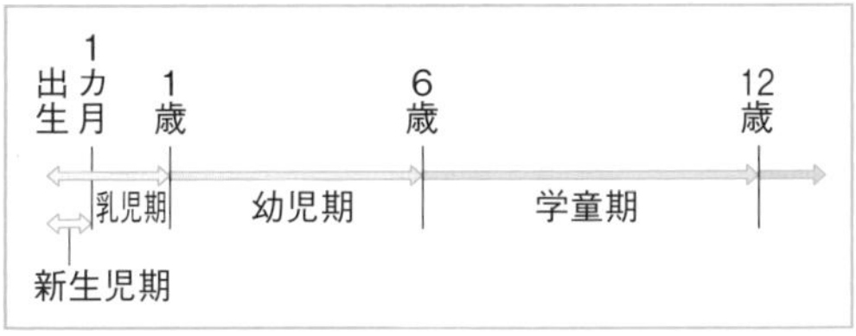

図 3-1　発育期の分類

表 3-1　小児期に用いる発育指数

	カウプ指数	ローレル指数
	乳幼児の評価	学童期以降の評価
	体重 g/(身長)^2 cm×10	体重 g/(身長)^3 cm×10^4
評価	肥満型　22 以上	肥満型　160 以上
	優良型 19.1～22 未満	やや肥満型 160～145
	正常型 15.0～19.0	正常型 145～115
	やせ型 13.0～14.0	やせ型 115～110
	栄養失調型 10.0～12.9	やせすぎ 100 以下
	消耗型　9.9 以下	

表 3-2　年齢と身体発育の特徴

出生前期	周産期：胎生 22 週～生後 6 日
新生児期	**出生後 4 週間** 出生時の平均身長：約 50 cm 平均体重：約 3,000 g，男児＞女児 **生理的体重減少**：200～250 g 減少し，7～10 日で出生時体重に復帰する． 原因：①出生直後は哺乳力が弱く，水分補給が不十分，②胎便や尿の排泄，③羊水の嘔出，④皮膚や肺からの水分喪失（不感蒸泄）など．
乳児期	**満 1 歳まで** 成長が著しい（表 3-3，表 3-6 参照）．喃語（4～10 カ月）→1～3 語． 新生児期からの原始反射（5 カ月頃より消失）＝反射運動→随意運動．
幼児期	**1～6 歳** 身体発育とともに運動機能発育が著しい（表 3-3，表 3-6 参照）． 第一次反抗期（3～4 歳）．2 歳：2 語文→5 歳：完全な 5～6 語文．
学童期	**6～12 歳** 比較的安定した成長期．個体差，男女差が生じてくる． 女児は 10 歳頃，男児より早く思春期に入る（第二次成長スパート，第二次性徴）． →一時的に身長・体重の平均値が男児＜女児．

表 3-3　臨床上の目安となる発育変化

	出生時	3 カ月	1 年	3 年	4 年	5 年	7 年		14～15 年
体重（kg）	3	6～7	9		15			（9～12 歳） 男子＜女子	
出生時体重に対する比	1 倍	2 倍	3 倍	4 倍強	5 倍	5～6 倍	6～7 倍		14～16 倍
身長（cm）	50		75		100			（11～13 歳） 男子＜女子	
出生時身長に対する比	1 倍		1.5 倍		2 倍	2 倍強			3 倍強
頭囲（cm） 胸囲（cm）	33 ∨ 32		45 ＝ 45	49 ∧ 50		50 ∧ 55			

III編　小児の理解と歯科治療

表 3-4　ヘルマンの咬合発育段階

記号	咬合の発育段階	歯列期
ⅠA	乳歯未萌出期	無歯期（0〜8 カ月）
ⅠC	乳歯咬合完成前期	乳歯列期 （8 カ月〜6 歳）
ⅡA	乳歯咬合完成期	
ⅡC	第一大臼歯および前歯萌出開始期	混合歯列期 （6〜12 歳）
ⅢA	第一大臼歯萌出完了，前歯萌出中または完了期	
ⅢB	側方歯群交換期	
ⅢC	第二大臼歯萌出開始期	永久歯列期 （12 歳〜）
ⅣA	第二大臼歯萌出完了期	
ⅣC	第三大臼歯萌出開始期	
ⅤA	第三大臼歯萌出完了期	

A：attain（完成），C：commence（開始），B：between（A と C の途中）．

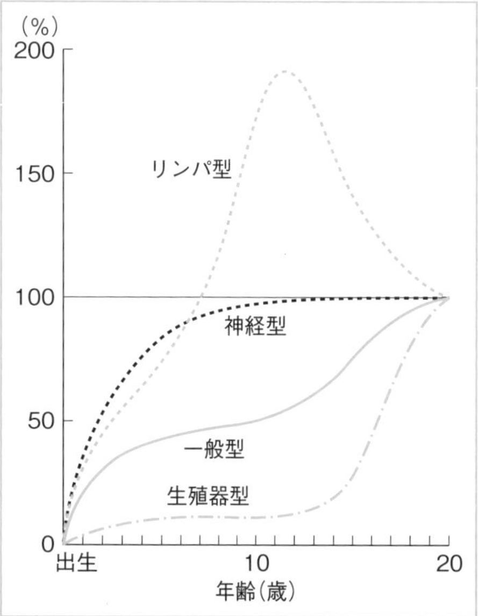

図 3-2　スキャモンの臓器別発育曲線

表 3-5　スキャモンの臓器別発育曲線の特徴

型	特徴	該当器官
神経型	・4 歳で約 80%成長する． ・学童期にほぼ最高に達する．	脳，脊髄，視覚器，脳頭蓋骨，上顎の一部
一般型	・S 字状（シグモイド）曲線を示す． ・顎顔面，特に下顎の成長様式が含まれる．	頭径を除く全身の外形測定値（身長，体重その他），筋肉，骨格，内臓器官
リンパ型	・12歳前後で成人の 2 倍近くに達し，徐々に低下し 20 歳で成人域に至る．	胸腺，口蓋扁桃，咽頭扁桃（アデノイド），リンパ節，内分泌腺
生殖器型	・思春期に入ると急速に発育を開始する．	精巣（睾丸），卵巣，子宮，前立腺，性器

(3) 第二次性徴年齢

思春期の第二次性徴の発現（初潮，乳房発育，恥毛発生，声変わり）を指標に評価する方法

(4) 精神年齢

知能指数により判定

5. 器官の発育形式

身体の器官や臓器はすべてが均一な速度で発育するわけではない．各器官が 20 歳で 100%の発育量に達すると考え，グラフ化したのが **Scammon〈スキャモン〉の臓器別発育曲線**である．それぞれの器官は 4 パターンの曲線で示される（**図 3-2，表 3-5**）．

Ⅱ 小児の機能の発達

1. 運動機能

1) 運動機能の発達の原則

①粗大運動は頭部から下肢部へ進む．

②体の中枢部から末梢部へと広がる．

③全身性の移動運動のような粗大運動から手指の運動のような微細な運動に発達する．

表 3-6　粗大運動と微細運動

粗大運動		微細（巧緻）運動	
・首が据わる（定頸）	3～4 カ月	・物をつかむ	3 カ月
・寝返り	5～6 カ月	・目と手の協調運動（手を出してつかむ）	6 カ月
・1 人で座る	7～8 カ月	・指先で物をつかむ	7～8 カ月
・つかまり立ち	9～10 カ月	・コップの中の小粒を取り出そうとする	1 歳 0～2 カ月
・1 人で歩く	1 歳 0～2 カ月	・スプーンを使う	1 歳 6 カ月
・転ばないで走る	1 歳 4～6 カ月	・ボタンをはめる	3 歳 0～4 カ月
・片足立ち	2 歳 9 カ月～3 歳	・紙飛行機を自分で折る	4 歳 4～8 カ月
・スキップできる	4 歳 4～8 カ月	・ひも結びができる	6 歳

2）粗大運動と微細（巧緻）運動（表 3-6）

小児の運動発達は，はう，立つ，歩くという全身運動である粗大運動と，つかむ，握るなどの手の運動である微細運動（巧緻）運動に分けられる．

3）原始反射

新生児の運動は不随意運動で，刺激によるさまざまな反応（反射）がみられ，**原始反射**とよばれる．この反射は中枢神経系の発達とともに消失する．

(1) Moro〈モロー〉反射

頭部をやや前屈させて急に後方に落下させると両腕を伸ばして抱きつくような姿勢を示す．生後 4 カ月頃には消失する．

(2) 把握反射（手掌把握反射，足底把握反射）

手のひらや足の指のつけ根に物が触れると，指を曲げてつかもうとする．親指は参加しない．手は 3～4 カ月で，足は 10～12 カ月頃に消失する．

(3) Babinski〈バビンスキー〉反射

足の裏をくすぐると指が扇のように広がる．生後 12 カ月頃に消失する．

(4) 歩行反射（起立反射）

体を支えて立たせ，足を床につけて前傾させると歩くように下肢を交互に出す．生後3～6カ月までにはほとんど消失する．

(5) 非対称性緊張性頸反射（p.173 参照）

仰臥位で頭を横に向けると，顔が向いた側の上下肢は伸展し，反対側は屈曲する．3～6 カ月までにはほとんど消失する．

(6) 哺乳に関する原始反射

p.88 を参照．

2．感覚機能

感覚や知覚には，視覚，聴覚，嗅覚，味覚，体性感覚（触覚，圧覚，痛覚，温度感覚など），運動感覚，平衡感覚，内臓（有機）感覚などがある．新生児あるいは胎児期からすでに備わっているもの（聴覚，嗅覚，味覚など）もあるが，視覚や痛覚，温度感覚などのように徐々に発達していくものや原始反射が出現する部位の触覚のように敏感さが次第に弱まるものもある．

3．発音・構音機能

発音・構音（調音）とは，音声器官（歯，歯肉，軟口蓋，硬口蓋，舌，口唇）での音声を発するための働きをいう．発音・構音の発達にはこれらの音声器官の発育や支配神経の発達が必要である．

1）発音・構音機能の発達

新生児は出生と同時に産声を上げる．生後 2 カ月頃からは泣くだけではなく，舌を使わない「あー」「うー」「くー」などのクーイング（cooing）やゴロゴロと喉を鳴らすようなガーグリング（gurgling）も行う．その後，口腔内のさまざまな音声器官が発育するのに伴い，それらを使った発音が可能になり，およそ 5 歳で発音・構音機能はほぼ完成すると考えられている．

2）言語の発達

発語と言語理解の発達は中枢神経の活動部位が異なるので区別が必要である．**喃語**《なんご》は多音節からなる意味のない言葉（「あーあーあー」「だーだーだー」「ばぶばぶ」など）で，生後 4～10 カ月頃にみられる．その後，喃語に代わって発語

表 3-7　言語の発達

年齢	言語の理解/表出
0〜1 歳	自分の名前がわかる/喃語
1〜2 歳	簡単な命令に従う/12 カ月までに 1〜3 語（1 語文），2 歳頃で 2 語文
2〜3 歳	位置関係がわかる/300〜500 語，3〜4 語文
3〜4 歳	簡単な質問に答える/600〜1, 000 語，単文の表出
4〜5 歳	「いつ」「なぜ」などの質問がわかる/1, 100〜1, 600 語
5〜6 歳	受身文，使役文の理解/1, 500〜2, 100 語，5〜6 語文，複文の表出

がみられるようになる．5 歳には文章となった言語を話せるようになるのが一般的であるが，個人差が大きい（**表 3-7**）．

4. 摂食嚥下機能

1）哺乳反射

出生後 2〜3 カ月までの哺乳運動は**原始反射**によるもので，この反射が消失した後に，食物による刺激経験を通して，咀嚼，嚥下運動を学習し獲得していく．

（1）哺乳運動に直接関わる哺乳反射

①探索反射（追いかけ反射）

頬や口唇など口腔周囲を刺激すると，その方向に顔を向け，乳首を探索する．

②口唇反射（捕捉反射）

口唇を刺激すると，口唇と舌を使って乳首を捕捉し，口腔に保持しようとする．

③吸啜反射

口腔に乳首が入ると，ただちに吸啜運動（連続して乳首を吸う）を行う．

④嚥下反射

咽頭部に送り込まれた乳汁を飲み込み，食道に送る（生涯，継続するので原始反射に含まれない）．

（2）異物排除に関わる哺乳反射

①舌挺出反射（舌突出反射）

口唇に触れずに舌に物が触れたり，固形物（スプーンなど）を口に入れたりすると，これを口の外へ排除しようとする．

②咬反射

口唇に触れずに歯肉に物が触れると，上下顎を咬み込んで嚥下しないようにする．

（3）哺乳反射の消失

嚥下反射以外の哺乳反射は原始反射に含まれ，その消失が離乳開始の目安となる（生後 5〜6 カ月頃）．

※原始反射は他に全身に関係するものもあり，脳の発育に伴い消失し始め，随意運動の発達が始まる．

2）離乳期

ヒトはある一定期間の吸啜を経て，固形食の咀嚼へと移行する．この時期を**離乳期**とよぶ．

（1）離乳の目的

①摂食機能の獲得
②栄養摂取
③味覚の形成
④食行動の自立

（2）離乳食が必要な理由

①咀嚼の練習：咀嚼機能は，出生後に学習され獲得される機能・行動である．

②味覚の形成：食物嗜好性は子どもの時期の食事によって決定される．

③不足する栄養分の補給：生後 5〜6 カ月頃には母乳栄養のみでは鉄分不足になる．

④消化機能の発達：生後 3〜4 カ月頃から唾液分泌量が増加し，離乳食を与えることで消化器官が刺激される．

⑤脳の発達：手づかみや食器具を持って食べるのは，手指や口の協調運動の練習になり，脳の発達を促す．

⑥食行動の基礎をつくる：食の自立の基礎をつくり，社会性を育む機会となる．

（3）離乳開始期の発達状況の目安

・首の据わりがしっかりしている．
・寝返りができる．
・5 秒以上座れる．
・スプーンなどを口に入れても舌で押し出すことが少なくなる（哺乳反射の減弱）．
・食べ物に興味を示す．

表 3-8　摂食嚥下機能の発達と離乳食形態

咀嚼月齢	1〜4 カ月 （哺乳期）	5〜6 カ月 （離乳初期）	7〜8 カ月 （離乳中期）	9〜11 カ月 （離乳後期）	1〜3 年 （完成期）
特 徴	・チュチュ ・舌飲み期	・パクパク ・ごっくん ・口唇食べ期	・もぐもぐ ・舌食べ期	・かみかみ ・歯ぐき食べ期	・かちかち ・歯食べ期
口唇・舌（顎）の機能	・哺乳反射 ・舌の前後運動 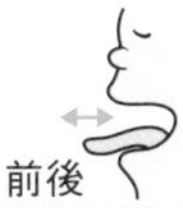	・口唇を閉じて飲み込む ・舌の前後運動	・口唇を閉じて顎の上下運動 ・舌の上下運動 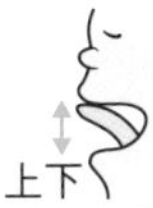	・口唇を閉じて咀嚼運動 ・舌の左右運動 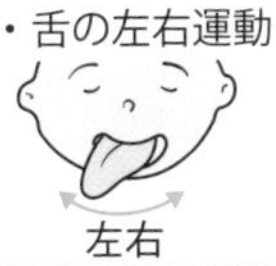	・咀嚼運動の完成
咀嚼能力	・咬合型吸啜 ・液体を飲める	・どろどろのものを飲み込める	・数回もぐもぐして舌で咀嚼する	・歯ぐきで上手に咀嚼する	・歯で上手に咀嚼するが疲れやすい
調理形態	・液体	・どろどろ状	・舌でつぶせる固さ	・歯ぐきでつぶせる固さ	・歯でかみつぶせる固さ
1回摂食量（穀類：野菜：タンパク質＝100：40：30）	・ミルク（150〜200 mL）	・離乳食（10〜80 g）	・80〜150 g	・150〜200 g	・200〜300 g

(4) 摂食

食物の取り込み→かみつぶし→唾液との混ぜ合わせ→食塊の後方への転送→嚥下，の一連の行動をさす．咀嚼と同義に用いられることも多く，摂食嚥下と分けて用いられることもある．

(5) 離乳期の咀嚼運動

離乳期の咀嚼の特徴は，いわゆる“もぐもぐ”様の運動である．

①離乳初期（5〜6 カ月，口唇食べ期）

咀嚼を覚え始める時期で，吸啜と同様に舌をゆっくり前から後ろに動かし，1〜2 回のもぐもぐで嚥下する．

②離乳中期（7〜8 カ月，舌食べ期）

口唇を閉じて左右にもぐもぐし，舌を使って口蓋に離乳食をおしつぶすような動きで食べる．

③離乳後期（9〜11 カ月，歯ぐき食べ期）

食塊をもぐもぐ運動中，舌で側方へ移動させ，歯ぐきでかむことができるようになる．

④離乳完了期（12〜18 カ月，歯食べ期）

通常に近い成熟型の咀嚼運動が出現する．第一乳臼歯が萌出するとかみつぶすことができるようになる．

(6) 離乳食の進め方

離乳の進行は口腔機能の発達に合わせてゆっくり行う．離乳開始とは，なめらかにすりつぶした状態の食物を初めて与えた時をいい，一般的には生後5〜6カ月頃が適当である．離乳完了は形のある食物をかみつぶすことができるようになり，栄養の大部分が乳汁以外の食物からとれるようになることであり，2019 年厚生労働省「授乳・離乳の支援ガイド」では 12〜18 カ月頃とされる（**表 3-8**）．

(7) 離乳完了以降

離乳食の完了後は，すぐに成人と同様の食事でよいわけではない．かむ力，味覚，消化器官などが発達段階にある幼児には，食事量，味付け，食物の硬さなどの調整が必要である．5 歳くらいまでは栄養や食体験を考慮した食事（幼児食）とし，成人の食事に近づくための準備期間としてとらえる．

①幼児期前半（1〜2 歳）

ひとり食べの始まる時期．乳歯列は完成していない．両手・目・口の協応運動が発達する．何でも口に入れるので誤飲に注意する．

②幼児期後半（3〜5 歳）

乳歯萌出完了の時期．乳歯列は完成してい

ない．咀嚼能率は成人の1/3，成人の60％の発達段階にある．食事量は少なめ，食事時間は長めにとるとよい．

3）嚥下

出生後から乳歯萌出までの時期は**乳児型嚥下**であるが，1歳を過ぎると乳児型嚥下は消失し，**成熟型嚥下**へと移行する．

(1) 乳児型嚥下

・顔面筋（顔面神経支配）による下顎の固定
・嚥下時に上下の顎・歯は接触しない．

(2) 成熟型嚥下

・咀嚼筋（三叉神経支配）による下顎の固定
・通常，嚥下時に歯は接触する．
・舌尖は口蓋に接し，上顎切歯の上後方に位置する．
・口唇や表情筋の収縮はほとんどない．

4）口腔機能発達不全症

「食べる機能」「話す機能」「その他の機能」が十分に発達していないか，正常に機能獲得ができておらず，明らかな摂食機能障害の原因疾患がなく，口腔機能の定型発達において個人因子あるいは環境因子に専門的関与が必要な状態をいう．咀嚼や嚥下がうまくできない，構音の異常，口呼吸などが認められ，本人にあまり自覚症状がない場合も多い．

早期の対応で，正しい咀嚼・嚥下・呼吸の獲得による小児の口腔機能発達を促す．

Ⅲ 情緒，社会性の発達

1. 情動の発達

1）情動の分化

新生児では，漠然とした興奮をもつだけであるが，3カ月頃から快，不快を示す．幼児期は情動の分化が特に著しい時期である．5歳頃までには成人にみられる主な情動が出現する．

2）おそれ

危険を予知するときに生じる感情で，生後6カ月頃から現れる．おそれの対象は年齢とともに変化する．

(1) 増齢に伴い減少するおそれ

突然の音(聴覚的)，見慣れないもの，暗闇など．

(2) 2〜3歳でピークになるおそれ

突然の光，閃光，影など．

(3) 増齢に伴い増加するおそれ

想像上のもの(おばけ)，予想される危険など．

3）小児の情緒の特徴

①持続時間が短い．
②強烈で爆発的である．
③一過性である．
④情緒の現れる頻度が高い．

2. 社会性の発達

小児が発育する環境要因の影響を受けやすい．初めは母親などの保護者との相互関係から始まり，徐々に生活習慣や文化形態を獲得する．対人関係は次第に範囲が広がり，社会の中で適応していく．

①乳児期：あやすと笑うようになるのは3〜4カ月，人見知りするのは10〜11カ月，親の後追いをするのは11〜12カ月である．
②幼児期：2歳前後で親から離れて遊び，3歳前後でままごと遊びができる．3歳頃に自我（自分と他者が別の存在であることを理解すること）が芽生え，第一次反抗期を迎え，自己主張が強くなる．
③学童期：情緒は複雑化を示し，情緒を表現するだけではなく，抑制することも覚え，自己中心性から脱却する．友達関係が広くなり，グループ単位で行動することが多くなる．
④思春期：身体的な成長と精神的な成長のバランスがとれず，情緒が不安定で動揺しやすい時期である．第二次反抗期（家族からの精神的自立）などさまざまな問題と葛藤する時期でもある．

Ⅳ バイタルサインと生理的特徴

バイタルサインとは生体が発する基本情報のことで，個体が「生きているしるし」としての体温，脈拍，呼吸数，血圧の4徴候のほか，意識や瞳孔の状態などでも示される(p.33参照)．小児のバイタルサインは緊張，興奮，号泣時に変動し，内的・外的環境の影響によっても劇的に変化する（**表3-9**）．低年齢であるほど自身の

表 3-9 小児の生理的特徴

小児期の血球値は多彩な変動がみられ，12〜15歳頃までにほぼ成人と同等レベルになる．

	成人より	新生児	乳児	幼児	学童	成人
体温（℃） 平均値	高い	37.1	37.0	37.0	37.0	36.5
呼吸数(回/分)	多い	40〜50	35	25	20	18
脈拍数(回/分)	多い	140	120	110	90	70
収縮期血圧 (mmHg)	低い	75	90	100	110	110〜130
拡張期血圧 (mmHg)	低い	50	60	65	70	60〜80
ヘモグロビン 濃度（g/dL）	少ない (出生時は 多い)	19.0 一過性に高値	11.0 最低値（2〜3カ月）	12.0〜13.5 (12〜15歳で成人と同等レベル)		16.5
赤血球数 （×10⁶個/μL）	少ない	4.7 生理的多血状態	3.5〜4.0 → 4.5 (2〜3カ月) (1歳前後)	4.5〜4.6 (12〜15歳で成人と同等レベル)		5.4
白血球数 (個/μL)	多い	18,000 → 13,000 (出生時) (1〜2週後)	10,000前後 → 8,000 (乳児期) (学童期) (学童期以降，増齢で成人と同等レベル)			7,000

現在の状態や症状を的確に他者に伝えられないため，バイタルサインの値や変動を測定し評価することはきわめて重要である．

1）体温

成人に比べ新陳代謝が旺盛なため，小児期を通じて成人より体温は高い．小児では37.5℃が正常の上限である．

2）呼吸

(1) 呼吸の型

乳幼児期の呼吸は，胸部の発育が未成熟なため，横隔膜依存の腹式呼吸である．これが8歳頃から胸式となり，10歳頃から成人と同じ胸腹式となる．

(2) 呼吸数

小児は呼吸器自体が小さく，身体が小さい割には多くの酸素を必要とするため，呼吸数は成人より多い．

3）脈拍

1分間に心臓が鼓動する数．小児期は成人と比べて多く，成長とともに減少する．

4）血圧

血圧とは血管壁に及ぼす血流の内圧のことで，心臓が収縮するときに上昇し（収縮期血圧），拡張するときに下降する（拡張期血圧）．成人に比べて収縮期血圧は低いが，拡張期血圧はあまり変わらない．

5）血液成分

赤血球数，ヘモグロビン濃度（血色素量）は，成人よりも低い値を示す（学童期には成人に近くなる）．白血球数は成人よりも高い値を示す（学童期には成人に近くなる）．

V 顎顔面と頭蓋の成長発育

1. 顔面頭蓋と脳頭蓋の発育変化（表 3-10）

出生時の発育で最も小さいのは「高さ」(38%)，最も大きいのが「幅」(56%) である．出生以降の発育変化が最も大きいのは「高さ」である．

1）脳頭蓋（神経型）

成長は胎生期から生後2〜3年が最も盛んな時期であり，6歳時では92%，12歳時では97%形成される．

2）顔面頭蓋（一般型）

上顎は神経型の影響を受けるが，下顎は上顎より一般型に近く，成長スパートは上顎より下顎に強く現れる（p.42参照）．

表 3-10　顔面頭蓋と脳頭蓋の比率

	顔の高さ						顔面頭蓋と脳頭蓋の容積比	歯の萌出
	高さ		幅		深さ			
	mm	%	mm	%	mm	%		
0 歳	47	**38**	78	**56**	40	41	**1：8**	無
2 歳	83	68	111	80	75	77	1：6	乳歯咬合
6 歳	96	80	117	83	80	82	1：5	第一大臼歯萌出
12 歳	109	89	126	90	87	89		第二大臼歯萌出
18 歳	122	100	140	100	98	100	**1：2**	第三大臼歯萌出

(Horowitz ら，1966)

2. 骨の成長様式

脳頭蓋・顔面頭蓋の骨は，3 つの様式によって成長する（p.41 参照）.

①軟骨性成長：頭蓋底（軟骨結合），下顎骨（下顎頭，正中線上の下顎結合部）

②縫合性成長：頭蓋骨間，鼻上顎複合体，口蓋

③骨膜性成長：表面骨の添加，吸収，頭蓋冠，上顎骨，下顎骨（下顎枝，下顎体）

3. 頭蓋の発育（頭蓋冠，脳頭蓋底）

1）頭蓋冠

(1) 縫合部での骨添加

①大泉門：生後約 1 年半で閉鎖

②小泉門：生後 2～3 カ月で閉鎖

2）頭蓋底

(1) 軟骨結合部での成長

①蝶形後頭軟骨結合：18～20 歳まで活動

②蝶形骨間軟骨結合：出生直前に癒合

③蝶形篩骨軟骨結合：蝶形篩骨縫合となり，7 歳頃まで成長

(2) 縫合部での骨添加

(3) 頭蓋底骨の骨吸収と添加

4. 顎の発育（p.42 参照）

1）上顎の成長

下顎骨の発育に先行する.

①縫合部（3 歳頃活発，10 歳頃終了）

②骨の添加と吸収による成長（付加成長）

2）下顎の成長

①下顎頭：下顎骨成長の中心

②下顎枝，下顎骨体：骨の吸収添加で成長

③歯槽突起部：歯の発育と関係が深い

5. 顎関節の発育

1）出生時

下顎窩は深さ約 1 mm の浅い円形のくぼみである．下顎は無歯顎であるため干渉を受けず自由に運動できる.

2）乳歯列期

関節結節の隆起と関節後突起の成長がみられる.

3）混合歯列期

第一大臼歯が咬合し，関節結節の高さが急激に増加する.

Ⅵ　歯の形成

1. 歯・歯周組織の発生

①口腔上皮（外胚葉由来）→エナメル器→**エナメル質**

②間葉（中胚葉由来）→歯乳頭→**象牙質・歯髄**

③間葉（中胚葉由来）→歯小嚢→**セメント質・歯根膜・歯槽骨**

2. 歯の発育段階（**表 3-11**）

1）歯の発育段階

(1) 成長期

①開始期

②増殖期

③組織分化期

④形態分化期

⑤添加期

⑥石灰化期

(2) 萌出期

口腔内に歯が現れてくる時期.

表 3-11　ヒトの歯の発育段階（上段：上顎，下段：下顎）

	歯種	歯胚形成	石灰化開始	出生時の歯冠形成量	歯冠完成	歯根完成	根吸収開始
乳歯	A	胎生 7 週	胎生 4〜 4 1/2 月	5/6 3/5	1 1/2〜2 1/2 月	1 1/2 年	4 年
	B	胎生 7 週		2/3 3/5	2 1/2〜3 月	1 1/2〜2 年	5 年
	C	胎生 7 1/2 週	胎生 5 月	1/3	9 月	3 1/4 年	7 年
	D	胎生 8 週	胎生 5 月	咬頭融合	5 1/2〜6 月	2 1/2 年	8 年
	E	胎生 10 週	胎生 6 月	咬頭頂孤立	10〜11 月	3 年	8 年
永久歯	6	胎生 3 1/2〜4 月	出生時	痕跡	2 1/2〜3 年	9〜10 年	
	1	胎生 5〜5 1/4 月	3〜4 月	0	4〜5 年	9〜10 年	
	2	胎生 5〜5 1/2 月	10〜12 月 3〜4 月	0	4〜5 年	10〜11 年	
	3	胎生 5 1/2〜6 月	4〜5 月	0	6〜7 年	12〜15 年	
	4	出生時	1 1/2〜2 年	0	5〜6 年	12〜13 年	
	5	7 1/2〜8 月	2〜2 1/2 年	0	6〜7 年	12〜14 年	
	7	8 1/2〜9 月	2 1/2〜3 年	0	7〜8 年	14〜16 年	
	8	3 1/2〜4 年	7〜10 年	0	12〜16 年	18〜25 年	

(Schour & Massler. 1940)

(3) 咬耗期

機能を営むうえで歯がすり減る時期.

(4) 吸収期

破歯細胞によって，乳歯歯根が生理的に吸収される時期.

2) ヒトの歯の発育段階におけるポイント

・乳歯歯胚形成の開始：胎生 7 週
・乳歯歯胚石灰化開始：胎生 4〜6 カ月
・最も遅い乳歯 E の歯冠完成：生後10〜11カ月
・最も遅い乳歯 E の歯根完成：生後 3 年
・出生時の歯の発育状態

Ⅶ　歯の萌出・交換

1. 乳歯の萌出時期と順序

1) 萌出時期

生後 7〜8 カ月頃に下顎乳中切歯が最初に萌出し，2 歳 6 カ月頃に上顎第二乳臼歯が萌出し乳歯列完成に至る.

2) 萌出順序（図 3-3）

乳歯の萌出順序の基本型は上下顎とも，**A→B→D→C→E**　の順である.

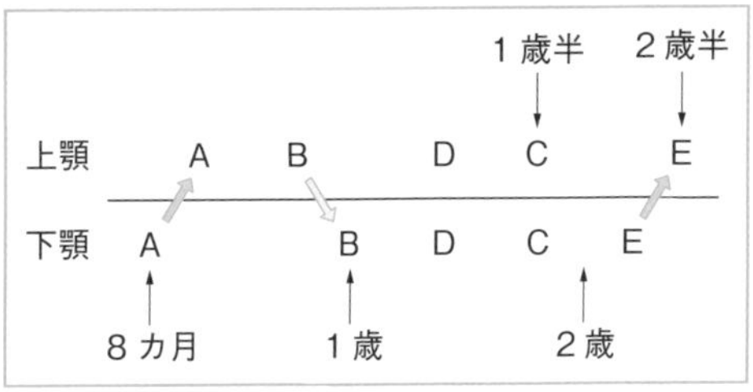

図 3-3　乳歯の萌出順序
（日本小児歯科学会，2019）

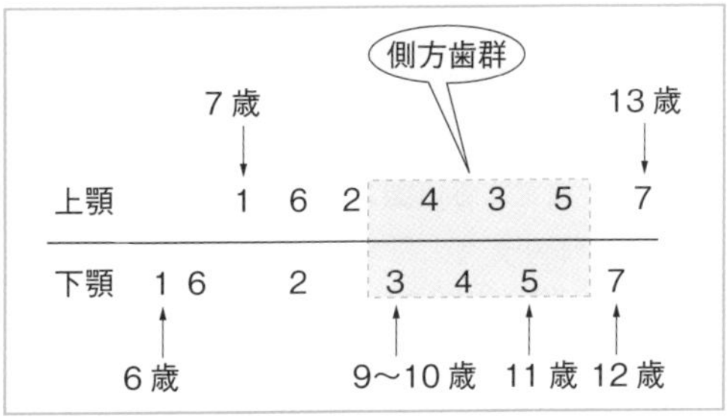

図 3-4　永久歯の萌出順序
（日本小児歯科学会，2019）

2. 永久歯の萌出時期と順序

1) 萌出時期

永久歯のうち，前歯および第一大臼歯は，胎生期に歯胚形成が開始し，その他の永久歯では出生時より歯胚形成，石灰化開始が起こる．6 歳頃に下顎中切歯あるいは下顎第一大臼歯が萌出を開始し，12〜13 歳で上顎第二大臼歯が萌出し，永久歯列が完成（第三大臼歯を除く）する.

2) 萌出順序（図 3-4）

側方歯群（C，D，E/3，4，5）の交換に着目すると上顎は 4→3→5 の順で，犬歯より第一小臼歯が先に萌出し，下顎は 3→4→5 で前から順番に萌出する．ただし，乳歯列よりも順序のばらつきが大きい．

Ⅷ 歯列，咬合の成長発育

1．無歯期（ヘルマンの咬合発育段階ⅠA期）

①新生児は上顎歯槽堤に対して下顎歯槽堤はやや遠心にある．

②新生児の顔貌はわずかであるが下顎が後退している．

③上下顎歯槽堤は口を閉じた状態で，乳臼歯では上下の歯槽堤は接触しているが，乳前歯部では接触しない状態で，上下顎歯槽堤間に卵円形の空隙がある．この空隙には舌が突出して存在していることが多い．この空隙を**顎間空隙**といい，哺乳に役立っている（**図3-5**）．

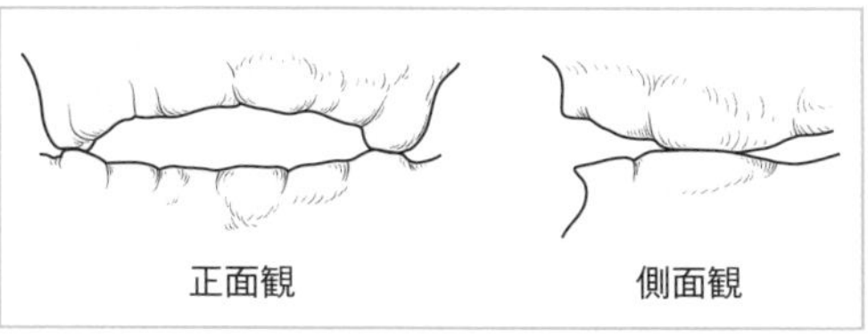

図 3-5　無歯期（ⅠA 期）にみられる顎間空隙

2．乳歯萌出期（ヘルマンの咬合発育段階ⅠC期）

①乳切歯の萌出とともに，乳前歯の顎間空隙が消失する．

②歯槽骨は近遠心的にも頰舌的にも幅や高さが著しく成長する．

③この時期の上下顎の対咬関係は不安定である．

④生後 8〜9 カ月に下顎乳中切歯が萌出を開始する．

⑤上下乳切歯（AB）が垂直的に対咬すると（1 歳頃），下顎運動は制限され垂直方向の下顎位が決定する（**図 3-6**）．

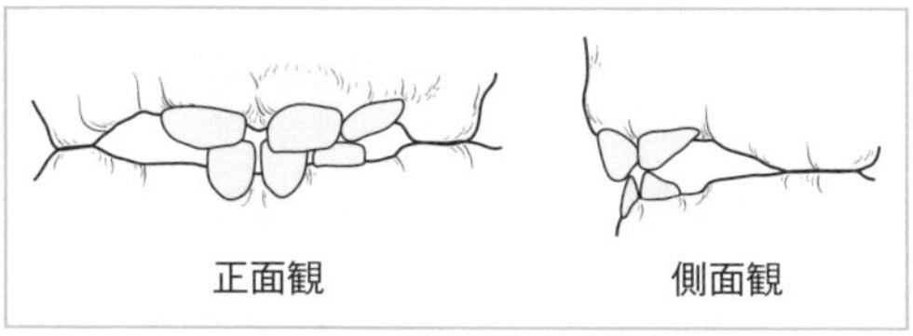

図 3-6　1 歳頃の上下顎咬合関係（ⅠC 期）

3．乳歯列期（ヘルマンの咬合発育段階ⅡA期）

1）生理的歯間空隙

（1）霊長空隙

上顎では乳側切歯と乳犬歯の間，下顎では乳犬歯と第一乳臼歯の間に存在する空隙（上顎で乳犬歯の近心側，下顎で乳犬歯の遠心側にみられる空隙ともいえる）．

（2）発育空隙

乳歯列にみられる霊長空隙以外の歯間空隙を総称して**発育空隙**という．

上下顎とも発育空隙と霊長空隙が両方存在する場合が最も多い．完成した乳歯列には歯間空隙の存在する**空隙型歯列弓**と，まったく歯間空隙の存在しない**閉鎖型歯列弓**がある．

2）ターミナルプレーン

上下顎の乳歯列弓が咬頭嵌合位にあるとき，上下顎第二乳臼歯の遠心面を連ねた仮想面を**ターミナルプレーン**という．上下顎歯列の対咬関係を示す有力な指標の 1 つであり，3 型に分類される（**図 3-7，表 3-12**）．左右側で同じ型がみられるとは限らないが，最も多い型は**両側垂直型**である．

上下顎第一大臼歯は，第二乳臼歯の遠心面を誘導面として萌出するので，ターミナルプレーンは，将来の上下顎第一大臼歯の咬合状態を誘導し，規制している．したがって，ターミナルプレーンは永久歯咬合の形成に重要な役割を果たしている（**表 3-13**）．

3）乳歯列弓の形態

上顎：半円形，下顎：楕円形

4）歯軸関係

①乳前歯は垂直に近い角度で植立し，上下顎の切歯の歯軸角は 150°と，永久歯の歯軸角（120°）より大きい．

②乳歯咬合は垂直方向に咬合しているが，永久歯咬合になると唇側へ傾斜する．

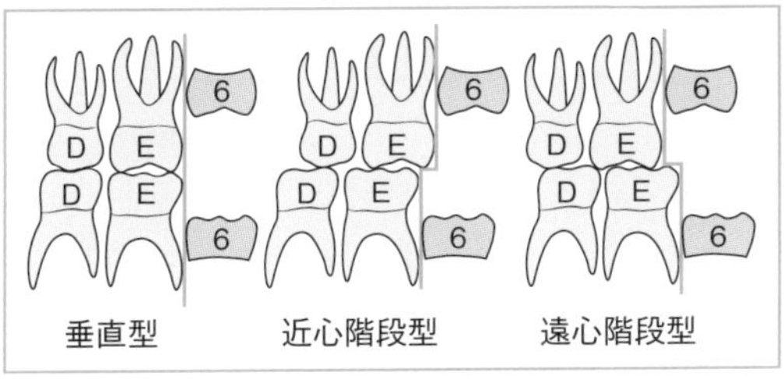

図3-7　ターミナルプレーン3型の模式図

表3-12　ターミナルプレーン3型

垂直型	上下顎第二乳臼歯（E）の遠心面を結んだ面が垂直な面を形成するもの
近心階段型	下顎のEの遠心面が上顎のEの遠心面に対して近心位にあるもの
遠心階段型	下顎のEの遠心面が上顎のEの遠心面に対して遠心位にあるもの

表3-13　ターミナルプレーンと上下顎第一大臼歯咬合の関係

垂直型	Ⅰ級（60%）	Ⅱ級（39%）	Ⅲ級（1%）
近心階段型	Ⅰ級（75%）	Ⅱ級（20%）	Ⅲ級（5%）
遠心階段型	Ⅰ級（0%）	Ⅱ級（100%）	Ⅲ級（0%）

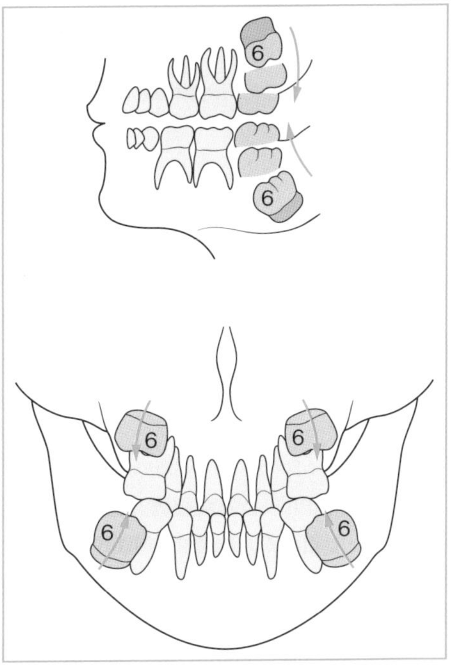

図3-8　第一大臼歯の萌出経路（ⅡC期）
上顎：上顎第一大臼歯は，遠心よりに弧を描くように咬合平面に向かって萌出する．
下顎：下顎第一大臼歯は，歯冠を近心に向けて第二乳臼歯に沿って萌出する．

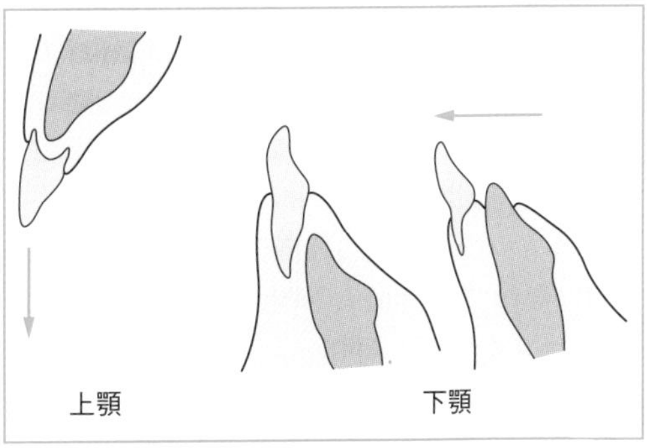

図3-9　上下顎前歯の萌出経路（ⅡC期）
上顎：上顎の永久切歯は先行乳歯根の舌側から吸収を開始して，かつ歯軸は唇側に傾斜して植立する．
下顎：先行乳歯の舌側から吸収し，舌側に萌出を開始する．

4. 混合歯列期
（ヘルマンの咬合発育段階ⅡC，ⅢA，ⅢB期）

1）第一大臼歯，切歯萌出期（ⅡC，ⅢA期）

（1）第一大臼歯の萌出経路（図3-8）

（2）永久切歯の交換様式（図3-9）

上顎前歯：垂直交換

下顎前歯：水平交換

乳切歯より大きい永久4切歯が排列するための調整因子を以下に示す．

①乳切歯部の歯間空隙（発育空隙，霊長空隙）

②歯槽部の側方発育と乳犬歯間幅径の増大

③歯槽部の前方発育

④切歯歯軸の変化

(3) みにくいあひるの子の時代

上顎中切歯は正中線から歯軸が遠心方向に向かって萌出してくるため，正中離開がみられる．その後，中切歯は側切歯の萌出により近心移動し，犬歯が萌出することによって正中離開はなくなり，正常な歯列になる（**図3-10**）．この切歯交換期に歯間離開や歯軸不正などの歯列不正が一時的にみられる時期を，アンデルセンの童話にならって**みにくいあひるの子の時代**とよぶ．

2）側方歯群交換期（ⅢB期）

乳犬歯，第一乳臼歯，第二乳臼（C，D，E）が永久歯へ交換する時期．

(1) リーウェイスペース

乳歯側方歯群および永久歯側方歯群の歯冠近遠心幅径の総和の差．上顎で約1 mm，下顎で約3 mm．第一大臼歯の近心移動および前歯部叢生の解消にも利用される（**図3-11**）．

上顎第二乳臼歯，下顎第一乳臼歯，第二乳臼歯は，後継永久歯より歯冠近遠心幅径が大きい（**表3-14**）．

(2) 側方歯の交換順序

最も多いのは，上顎では4→3→5，下顎では3→4→5である．臨床的には，側方歯群の交換の期間が短いことが望ましく，第二大臼歯萌出前に側方歯群が萌出しているのが望ましい．

5．永久歯列期（ヘルマンの咬合発育段階ⅢC期）

12歳頃，第二大臼歯の萌出により，永久歯列が完成する．

Ⅸ 乳歯，幼若永久歯の特徴

1．乳歯の特徴

1）形態的特徴

(1) 歯冠

①外形：

- 乳前歯：後継永久歯に類似
- 下顎第一乳臼歯：特異な形
- 第二乳臼歯：第一大臼歯に類似

②歯冠色：青白色（永久歯：黄白色）

③大きさ：乳臼歯の歯冠幅径；近遠心＞頬舌

④歯頸部：強く狭窄している(＝くびれている)．

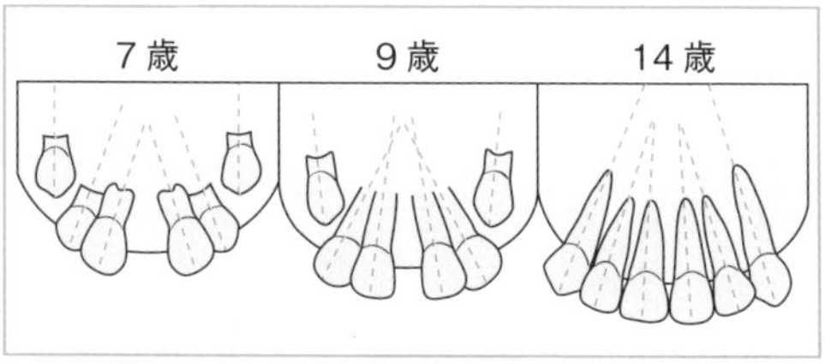

図3-10　上顎永久前歯の萌出過程

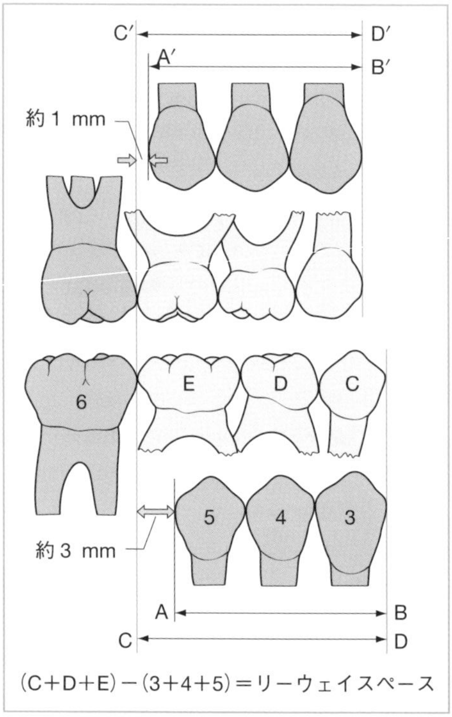

図3-11　リーウェイスペース

表3-14　側方歯群における乳歯と永久歯の近遠心幅径平均値の比較（mm）

		乳歯	永久歯
上顎	C<3	6.8	7.9
	D=4	7.4	7.4
	E>5	9.5	6.9
下顎	C<3	5.9	6.8
	D>4	8.6	7.1
	E>5	10.7	7.2

⑤接触点：乳臼歯間隣接面では高い位置で面接触する．

⑥比率：歯冠長＜歯根長

(2) 歯根

上顎乳切歯は唇舌的な圧平が強く，歯根中央部から唇側に彎曲している．

乳臼歯の歯根は，永久歯歯胚を取り囲むように離開し，歯頸部の狭窄が強調されている．

(3) 歯髄

①歯の外形に対し歯髄腔は大きい．

②髄角は突出し高位にある．

2) 組織学的特徴

①エナメル質の厚径は永久歯の約 1/2.

②象牙質の厚径は永久歯の約 3/4.

③セメント質の厚みも永久歯と比べ薄い．

④歯髄は，感受性・抵抗性が低い．

⑤歯根吸収に伴い歯髄組織は生理的に変性．

3) 乳歯の物理化学的特徴（永久歯と比較して）

①硬度：低い（軟らかい）．

②有機質：含有率が多い（エナメル質：乳歯 4.7%，永久歯 1.7%）．

③無機質：含有率に著しい差がない．

④結晶粒：小さい．

⑤気孔率：大きい．

⑥酸への溶解度：大きい＝耐酸性は低い．

⑦化学反応性：高い＝フッ化物イオンの取り込み量が多い．

2．幼若永久歯の特徴

幼若永久歯とは，歯冠は完成し萌出開始しているが，**歯根は未完成の永久歯**のことをさす．

1) 形態的特徴

①咬耗が少なく，小窩，裂溝，切縁結節が明瞭である．

②萌出途上で歯肉縁・上下顎の咬合関係が不安定→自浄作用が悪い→臼歯部では萌出に気づきにくく清掃不良になりやすい→う蝕になりやすい．

2) 組織学的特徴

①歯質の萌出後の成熟が不十分で，結晶構造が小さい→**萌出後成熟**がみられる．

②象牙質は薄く，髄角が突出している．象牙細管は太く，外来刺激を受けやすい→萌出後すぐは第二象牙質および第二セメント質などの形成がみられない．

③根尖部では根管が漏《ろう》斗《と》状に開大し，歯根は未完成である．歯髄電気診が不明確．

3) 物理化学的特徴

①萌出直後から歯質の成熟が盛んであり（**萌出後成熟**），フッ素，カルシウム，リンなどを取り込む→フッ化物応用の効果が高い．

②歯質の石灰化が不十分で軟らかい⇒酸に溶解しやすく，う蝕罹患性が高い（＝う蝕抵抗性が低い＝う蝕感受性が高い）．

4) 歯髄の特徴

①歯髄腔が大きくう蝕が歯髄に達しやすいが，象牙質が形成されると容積は小さくなる．

②外来刺激に対する歯髄反応が鋭敏で，修復象牙質の形成が旺盛である．

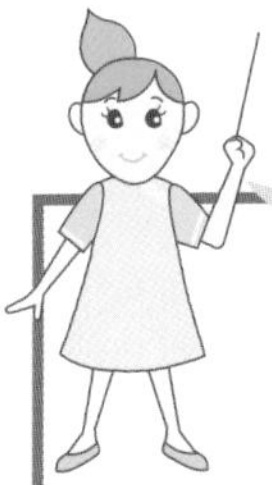

国試に出題されています！

問　4 歳の男児．口腔内写真を示す．

矢印で示す歯が交換する時期はどれか．（第 27 回/2018 年）

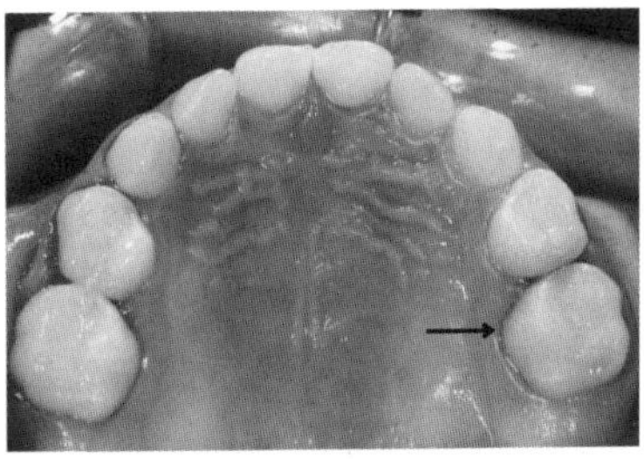

a　7 歳頃

b　9 歳頃

c　11 歳頃

d　15 歳頃

答　c

SECTION 2

小児の疾病異常

I 先天性疾患，先天異常

1. 口唇裂・口蓋裂（p.3 参照）

胎生初期に何らかの原因によって上顎突起（下顎突起）の癒合不全で生じた先天異常.

(1) 原因

不明（**さまざまな因子が重なって発症**）

(2) 頻度

日本では 1/500～600

(3) 障害

哺乳障害，構音障害，審美的問題，患児や親の心理的問題

(4) 分類

①唇顎口蓋裂

・口腔裂奇形のうちの半数を占める.
・男児：女児＝2：1
・ほとんどが片側性で左側に多い.

②唇顎裂

・口腔裂奇形のうち，唇裂のみが 20％，唇顎裂が 10％，顎裂のみはまれである.
・男児：女児＝1：1

③口蓋裂

・口腔裂奇形のうちの 20％である.
・男児：女児＝1：2

(5) 口腔内の特徴

・う蝕罹患率が高い
　→顎裂部の歯の口腔清掃困難
・**歯列不正**，反対咬合
　→上顎の発育不全，歯列の狭窄
・顎裂部の先天欠如歯や過剰歯，形態異常
・**哺乳障害**→口蓋床（ホッツ床）の装着

2. 外胚葉異形成症

外胚葉由来の組織，器官に形成不全を示す疾患. 無汗型では**無汗症**，**発毛不全**，**無歯症**を 3 主徴としている.

(1) 原因

Ectodysplasin A 遺伝子の変異

(2) 頻度

ほとんどが男性

(3) 臨床所見

汗腺の不足・欠如による無汗症（体温調節が不十分），皮膚乾燥，皮脂腺の欠如，毛髪・体毛の減少，涙腺，唾液腺の障害.

(4) 口腔内の特徴

・歯数の欠如と形態異常（矮小歯・栓状歯）
・歯槽骨の発育不全
・口腔内乾燥（唾液腺の障害）
・咀嚼機能障害
・発音障害
・審美障害

3. 鎖骨頭蓋骨異形成症

鎖骨の欠損または形成不全，頭蓋骨の骨化遅延を特徴とする先天性骨疾患.

(1) 原因

RUNX2 遺伝子の変異

(2) 臨床所見

・鎖骨の低形成，頭蓋骨縫合，大・小泉門の閉鎖不全
・低身長，短頭型
・知能正常
・手根骨の化骨の遅れ
・左右の肩が前方で付着（肩幅が狭い）

(3) 口腔内の特徴

・化骨障害による上顎骨発育不全
　→相対的反対咬合
・乳歯の晩期残存と永久歯萌出遅延
・永久歯の多数歯埋伏，過剰歯
・歯の形態異常
・高口蓋，口蓋裂

4. 先天性色素失調症

生後2週間以内の女児に多い．色素沈着は特有の経過をとり，最終的には自然消退する．骨，眼，歯，爪，毛髪，中枢神経系などに合併症を認める．

(1) 原因

X染色体上の1KBKG遺伝子の変異

(2) 頻度

女児に多い

(3) 臨床所見

仮性網膜膠腫，先天性股関節脱臼，多指症

(4) 口腔内の特徴

歯の欠損，形成不全，萌出遅延

Ⅱ 顎口腔の疾患

1. 感染性疾患

1) 手足口病（p.6参照）

(1) 原因

主に**コクサッキーウイルス**A16型または**エンテロウイルス**71型の感染による．

(2) 症状

好発年齢は1〜4歳で**夏季に流行する**．潜伏期間4〜6日．全身倦怠，頭痛，食欲不振などを伴う．発熱を伴うこともある．全身症状と同時か1〜2日後に皮疹が現れ，**硬口蓋，舌，頬粘膜にアフタ，手掌，足蹠，指趾など**に3〜7 mmの**水疱を形成する**．1週間以内に水疱は吸収され，自然治癒する．

2) 流行性耳下腺炎（ムンプス，おたふくかぜ）（p.15参照）

(1) 原因

ムンプスウイルス

(2) 症状

耳下腺の腫脹，圧痛，開口障害が生じる．30〜40%は不顕性感染の経過をたどる．1〜2日の間隔で両側の耳下腺腫脹が多い．

(3) 対応

治療法がない．ワクチンで予防する．

3) 水痘

(1) 原因

水痘・帯状疱疹ウイルス

(2) 症状

前駆症状を認めず発疹で発病する．発疹は小水疱から痂皮形成へと進行．発疹は体幹に著明で，口腔内にもアフタ様潰瘍ができる．

4) 麻疹（はしか，p.6参照）

(1) 原因

麻疹ウイルス

(2) 症状

前駆症状として**Koplik〈コプリック〉斑**を認める．**頬粘膜**に数個ないし数十個出現する紅暈を伴う粟粒大以下の灰白色の小斑点

5) 口腔カンジダ症（p.7参照）

(1) 原因

乳児下痢症，発熱，悪性腫瘍患者，抗菌薬・ステロイド性抗炎症薬の長期投与，その他の原因で体力が消耗し，抵抗力が減弱しているときに，常在菌の真菌の一種である*Candida albicans*が原因で発症する（日和見感染）．

(2) 症状

初期においては舌，頬粘膜などの口腔粘膜に粟粒大の白色小斑が現れ，これが次第に癒合して偽膜性大白斑を形成することがある．容易にぬぐいさることができる．

(3) 対応

局所的には口腔清掃に努め，非刺激性消毒剤を塗布する．体力の回復を図る一方で，重症例には抗真菌薬（アムホテリシンB，ナイスタチン）を投与することがある．

6) ヘルペス性口内炎（p.6参照）

(1) 原因

単純ヘルペスウイルス（HSV-1型）の初感染によって発症する．

(2) 症状

- 通常5歳以下の幼児に好発，成人ではまれとされるが，最近増加がみられる．
- 発熱を伴い，口腔粘膜，舌，口唇部周囲皮膚に発赤，潰瘍，小水疱を生じ，それが破れて紅暈を伴ったびらんを形成する．
- 顎下リンパ節の有痛性腫脹
- 歯肉の著明な発赤腫脹（易出血性）
- 舌背への白色の舌苔の付着
- 口臭が強く流涎は増加
- 摂食困難（口腔内の強い接触痛のため）

(3) 対応

対症療法が主で，局所的には口腔清掃，含嗽，潰瘍部への表面麻酔剤の塗布．急性症状が強ければ，抗ウイルス薬であるアシクロビルの内服を勧める．抗菌薬，ステロイド性抗炎症薬は使用しない．

(4) 予後

一般に予後良好で，約2週間で治癒する．

7) 口唇ヘルペス

(1) 原因

単純ヘルペスウイルスの回帰発症（体内に残っているウイルスの再活動による発症）が多い．感冒などの熱性疾患，太陽光線の刺激，紫外線照射，月経，胃腸障害，精神的緊張，機械的外傷などで体力が低下したときに発症する．

(2) 症状

単純ヘルペスウイルスの感染によって**口唇粘膜および赤唇縁を越え皮膚に及ぶ小集団をなして現れる小水疱**を主徴とする病変．初め口唇に灼熱感，掻痒《そうよう》感，疼痛，腫脹があり，ついでその部位に小水疱が形成される．小水疱はまもなく破れて小さなびらんとなり，表面は痂皮で覆われる．数日で，瘢痕が残ることなく治癒する．細菌の二次感染により水疱が膿疱化することもある．

(3) 対応

疱疹性歯肉口内炎と同様にアシクロビルの投与が有効である．

8) ヘルパンギーナ

(1) 原因

コクサッキーウイルスA群

(2) 症状

4歳以下の小児に好発する．軟口蓋，扁桃弓に多発性の小水疱が形成され，早期に自潰して小アフタとなり，周囲粘膜が発赤する．2～4日の潜伏期の後，**突発性の高熱**を伴うが，約1週間で自然治癒する．再感染はない．**夏，秋に流行する．**

2. 歯の異常と疾患（**表3-15**）

1) 歯数の異常（開始期，増殖期の異常）

(1) 歯数の不足

歯胚形成が行われない，または細胞増殖の抑制による歯の欠如．

①無歯症

歯の多数歯の先天的欠如で，部分性無歯症と完全無歯症がある．**外胚葉異形成症**や内分泌障害，妊娠中の感染，栄養障害などで発現する．

②少数歯欠如

乳歯では側切歯に多く，後継永久歯の欠如を伴うことが多い．永久歯では第三大臼歯，第二小臼歯，側切歯が欠如することが多い．頻度は乳歯＜永久歯で，後継永久歯が欠如し乳歯が晩期残存すると，**低位乳歯**となることがある．

(2) 過剰歯

歯堤から歯胚が正常よりも数多く形成する．

①発現頻度：0.2～3.0％．乳歯にはまれ．男児に多い．

②歯冠形態：円錐状，栓状，雷状を呈する．

③発生部位：上顎前歯部（50～90％）が多く，上顎正中部の過剰歯を正中歯という．

④萌出方向：順生（約50％），逆生（30～40％），水平（約10％）がある．

2) 形態の異常（形態分化期の障害）

(1) 異常結節

①切歯結節

前歯舌側の基底結節が過剰に発育したもの．基底棘，**棘突起**ともよばれる．

②臼傍結節

上下顎小，大臼歯の頬側面に出現．

③臼歯結節

上下顎第一乳臼歯の頬側面に出現．

④Carabelli〈カラベリー〉結節

上顎臼歯の**近心舌側咬頭**の舌側にみられる結節．上顎Eでは25％，6は12％と乳歯のほうが多い．

⑤プロトスタイリッド

下顎大臼歯（まれに下顎乳臼歯）の**近心頬側**にみられる突起状の結節．

⑥中心結節

主に**小臼歯の咬合面中央部**にみられる円錐状の過剰結節．下顎4，5に好発．発現頻度は1.0～4.0％．結節内に歯髄があり，破折により根尖性歯周炎を招くこともある．

表 3-15 歯の発育段階別の歯の障害

発育段階	障害の特徴	発育不全（上段） 発育過剰（下段）
歯胚形成開始期 （口腔上皮から歯胚が発生）	歯数の異常	欠如歯
		過剰歯
増殖期 （歯胚の細胞が増殖）		
		濾胞性歯嚢胞，エナメル上皮腫
組織分化期 （歯乳頭，歯小嚢が形成され，エナメル芽細胞，象牙芽細胞が分化）	構造の異常	エナメル質形成不全症，象牙質形成不全症
形態分化期 （将来の歯冠，歯根の大きさ，外形が決定）	形態の異常	矮小歯，ハッチンソン歯，タウロドント
		癒合による巨大歯，異常結節，過剰歯根
添加期 （エナメル質，象牙質に基質が添加）	量の異常	エナメル質減形成
		歯牙腫
石灰期 （基質の成熟，硬化）	硬さの異常	石灰化不全，歯のフッ素症
萌出期 （歯が顎骨内から口腔内に移動）	萌出の異常	萌出遅延，低位乳歯，埋伏歯
		不正咬合
咬耗期 （対合歯との間で咬耗）	咬耗の異常	過少咬耗
		過剰咬耗

(2) 癒合歯

2 歯ないし数歯の歯胚が癒合したもの．癒合歯，癒着歯，双生歯に分類される．

①癒合歯（狭義）

象牙質で結合したもの．癒合した時期によるが，歯髄腔も合一していることがある．下顎BとC，下顎AとBに多く，半数は後継永久歯が1歯欠如する．

②癒着歯

セメント質の増殖により結合したもの．歯髄腔はおのおの分離している．

③双生歯

正常歯と過剰歯の歯胚が結合したものか，1つの歯胚が2つに分裂したもの．通常は単一の歯根および根管をとる．

(3) 巨大歯

上顎中切歯に認められ，乳歯にはまれ．

(4) 矮小歯

上顎側切歯によく認められ，円錐や栓状の形態を示す．ダウン症候群や外胚葉異形成症に多く認められる．

(5) ハッチンソン歯

先天性梅毒による．上顎中切歯に認められる．

(6) 歯内歯

歯冠象牙質の一部がエナメル質とともに歯髄腔内に陥入したもので，乳切歯，永久切歯にみられる．う蝕に罹患しやすい．

(7) タウロドント（長胴歯）

臼歯の歯根が短く，内部歯髄腔が広がる長胴な歯．下顎第一乳臼歯に左右対称に認められる．

3) 構造の異常（組織分化期，添加期，石灰化期の障害）

(1) エナメル質形成不全症

組織分化期のエナメル芽細胞の障害による遺伝性疾患．全体の歯種に形成不全が及ぶ．

(2) エナメル質減形成

全身的原因の場合は左右同名歯の同じ部位にみられる．原因として栄養障害，熱性疾患，ビタミン欠乏，内分泌障害，先天性梅毒，周産期性障害などがある．局所的原因では先行乳歯のう蝕（根尖性歯周炎）や外傷によって，その当該部の後継永久歯に限局して出現する．通常は左右非対称に出現する．

①Turner〈ターナー〉歯

先行乳歯の根尖病巣（根尖性歯周炎）により生じたエナメル質減形成．

②歯のフッ素症（斑状歯）

歯の形成される期間中にフッ化物を含む飲料水を過剰に摂取した場合に認められる．歯の石灰化不全．歯冠表面が白濁した模様を呈し，一般にう蝕罹患率が低い．

③新産線

出生時の環境変化による石灰化不良層．乳歯，第一大臼歯（20%）に認められる．

④エナメル質低石灰化（石灰化不全）

歯の石灰化時期の障害．

(3) 象牙質形成不全症

組織分化期の象牙芽細胞の障害による遺伝性疾患で，骨形成不全症の一症状．歯冠色はオパール様で，歯の咬耗が顕著であり，エックス線検査では歯髄腔や根管の狭窄を認める．

4) 色調の異常（着色歯）

(1) 内因性の着色

①重症新生児黄疸，先天性胆道閉鎖症：緑色，淡黄色

②新生児メレナ：青色

③胎児赤芽球症：緑色

④先天性ポルフィリン症：赤色・赤褐色

⑤エナメル質石灰化不全：乳白色

⑥エナメル質減形成：褐色

⑦遺伝性象牙質形成不全症：透明度のある灰褐色，オパール色

⑧テトラサイクリン系抗菌薬の長期服用：黄色から褐色（エナメル質減形成を伴うことあり）

⑨歯髄壊死：灰褐色．外傷などにより歯髄壊死を生じ，灰褐色に変色する．

(2) 外因性の着色

①食品用色素，②フッ化ジアンミン銀，③お茶（タンニン），④アマルガム

5) 萌出時期の異常

(1) 早期萌出

何らかの原因で，正常な萌出時期よりもかなり早期に萌出する．発現頻度は0.1%で，下顎乳中切歯部に多く認められる．

①先天歯

出生時すでに萌出している歯．先天歯の鋭利な歯の切縁によって，授乳による舌運動時に機械的な刺激が加わり，**舌下部または舌尖部に生じる潰瘍**を**リガ・フェーデ病**という（p.107 参照）．

②新生歯

新生児期（生後1カ月以内）に萌出する歯．

(2) 萌出遅延（晩期萌出）

平均萌出時期から乳歯では4カ月以上，永久歯では1年以上経過しても萌出してこないことをさす．最終的には萌出するが，時期に個人差がある．

①全身的原因：内分泌異常（先天性甲状腺機能低下症，副甲状腺機能低下症，下垂体機能低下症），くる病，鎖骨頭蓋異骨症，ダウン症候群，先天性梅毒，ターナー症候群．

②局所的原因：歯胚の位置異常や形成異常，先行乳歯の早期抜歯による歯槽骨の緻密化，歯肉の肥厚，小帯の異常，萌出余地の不足，歯牙腫，濾胞性歯嚢胞，先行乳歯の晩期残存．

(3) 早期脱落

①低ホスファターゼ症：乳歯の早期脱落

②パピヨン・ルフェーブル症候群：乳歯，永久歯の早期脱落

6) 萌出方向の異常

本来萌出すべき位置以外に萌出することを**異所萌出**という．萌出するにあたって乳歯根の異常吸収をきたし，場合によっては早期脱落を起こす場合もある．

①好発部位：第一大臼歯，上顎犬歯，下顎切歯，上顎中切歯に多く，第一大臼歯では2～3%で下顎よりも上顎に多い．

②原因：永久歯胚の位置や方向の異常，乳歯の根尖病巣による歯槽骨の異常吸収，顎骨と歯の大きさの不調和，過剰歯，乳歯の晩期残存など．

例）上顎第一大臼歯の異所萌出→第二乳臼歯の歯根吸収，早期脱落．

7) 萌出量の異常

(1) 低位乳歯

乳歯が咬合平面に達していない場合，または咬合平面に達していた乳歯が何らかの原因で咬合平面より低位の状態になったもの．

①発現頻度：日本人で1.3%，上顎より下顎

に多い．

②好発部位：下顎第一乳臼歯，下顎第二乳臼歯

③原因：不明．遺伝的要因，後継永久歯の欠如，隣接歯の機械的障害，乳歯の外傷，乳歯根の骨性癒着など

④障害：隣在歯の傾斜を招く

(2) 埋伏

一定の萌出時期を過ぎても歯冠が萌出せず口腔粘膜下や顎骨内に位置するものを埋伏といい，一部だけ萌出するものを半埋伏という．乳歯は永久歯に比べ発現頻度が低く，乳歯では乳臼歯部に，永久歯では第三大臼歯，犬歯，第二小臼歯の順に多い．

8) 酸蝕症

酸蝕は，細菌の関与がない，酸による化学的な歯質の溶解であり，酸蝕症は非う蝕性硬組織疾患であるトゥース・ウェアに属する（他に咬耗・摩耗・アブフラクション）．小児においては，学童期までは食生活を中心とした個人の生活習慣（外因性）によるものが多いが，先天性疾患がある場合や思春期以降は内因性の酸蝕にも考慮する必要がある．酸蝕症は，う蝕同様にエナメル質から象牙質へ連続的に発症し，エナメル質段階の酸蝕症では無症状のまま進行する．

(1) 病因

①内因性病因：胃液（pH 1.0～2.0）の口腔内への逆流（逆流性食道炎や摂食障害による嘔吐など）

②外因性病因：酸性飲食物（エナメル質臨界pH 5.5 以下のコーラなどの炭酸飲料や，野菜・果物などのジュース，酢系飲料，柑橘類果実など）の過剰摂取

(2) 対応

①本人と保護者の健康意識や食習慣を，食事記録などで把握．

②酸性飲食物の摂取方法（ちびちび飲み shipping や，口腔内の唾液作用の及びづらい部位へ滞留する飲み方 holding）の確認．

③エナメル質罹患状況の詳細な観察（表層白濁や前歯切縁部における透明感の向上）．

④審美的・機能的な不快症状などの病的症状がなければ，う蝕に準じた予防処置とモニタリングを行う．象牙質露出に伴う疼痛や歯の実質欠損に対しては，う蝕に準じた歯冠修復処置を行う．いずれも原因となる食習慣の見直しなどの食生活指導を併せて実施．

3. 乳歯，幼若永久歯のう蝕

1) 乳歯のう蝕

(1) 乳歯う蝕の特徴

①う蝕の罹患性が高い：永久歯と比較して，う蝕に罹患しやすい．また，永久歯には発生しにくい平滑面，歯頸部，隣接面などのう蝕が多くみられる．

②う蝕の進行が速い：早急に進行して歯質が急激に崩壊し，残根になりやすい．特に低年齢期に罹患した歯ではこの傾向が著しく，早期に治療しても予後不良になることがある．

③歯髄炎や歯根膜炎に移行しやすい：う蝕の進行が急速であることに加え，自覚症状が少ないために，歯髄や歯周組織にまで炎症が波及していることが多い．

④防御機構が活発である：う蝕の進行が速いという反面，乳歯歯髄の再生能力や治癒能力は旺盛である．このために，咬耗やう蝕が進行すると，病的第二象牙質（第三象牙質，修復象牙質）が速やかに形成されて，歯髄を露髄や感染から保護する．

⑤小児の発育環境に影響される：発育環境は，在胎期から乳児期を通じて歯の形成に大きな影響を及ぼし，う蝕の発生に関係する．

⑥年齢と発生部位に関係がある：萌出時期と関連し，1～2 歳までは上顎乳中切歯（唇側・隣接面），3 歳以降は上下顎乳臼歯に発生しやすい．生後 1～2 年の間に上顎前歯は重篤な侵襲を受けることがあり，哺乳習慣と関係が深い．

⑦自覚症状が少ない：急性にう蝕が進行していても自覚症状が不明確である場合が多い．

(2) 乳歯がう蝕になりやすい理由

永久歯と比較して，以下の理由があげられる．

・エナメル質の石灰化度が低い．
・エナメル質および象牙質は硬度が低い．
・歯質の厚みが薄い．
・形態的に不潔域ができやすい．
・歯を磨く技術が未熟で口腔清掃が不十分．
・早期発見，早期治療がなされにくい．

(3) う蝕の罹患型

①厚生労働省の分類（表3-16）

②哺乳う蝕

誤った授乳習慣の継続により，**上顎乳切歯部**（口蓋側から発症）と**第一乳臼歯咬合面**に重篤なエナメル質欠損がみられる，低年齢児のう蝕である．一方で，**下顎乳切歯部にはほとんど認められない**．

(4) 乳歯う蝕の好発部位

①年齢によるう蝕好発部位

- 2歳まで：上顎乳切歯部唇面
- 2〜3歳まで：
  前半：上顎両側乳中切歯間隣接面
  後半：上顎乳中切歯・乳側切歯間隣接面
- 3歳〜3歳半まで：上顎第二乳臼歯・下顎乳臼歯咬合面
- 3歳半以降：上顎第一乳臼歯・下顎乳臼歯間隣接面

②歯種別にみたう蝕好発部位（表3-17）

(5) 乳歯う蝕の為害作用

①疼痛

②咀嚼機能の低下

う蝕により，乳歯歯冠が崩壊したり，乳歯が早期喪失したりすると，咀嚼機能の低下が起こる．

③歯列不正・咬合異常の誘発

乳歯の歯冠崩壊，残根状態，あるいは早期喪失は後継永久歯の萌出余地不足を招き，永久歯の萌出位置異常やその配列に異常をきたす（永久歯胚の回避現象）．また，咬合高径が低下し，仮性の反対咬合や過蓋咬合をも引き起こす．

④永久歯の形成障害

乳歯歯根周囲の炎症は，後継永久歯の硬組織，特にエナメル質の形成不全を起こし，**ターナー歯**の原因となる．

⑤口腔軟組織疾患の誘発

う蝕により崩壊した乳歯歯冠の鋭縁や残根状態となり露出した根尖が，口腔粘膜を損傷して，褥瘡性潰瘍を形成する．

⑥永久歯う蝕の誘発

乳歯う蝕は，隣接する永久歯のう蝕を誘発する．

表3-16　乳歯う蝕の罹患型（厚生労働省の分類）

3歳児 歯科健康診査	1歳6カ月児 歯科健康診査
0型：う蝕がない	0型：う蝕がない 0_1型：口腔環境も良好 0_2型：口腔環境が不良
A型：上顎前歯のみ，または臼歯部のみのう蝕	A型：上顎前歯のみ，または臼歯部のみのう蝕
B型：上顎前歯および臼歯部のう蝕	B型：上顎前歯および臼歯部のう蝕
C型：下顎前歯部にう蝕のあるもの C_1型：下顎前歯部にのみう蝕のあるもの C_2型：下顎前歯部を含む他の部位にう蝕のあるもの	C型：臼歯部および上下顎前歯にう蝕

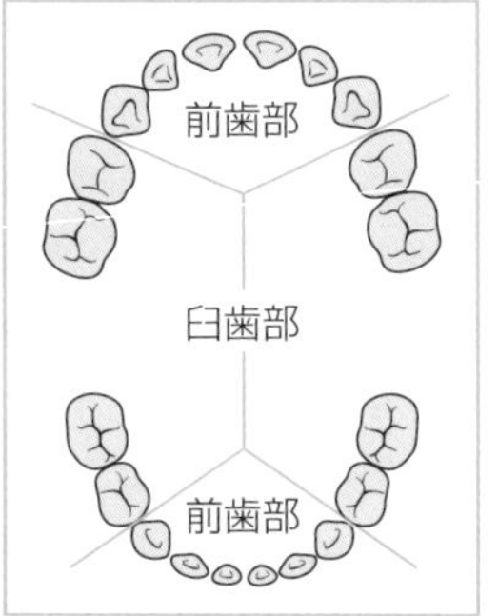

表3-17　歯種別にみたう蝕の好発部位

歯種	上顎	下顎
A	近心面＞唇側面＞遠心面	近心面＞遠心面
B	近心面＞唇側面	近心面＞遠心面
C	唇側面（特に歯頸部）	遠心面
D	咬合面＞遠心面＞近心面	咬合面＞遠心面＞近心面
E	咬合面＞近心面＞舌側面	咬合面＞近心面＞遠心面

⑦発音障害の誘発

著しい歯冠崩壊，歯の喪失あるいは歯列不正により，発音が不明瞭となり障害になりやすい．

⑧口腔習癖の誘発

残根状態の歯がむずがゆいために吸指癖を生じたり，前歯部の数歯にわたる欠如により舌癖を引き起こしたりしやすい．

⑨心理的効果

前歯の着色や喪失について周囲からからかわれたり，多数歯の崩壊で給食を食べるのが遅くなったことを注意されたりして，心理的に影響を受ける．

⑩全身的影響

・偏食，食欲不振の助長
・歯性病巣感染の原因：微熱，腎疾患，心内膜炎，リウマチ熱などとの関係

2）幼若永久歯のう蝕

(1) 幼若永久歯う蝕の特徴

①萌出早期にう蝕に罹患する傾向がある．
②う蝕の進行が速く，歯髄炎になりやすい．
③乳歯う蝕と隣接していると罹患しやすい．
④平滑面の初期う蝕は適切な処置によって再石灰化される．

(2) 幼若永久歯がう蝕になりやすい理由

①歯質が未成熟なため侵襲を受けやすい．
②萌出直後の幼若永久歯の裂溝は石灰化が不十分で，裂溝形態が複雑かつ深い．
③萌出に気づきにくく，萌出完了まで時間がかかる．
④学童期に入り，ひとり磨きへの移行期間に重なる．

(3) 幼若永久歯のう蝕好発部位

①第一大臼歯の咬合面に好発する．
②乳歯列期のう蝕罹患傾向が移行する．
③下顎第一大臼歯の頬面溝は，発生学的に癒合不全であることが多く，う蝕が好発する．
④上顎切歯では隣接面う蝕が多いが，舌面小窩の顕著な歯では，この部分が不潔域になってう蝕が好発する．

4．乳歯，幼若永久歯の歯髄疾患，根尖性歯周組織疾患

1）乳歯の歯髄炎の特徴

①乳歯う蝕の多発に比例して罹患頻度が高い．
②う蝕から歯髄炎への移行経過が速い．
③歯髄炎の疼痛をはじめとする臨床的自・他覚的症状が不明瞭である．
④来院時にはすでに重度の歯髄炎に移行していることが多い．
⑤歯髄息肉の頻度が高い．
⑥適切な処置によって，自・他覚的症状は早期に改善されやすい．

2）幼若永久歯の歯髄炎の特徴

う蝕から歯髄炎への移行が速く，疼痛をはじめとする臨床的自・他覚的症状が不明瞭，歯髄息肉が多くみられるなど，乳歯歯髄炎の特徴に類似する．

3）乳歯根尖性歯周炎の特徴

咬合痛（打診痛），歯の動揺，歯肉の腫脹，歯肉膿瘍，自発痛（急性期）のほか，頬まで腫脹することもある．後継永久歯歯胚に影響を及ぼしやすい．

→ターナー歯（p.102 参照）

5．歯周疾患

小児期における歯周疾患の発症の割合は**歯肉炎がほとんどを占め**，骨吸収を伴う歯周炎の発症頻度は非常に低い．

1）プラーク単独性歯肉炎（単純性歯肉炎）

プラークのみを原因とする．ブラッシングの不徹底によるものがほとんどで，不潔性歯肉炎ともとばれる．小児期の歯肉炎の大部分を占め，3 歳頃の低年齢期に発症する．辺縁歯肉は発赤，腫脹し，歯間乳頭が著しく腫脹し，出血しやすい．

①原因：プラーク，食物残渣などの歯や歯肉への付着
②対応：TBI

(1) 萌出性歯肉炎

乳歯（第一乳臼歯），永久歯（**第一大臼歯**）の萌出過程で発症する．多くは**一過性**．

(2) 叢生性歯肉炎

歯列の叢生部位では不潔域の拡大，自浄作用の障害および清掃困難による食物残渣の停滞から，局所的に歯肉炎が発症しやすい．

2）全身因子関連歯肉炎

(1) 思春期性歯肉炎

小学校高学年から中学生にみられ，女児のほうが男児より2～3年早く発現する．清潔な口腔にも生じるが前歯に限局することが多く，ブラッシングをしないとさらに増悪する．思春期の性ホルモン分泌が歯肉炎の感受性を高めることが原因と考えられる．

(2) 糖尿病による歯肉炎

糖尿病患児では歯肉炎の発現頻度が高いとされており，末梢多形核白血球の走化性低下による免疫能低下によって易感染性になるためと考えられる．

(3) 白血病による歯肉炎

幼若な白血球の増加により骨髄機能が抑制され，貧血，出血さらに感染を起こし，歯周組織に炎症を示す．

(4) その他の全身状態が関連する歯肉炎

心疾患：末梢血液循環障害により歯肉がチアノーゼとなり，歯肉炎が発症する．

3) 口呼吸に起因する歯肉炎

歯肉の乾燥により炎症が増悪しやすい．特に上顎前歯部では肥厚を生じる．

4) プラーク細菌以外の感染による歯肉病変

ウイルス感染によるもの．ヘルペス性口内炎，インフルエンザ性歯肉口内炎などがあげられる．

5) 歯肉増殖

(1) 薬物性歯肉増殖

薬物の長期連用によって発症する増殖性炎症症状を示す．原因となる薬剤を以下にあげる．

・フェニトイン：抗てんかん薬
・ニフェジピン：降圧薬・Ca 拮抗薬
・シクロスポリン：臓器移植後に用いる免疫抑制薬

6) 侵襲性歯周炎

急速なアタッチメントロスと骨吸収を認めるもので，従来の早期発症型歯周炎（前思春期性歯周炎・若年性歯周炎・急速進行性歯周炎）に相当する．広汎型よりも限局型が多い．

①原因：家族的要因，細菌的因子，末梢血における白血球の機能障害

②特徴：プラークの蓄積量は少なく，歯石沈着もなく，炎症症状も明確ではないにも関わらず，歯槽骨の進行性の破壊吸収を示し，歯の動揺を生じる．歯周ポケットの進行が重度で，限局型（局所型）では萌出まもない切歯部と大臼歯部に生じやすい．

7) 全身疾患関連歯周炎

(1) 好中球減少症などの血液疾患

好中球減少に伴い宿主抵抗性が減じ，細菌感染によって急激な歯周組織破壊をみる．さらに先天性好中球減少症では，乳歯列期から早期に歯周組織の破壊が進行する．

(2) 糖尿病

若年者に発症する糖尿病はⅠ型（インスリン依存性糖尿病）が多い．

(3) Down〈ダウン〉症候群

乳歯列期より罹患し，進行が速く，切歯と臼歯の歯周組織破壊がみられることが多い．

(4) パピヨン・ルフェーブル症候群

常染色体劣性遺伝で，萌出後まもなく乳歯・永久歯の歯周組織が高度に破壊され早期喪失し，同時に手掌足蹠の皮膚の角化症を伴う疾患である．原因としてカテプシンＣ遺伝子変異があげられている．

(5) 低ホスファターゼ症

血液中や組織中のアルカリホスファターゼ（ALP）活性が低下する遺伝性疾患（常染色体優性 or 劣性遺伝）で，臓器非特異型 ALP 遺伝子の異常により生じる．発症年齢や重症度に幅があり，通常 6 病型に分類される．そのうち小児型と歯限局型は乳歯早期脱落や歯周炎を生じるため，小児歯科臨床で発見されやすい．

(6) 後天性免疫不全症候群（AIDS）

8) 壊死性潰瘍性歯肉炎（NUG）

激しい痛みと辺縁歯肉の変色，異臭がある．

原因：細菌感染，ストレス，全身の衰弱

9) 歯肉退縮

①原因：

・機械的刺激（ブラッシング，小帯の付着部位の異常，咬爪癖などの口腔習癖，歯周組織への異物の挿入など）
・外傷性咬合（前歯部の反対咬合や交叉咬合）：動揺を伴う
・矯正歯の移動

②好発部位：叢生状態の下顎永久切歯唇側

6. 軟組織疾患

1) 歯肉膿瘍

(1) 原因

う蝕，外傷などによる根尖性歯周炎

(2) 対応

原因歯の感染根管処置，抜歯

2）萌出性嚢胞

(1) 原因

萌出途上の歯の歯冠を覆う退化エナメル質とエナメル質表面との間に組織液が貯留し，嚢胞を形成する．

(2) 症状

限局性，波動性の腫瘤．無痛性の嚢胞であるが，二次的感染により疼痛を伴うこともある．

咬合力などの機械的刺激により嚢胞内で出血をきたすと青紫色となり，萌出性血腫とよぶ．

(3) 対応

萌出障害はなく，通常は**経過観察**でよい．歯の萌出に伴い，消失する．

3）上皮真珠（乳児歯肉嚢胞）

(1) 原因

歯胚の発育過程で離断された**歯堤が吸収されずに残遺し，角化したもの**である．

(2) 症状

新生児，乳児の歯肉にみられる白色，黄白色の真珠様小腫瘤．乳歯萌出前の乳幼児の歯槽堤歯肉に1個または数個が小塊をなして，前歯部，臼歯部に発現するが，特に上顎前歯部に好発する．口蓋正中部に出現したものをEpstein〈エプスタイン〉真珠という．

(3) 病理

層状の扁平上皮で覆われた液状物を含む嚢胞様構造．先天性歯との鑑別が必要．

(4) 対応

経過観察（多くは自然に消失する）．

4）粘液嚢胞（p.12参照）

(1) 原因

粘液腺排泄管が外傷，炎症，口唇癖などによって閉鎖されて生じる．

(2) 症状

粘膜下の小唾液腺に生じることが多い．大きさは大豆大あるいは小指頭大で，粘膜から半球形に膨隆し，表面は平滑で，定型的なものでは青紫色を呈する．唾液が組織内に貯留，再発を繰り返す．触診により波動を触知し，穿刺を行うと，無色透明，粘稠な液を得る．

(3) 好発部位

下口唇，頬粘膜など．

5）Riga-Fede〈リガ・フェーデ〉病

(1) 原因

先天性歯や新生歯，または萌出中の下顎乳中切歯切縁の刺激によって舌下部（舌小帯付近）に生じる外傷性潰瘍．

(2) 症状

潰瘍は浅く，表面は白苔で覆われ，円形，楕円形を呈し，周囲に発赤をみるものや，潰瘍中央部が陥没，潰瘍辺縁がわずかな隆起を示すものがある．

(3) 対応

原因歯の鋭利な切縁を徐々に**削除**，またはグラスアイオノマーセメントなどで**被覆**する．改善がみられなければ**原因歯を抜去**する．

6）地図状舌

(1) 原因

不明（微生物，ストレス，体質，自律神経失調，内分泌障害などともいわれる）．

(2) 症状

舌背に糸状乳頭の欠如した局面が生じ，その周囲は滲出した堆積物で乳白色を呈す．このような局面が数カ所出現し，地図状を呈することから命名された．萎縮した糸状乳頭に反し，茸状乳頭は萎縮せず残存する．

通常は無症状であるが，接触痛を訴えることがある．各局面は**数時間ないし数週間**で移動をし，その**パターンを変化**させる．

(3) 対応

経過観察

7）Bednar〈ベドナー〉アフタ

(1) 原因

慢性機械的刺激（哺乳ビンの硬い乳首など）

(2) 症状

硬口蓋の後方か軟口蓋にみられるアフタ様の潰瘍．哺乳ビンの人工乳首の改良で現在はほとんどみられない．

8）アフタ性口内炎

(1) 原因

不明

(2) 症状

口腔粘膜に1ないし数個の小潰瘍を生じる炎症性病変．舌，口唇，歯肉，頬粘膜に好発する．周囲に紅暈《こううん》を有する類円形で，有痛性の小潰瘍がみられ，潰瘍表面は灰白色の線維素性偽膜で被覆されている．1～2週間で治癒するが再発を繰り返すことが少なくない．

9）小帯の異常

(1) 上唇小帯

①障害：正中離開，萌出遅延，歯肉外傷，哺乳障害，清掃困難

②診断：小帯の付着位置を確認する検査（ブランチテスト）で，口唇を上方に引っ張り，白くなった部分（貧血帯）まで小帯が付着していると診断できる．

・年齢的な診断：生下時では小帯は歯槽堤縁に付着しており，多くが増齢に伴い位置が変化するため，長期の経過観察が必要である．

・形態的な診断：小帯の幅が広い場合はそのまま残りやすい．

(2) 舌小帯

①障害：摂食嚥下障害，発音障害，舌の低位による反対咬合

②診断：舌の挙上運動制限や前方伸展時の形態的変化（舌尖部のハート型のくびれ）で判断する．ただし，重度の異常はまれであるため，授乳障害などがなければ，発音が完成する5歳くらいまで経過観察とする．

③対応：舌小帯伸展術（処置前後の機能訓練が必要となることが多い．）

・哺乳障害がある：早期に対応

・哺乳障害がない：4～5歳頃の発音完成後

7. 外傷

1）乳歯，幼若永久歯外傷の疫学

(1) 好発部位

①上・下顎では
上顎前歯＞下顎前歯＞上下顎前歯

②歯種別では上顎中切歯が最も多い．

(2) 性差

2：1で男児に多い．

(3) 好発年齢

①乳歯：2歳前後，二足歩行での移動が活発になる頃で転びやすい．

②幼若永久歯：8歳前後，特に前歯の交換期には歯が大きく突出した状態（みにくいあひるの子の時代）となるために前歯部外傷をきたしやすい．

(4) 原因

①乳歯：転倒が多い（ついで衝突，転落）．

②永久歯：転倒が多いが，衝突の割合が増加する．

2）乳歯外傷の問題点

①患児ならびに保護者が興奮して来院することが多い．

②低年齢のため協力が得にくい．

③迅速で適切な処置が求められる．

④乳歯萌出期では固定源が求められない．

3）永久歯外傷の問題点

①歯根が形成期である．

②迅速で適切な処置が求められる．

③乳歯の脱落と永久歯の萌出期のため固定源が求められない．

4）歯の外傷の臨床診断

(1) 歯周組織損傷

①振盪《しんとう》：病的動揺や変位はないが，打診に反応＝打撲

②亜脱臼：病的動揺があるが変位はない

③脱臼：病的動揺と変位がある（乳歯で多い）

・挺出：歯槽の歯軸側外方への変位

・転位：歯槽の歯軸側以外への変位

・埋入（陥入）：歯槽の歯軸側内方への変位

④脱落

⑤歯槽骨骨折

(2) 硬組織損傷

①歯冠破折（永久歯で多い）

②歯冠歯根破折

③歯根破折

8. 口腔機能発達不全症

1）診断と管理の流れ

①検査・診断

②管理計画の立案：機能障害の原因が医科的疾患の可能性がある場合には専門医科へ紹介（口蓋扁桃肥大，鼻性口呼吸，耳鼻咽喉科疾患が原因のいびきなど）．

③管理計画の説明・患者（保護者）の同意

④管理（訓練・指導）

⑤評価

※主に定期健診時に指導などの効果を評価し，再指導を行うことを繰り返す．

2）診断（評価）のための確認事項：離乳完了前

(1)「食べる」機能発達不全

①哺乳

・先天性歯の有無

・口唇，歯槽の形態異常の有無

・舌小帯の異常の有無

・乳首をしっかり口に含むことができているか

・授乳時間，哺乳量と授乳回数

②離乳

・首のすわり（乳歯萌出前に離乳開始している場合）

・舌挺出反射の残存（スプーンを舌で押し出す状態がないか）

(2)「話す」機能発達不全

①構音機能

・口唇閉鎖不全(安静時の口唇閉鎖)の有無

(3)「その他」の機能発達不全

①栄養（体格）

・極端な身長，体重の異常の有無

・カウプ指数による評価(肥満，肥満傾向，正常範囲，やせぎみ，やせ)

②その他

・口腔周囲の過敏の有無

・原始反射（特に探索反射や吸啜反射）の残存の有無

3）診断（評価）のための確認事項：離乳完了後（18カ月以降）

(1)「食べる」機能発達不全

①咀嚼機能

・歯冠崩壊歯（重症う蝕，破折歯），喪失歯の有無

・機能的因子による歯列・咬合の異常の有無

・咀嚼時の偏咀嚼の有無

・咀嚼回数，咀嚼時の咬筋を触診

②嚥下機能

・嚥下時の表情筋緊張の有無

・舌の突出嚥下（異常嚥下癖）の有無

③食べ方（食行動）

・食べこぼす，むせる，自分で食べようとしない，偏食，食べむらなど

(2)「話す」機能発達不全

①構音機能

・視診や口唇閉鎖力検査による口唇閉鎖不全の有無

・舌小帯の異常

・パ/タ/カ/ラ/サ行の音の置き換え，母音化の有無などの発音時の観察

・発音異常の有無

(3)「その他」の機能発達不全

①栄養（体格）

・極端な身長，体重の異常

・カウプ指数（幼児期）またはローレル指数（学童期：肥満，肥満ぎみ，標準，やせぎみ，やせ）による評価

・食事内容の調査（摂取栄養調査）

②その他

・口呼吸の有無：正常（鼻呼吸），鼻性口呼吸，歯性口呼吸，習慣性口呼吸

・口蓋扁桃の肥大などの有無

(4) 口唇閉鎖不全の検査

口唇閉鎖力測定器による口唇閉鎖力測定を行い，年齢および性別に応じた標準値と比較し，年齢ごとに診断する．低い値（－1 SD以下）を示し，安静時や摂食時に口唇閉鎖を認めない・口呼吸がある場合，口唇閉鎖力不足と判定する．

4）管理（訓練・指導）の内容

①生活指導：生活習慣の改善（姿勢・食事）

②形態に関する問題への対応：う蝕，萌出遅延，不正咬合，小帯付着位置異常などの処置・管理．

③機能に関する問題への対応：口腔習癖，口唇閉鎖，咀嚼・嚥下，構音，呼吸に対しては訓練を実施（**表3-18**）．

表3-18　小児に実施可能な訓練（例）

・触圧覚の脱感作
・ガムラビング（歯肉マッサージ）
・口腔筋機能療法〈MFT〉
・バンゲード法（受動的訓練・能動的訓練）
・口唇閉鎖訓練，ボタンプル
・ブローイング訓練
・りっぷるとれーな－® を用いた訓練
・舌の運動訓練
・あいうべ体操

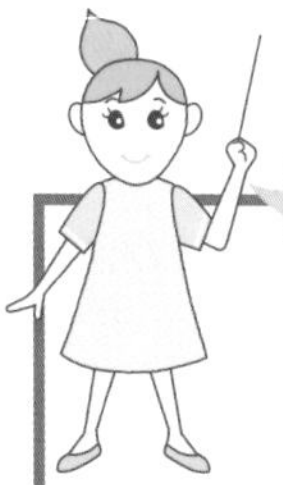

国試に出題されています！

問　11歳の男児．歯の形を気にして来院した．初診時の口腔内写真を示す．

矢印で示す形態異常はどれか．(第26回/2017年)

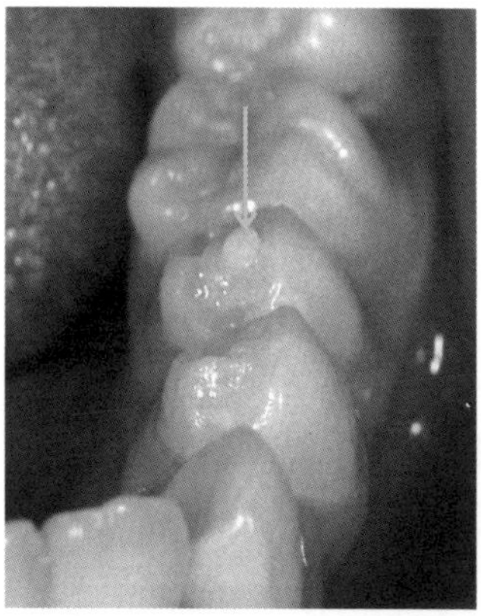

a　臼傍結節
b　中心結節
c　基底結節
d　臼歯結節

答　b

SECTION 3 小児患者の評価と対応

I 行動の特徴と情動変化

1. 年齢別にみた小児の行動と対応法

1）情動の発達傾向

①持続時間が長くなる．

②表現形式が変化する（穏やかになる，身体的表現の減少と言語的表現の増加）．

③情動の安定性が増加する（変化が少なくなる，頻度が減少する）．

④反応が多様化する．

⑤行動からの推測が困難になる．

⑥個人差が増大する．

2）年齢別の行動の特徴

(1）乳児期（生後1年以内，1歳未満児）

情報，経験を有していないため，治療行為に対して無関心であり，緊張はほとんどみられない．口腔をいじられることに対して，単純に拒否反応を示すことが多い．

(2）幼児期前期（1～3歳）

単純な内容以外は話しかけても理解しない．

表情や言動によって，本能的に好き嫌いを選別する傾向がある．見知らぬ人（歯科医師，歯科衛生士），見知らぬ物（医療器具，診療室など）に対して不安，恐怖を示す．移り気（集中できる時間が短い）．不快感，疼痛を与えると治療に不協力的となる．

(3）幼児期後期（3～6歳）

術者，保護者の説明を十分に理解でき，協力が可能となる．ほめられることに関心を示す．

養育者（母親など）を好む．3歳後半に自我形成期（第一反抗期）を迎え，自分の意思にそぐわないと拒否する．過去の体験から，医師（白衣着用者）などに根強い恐怖感が形成されている場合が多い．術者，歯科衛生士のあらゆる動作に過敏に反応を示し，対応上の問題が生じる．

身体を大切にすることの意義が理解できるようになる（身体についての価値観の高まり）．ものごとを最後まで遂行できる．社会性が身につき，プライドをもち始める．自己顕示欲が出てくる（ほめられることにより，自信をもつ）．自己防衛の姿勢が強く，治療器具（切削器，注射器など）を嫌がる．競争心が生まれるので，友人，兄弟と競合させると効果的である．

(4）学童期（6～12歳未満）

治療，健康管理の目的をよく理解できる．

自己中心性から脱却し，社会的な適応性が認められるようになり，治療の内容，方法に理解を示す．

①低学年（1～2年生）：まだ幼児期の特性を残しており，感情や情動は不安定で，外界の刺激に影響されやすい．

②中学年（3～4年生）：言語による説明にも十分理解が進み，歯科治療を拒否することはほとんどない．

③高学年（4～6年生）：一般に歯科治療への理解や協力態度が認められる．大人に準じた対応をすべきである．

II 小児の生活環境の評価

1. 小児の態度と行動に影響を及ぼす要因

診療に先立ちそれぞれの小児に関する知識が必要であり，初診時の医療面接（問診）や子どもの口腔内だけに限らず，子どもの体全体や行動，保護者（付添人）の態度などにも目を向ける，情報収集に努めることが大切である．

①小児の年齢（理解度）

②小児の性格（怖がり）

③全身状態（全身疾患の有無，健康状態，空腹や疲労）

④保護者の養育態度や家庭環境（家族構成，祖父母との同居）

⑤保護者の歯科診療に対する考え方

⑥過去における医療機関受診体験の有無と協力程度

2. 小児の生活環境への関心と育児支援

小児自身も小児の口腔内も生活環境に大きく左右される．診療中の小児の態度へも影響するため，保護者の子どもへのかかわり方は注目すべきであるが，育児支援の観点からも保護者や子どもの様子を観察することは重要である．近年，乳歯う蝕が顕著な減少傾向にある中で重症う蝕が未処置のまま放置されていたり，歯の外傷やほかの部位の外傷が認められたり，発育や発達が年齢相応でないことが見過ごされている場合などは，虐待が疑われることがある．また，保護者の育児に対する不安やトラブルは育児疲れや育児の困難感を招き，虐待につながるリスクになりうるため，悩んでいる保護者には，受容・共感的な態度で接し，適切な助言や対応をすることも育児支援となり，虐待を未然に防ぐことにもなる（**表 3-19**）．

虐待は**身体的虐待**，**性的虐待**，**ネグレクト**，**心理的虐待**の 4 つに大別される．虐待が疑われる，あるいは虐待を受けている小児（被虐待児）を発見した者には市町村・児童相談所などへの通報義務があり，歯科医療従事者にも虐待の早期発見努力義務がある．子どもに関わるすべての医療者は，子どもの代弁者として Child First で行動する必要がある．

表 3-19　子ども虐待診断用アセスメント項目の例

子どもの診察から	不自然な外傷（あざ，打撲，骨折，火傷，タバコを押しつけた跡）がある． 不自然な外傷が繰り返し起きている． 極端な栄養障害や発達の遅れ（低身長，低体重）必要な医療ケアがなされていない．不潔な服装や，兄妹との服装の差が激しい． 髪の毛や手足など極端に不潔．
子どもの行動の観察から	表情が乏しい（無表情，凍てついた凝視）． 自分の殻の中に閉じこもり，人を避けようとする．態度がおどおどしている．おびえている．親の顔色を疑ったり，親を避けようとする．落ち着きがなく，乱暴．他の子どもに対して攻撃的な態度をとる．無気力，無表情．
保護者の観察から	子どもの扱いが乱暴であったり，冷たい． 子どもの発達状況を覚えていない．子どもの状態に関して不自然な説明をする．母子健康手帳にほとんど記入がない．

一般社団法人日本小児歯科学会「子ども虐待防止対応ガイドライン」（2009. 6）

Ⅲ　小児患者への歯科的対応

1. 基本的な対応

1）言葉のかけ方

小児に対して明るくやさしい態度で接するとともに，年齢や発達に合わせた言葉を選んで積極的な話しかけを行う．小児との会話の中では診療行為や診療器具の**代用語の使用**（**婉曲語法**）やボイスコントロールも効果的な対応法である．わかりやすい説明をすることにより治療への理解や協力が得やすくなる．

2）動作や態度による対応

(1) ボディランゲージ

言葉かけだけではなく，表情や身振り（ボディランゲージ）が大切である．TLC（テンダーラビングケア：tender loving care）の態度を厳守して接する．同時に小児から発せられているボディランゲージを見逃さないことも重要．

(2) 脱感作（スキンシップ，スキンコンタクト）

手を握る，抱き上げる，肩に手を触れる，頭をなでる．親近感を増大させ不安を軽減させるのに有効な手段．さまざまな刺激を与えられている歯科治療時には，わずかな刺激（軽く手を握るなど）により，意識がほかへ転化されていることは，刺激の閾値を高め，受け入れやすくするのに役立つ．

(3) 合図

痛くて我慢できないときや，苦しいとき，左手を上げれば治療を中断するなどの約束をし，歯科医師・歯科衛生士はその約束を必ず実行する．約束したことを必ず守り，繰り返し行うことで信頼関係の形成により効果的である．

3）診療時間の設定

空腹時，疲労時，眠いときの低年齢児は受診態度が影響されやすいので診療を避ける．

1回あたりの診療時間：一般的に30分以内が望ましい．集中力・忍耐力の乏しい低年齢児ほど短く，長時間の診療は避ける．

診療に適する時間帯：低年齢児は午前中が適当（比較的体調が安定している）である．

4）小児患者のみの診療

5）適切な治療方針（診療順序）

緊急を要する場合を除き，治療は刺激の少ない簡単な処置から始めて，小児の協力状態を観察し徐々に複雑な処置へと移行する．

6）能率的な手順と安全への配慮

ラバーダム法を実施する．バキュームやタービンなどの音に対する反応による突然の体動に注意する．

7）帰宅時の対応

診療後のやさしい声かけにより，小児に親近感を持たせ，次の来院を期待させる．

2．保護者からの小児の分離

治療中に保護者が傍らにいるほうがよいかどうかは，患児の年齢を考慮するべきである．保護者との分離により不安を感じる低年齢児ではそばにいるほうがよい．

2歳児まで：保護者が同室するのが一般的

3歳児以上：保護者との分離が可能

3．行動療法（行動変容法，p.182〜184参照）

行動療法とは，学習理論に基づく技法によって心や行動を改善させようとする心理療法の総称である．教育現場や子育て，障害児の療育などに用いられ，行動を変化させる場合を行動変容法という．歯科治療への適応行動がとれるようになるためには，3〜4歳以上の発達レベルが必要である．

1）不安軽減法

（1）エクスポージャー（暴露療法）

不安や恐怖を引き起こす刺激（条件刺激）に暴露させ（さらし）て慣れさせ，克服した経験を積ませることで望ましくない反応（条件反応）を消去する方法．以下の2つの方法がある．

①系統的脱感作

恐怖を引き起こす刺激を弱いものから強いものへと段階的に繰り返し提示して，恐怖を克服する方法．

②フラッディング（flooding＝洪水）

段階をふまずに強い不安を生じさせる刺激にさらすことで，不安を減弱させる方法．

（2）その他

①Tell-Show-Do法（TSD法）

1959年に歯科医師のAddelstonが紹介した．これから行うことを**わかりやすく説明し（Tell）**，用いる器材の使い方を**見せて（Show）**，器材を用いて説明したことを**実際に行う（Do）**方法．初めて歯科診療を経験する小児や，恐怖心の強い小児で効果的である．**3歳以上（会話により意思疎通が図れる小児）**が対象となる．

※系統的脱感作やシェイピング法（後述）との類似点があるが，学習心理学に基づいたものではない．

②カウント法

特定の機器や器具に対して恐怖を感じる場合，10数える間だけ使用することを約束して，声を出して数えながら実施する方法．数を数える状況に注意が向くため，機器使用時の刺激が減弱して感じられる．また，10までというゴールがあることで小児に受け入れられやすい．

2）行動形成法

（1）オペラント条件づけ

患児がとる自発的な行動（オペラント行動）を刺激（正または負の強化子，**表3-20**）によって変化（強化あるいは弱化）させる方法．適応年齢は3歳以上．

歯科臨床では，患児のオペラント行動に対して，主に正の強化子によって好ましいオペラント行動の出現頻度を増加させる（負の強化子は好ましくない行動を抑制するが，あまり用いられない）．

（2）トークンエコノミー

望ましい行動がみられたときに，正の強化子

表3-20　強化子の例

正の強化子	ほめ言葉，頭をなでる，微笑む，ごほうびがあるなど
負の強化子	叱る，無視する，怖い顔をする，語気を荒くするなど

としてトークン（代用貨幣）を与え，トークンがたまって一定の数に達したら小児がほしいもの（バックアップ強化子）と交換する方法．

トークンにはカードやシールなどを用いる．目標となる行動，トークンの種類や与え方，交換の方法，交換する品物を明確にする．

低年齢児や，知的能力障害があってシステムを理解できない小児では効果が得られない．

(3) レスポンスコスト

ある特定の適応行動の強化子として小児に与えていたトークンを，その適応行動とは逆の不適応行動を取った場合に，小児から取り上げる方法．トークンエコノミー法と併用することが多いが，歯科臨床ではあまり推奨されない．

(4) タイムアウト法

小児に不適応行動がみられた場合に，一定時間だけ正の強化を受けられないような場所に隔離する方法．孤立した状況に置くことで，罰を与えられたことを自覚させ，不適応行動を減少させる．罰を与えた後，望ましい行動に変わったときは，ほめ言葉などの強化子を与える．

タイムアウト法を行う際には，事前に保護者から了承を得る必要がある．

(5) シェイピング法

目標とする行動をいきなり獲得させるのではなく，**スモールステップ**に分け，段階を追って少しずつ強化する方法．オペラント条件づけに基づく行動形成法の1つ．最終的な目標行動に至るまで，容易なことから順に行わせ，その行動が生じたら強化を行う．知的能力障害児や自閉スペクトラム症児に用いられることが多い．

3) モデリング法

手本となる他者（モデル）の行動を観察し，学習させることで行動の修正を促す方法．小児期には模倣行動が多くみられることから，模倣により好ましい行動に転換できるように促す．

(1) 実際の診療場面を観察させる方法（ライブモデリング）

好ましい行動や，リラックスした状態を示している小児（同年齢あるいは兄弟姉妹）の様子を観察させる．

(2) 診療場面のDVD（動画）を見せる方法，人形などを活用する方法（間接的モデリング）

見せるときは，ポイントとなるところを言葉などで強調すると，より効果的である．

4) その他

(1) 視聴覚リラクセーション法

歯科治療中に音楽を聴かせたり，動画を見せたりすることで治療に伴う不快感を減少させる方法．聴覚過敏のある小児では，ヘッドホン等の使用によって不快な音の遮断効果が得られる．

(2) ボイスコントロール

話しかける声の大きさ，強弱，口調などを調節することで術者に注意を引きつけ，指示に従うよう働きかける方法．不適切行動がみられたら大きい声や強い口調で修正を促し，適切に行動できたら優しい口調で話す．小児の歯科診療で広く用いられており，他の行動コントロール法と併用されることも多い．

(3) ハンドオーバーマウス法（Hand-over-mouth 法，HOM 法）

泣き叫んだり，興奮したりして術者の話を聞こうとしない小児に対して，口を手で覆うことで術者に注意を引きつけ，耳元で穏やかに語りかけて説得する方法．術者の行動に驚いて泣き止んだところでコミュニケーションを図る．事前に保護者に目的を説明して同意を得ておく必要がある．**会話のできない低年齢児，自閉スペクトラム症児やコミュニケーション能力が十分に発達していない小児，おびえている小児，重度心身障害児には適用すべきではない．**

4．身体的抑制法

あくまでも治療に協力を得られないときに使用する方法．以下に適用例をあげる．

・何度来院してトレーニングを行っても行動の改善がみられない患児．
・3歳未満で意思の伝達が困難で不協力的となり，緊急処置が必要な場合．
・心身障害児で，不随意運動の激しい場合．

1) 物理的身体抑制法

歯科治療時に（患児の安全確保，医療事故防止のため）患児の身体の動きを抑制する方法．

(1) 徒手による方法

介補者や保護者により患児の身体を手で押さえて抑制する．通常2〜3名必要で，まず一人が頭部を固定し，もう一人が両腕を胸部の上または横で押さえ，さらにもう一人が膝の上を押さえて足が曲がらないようにし，両足をそろえて固定する．

(2) 布（タオル・シーツなど）または抑制具を用いる方法

過度の圧迫（特に頸部）をしないように注意する．発汗が予想されるので，衣服はあらかじめ一枚脱がせておくか，着替えの用意をしてくるよう保護者に前もって伝えておく．

(3) 開口器の併用（プラスチック製のバイトブロック，金属製の開口器など）

2) 身体抑制時の注意事項

①保護者に十分な説明を行い，必ず了解を得る．
②治療は速やかに行う．
③治療導入の一手段または最後の手段として用いる．

5. 精神鎮静法（p.29 参照）

1) 経口投与鎮静法（前投与法）

鎮静薬や抗不安薬を治療前に投与して，不安や緊張を緩和し，不適応行動をコントロールする方法．

2) 笑気吸入鎮静法

亜鉛化窒素（20〜30％濃度）と酸素（80〜70％濃度）の混合ガスの吸入により，患児の意識を失わずに緊張感や不安を取り除き，治療を行う方法．

3) 静脈内鎮静法

6. 全身麻酔法

①適応
・普通治療の困難な心身障害児
・重度の心身障害児
・多数の処置を要する歯を有し，歯科治療に全く不協力な小児
・局所麻酔剤に対し特異体質の小児
・遠隔地からの通院など社会的要求
・治療時に疼痛性ショックを起こす小児
・不協力児で保護者の希望がある場合　など

②利点
完全無痛的に一度に多数歯の処置が可能

③欠点
・麻酔設備・麻酔科医の協力が必要
・術前検査や入院を伴う術前術後管理が必要
・治療回数および時間の制約により治療内容が限定される（補綴的処置や歯内療法などは行いにくい）．

SECTION 4

小児の歯科治療

I 検査

1. 診察・検査の目的

①新規来院患者（新患）に対する初診時診察
②定期検診時の診察
③治療開始後，個々の処置時に行う診察

2. 患児の診察と必要事項

1）医療面接（かつては「問診」といわれていた）

(1) 来院の動機，または主訴

(2) 現症（現在の状態）

(3) 現病歴

(4) 全身の既往歴

①妊娠中の母親の健康状態：妊娠中の疾患罹患，つわりの有無・程度・期間，出産時の年齢
②出生時，出生直後の小児の状態：在胎月数，分娩状態，**生下時体重・身長**，新生児黄疸，保育器の使用の有無
③栄養状態：授乳の種類（母乳，人工乳，混合乳），離乳食（開始時期，内容，完了時期）食事の内容，好き嫌い，間食の摂取状態（内容，時間，規則性）
④小児の成長発育状態：身長体重の増加傾向（母子健康手帳）
⑤全身疾患・体質異常：先天的な異常，全身疾患，アレルギー体質

(5) 家族歴

先天的な異常，異常体質

(6) 診療に対する患児と保護者の態度

歯科受診の既往，治療の経験，協力性

(7) 生活環境と口腔内環境の推移

①第何子，②保育環境，③歯の萌出時期（歯種部位別），④食物の嗜好，⑤口腔習癖

2）全身的診察

(1) 身体と精神発達の状態

身長，体重，**Kaup〈カウプ〉指数**，**Rohrer〈ローレル〉指数**，パーセンタイル，胸囲，頭囲

(2) 運動の状態

首のすわり，寝返り，はいはい，つかまり立ち，歩行の開始時期

(3) 言葉の状態

口腔奇形，小帯の異常

(4) 手指の診査

(5) 体温，脈拍，呼吸および血圧

3）頭部・顔面部の診査

(1) 頭部

形態，対称性，毛髪，皮膚

(2) 顔面

顔貌，顔色，眼，鼻，口唇，顎の形態と対称性，腫脹の有無

4）口腔内診察

(1) 口腔診断のための資料

①口腔内写真と顔面規格写真
②歯列咬合模型
③エックス線画像

(2) 口腔衛生状態：口腔清掃状態の客観的評価

①プラークの染め出し：刷掃指導効果を検証するために付着したプラークを視覚化する．
②口腔清掃状態の数量化と評価法

(3) 歯

①歯の状態：
・歯数：過剰，欠如
・形態：歯冠の大きさ，結節の異常，過剰咬頭，歯の癒着
・形成：エナメル質形成不全症，エナメル質減形成，象牙質形成不全症
・変色・着色：全身疾患，薬物，歯髄壊死と壊疽，清掃不良に起因

表 3-21　フォン・ハルナックの小児薬用量換算表

年齢	未熟児	新生児	3カ月	6カ月	1歳	3歳	7歳半	12歳	成人
薬用量（成人比）	1/10	1/8	1/6	1/5	1/4	1/3	1/2	2/3	1

②う蝕罹患状態：う窩の位置・深さ・広がり，う蝕活動性，う蝕罹患型

③萌出の状態・時期的・位置的問題の有無

④外傷の有無

(4) 軟組織

①歯肉：炎症，腫脹，色調，色素沈着

②舌：色調，肥厚，裂溝，炎症，大小

③口唇（口角）：色調，湿潤，炎症，形態

④口蓋，扁桃：炎症，腫脹，形態

⑤頰粘膜：炎症，腫脹

⑥小帯：形態，付着部位

(5) 歯列・咬合

①**歯列発育状態（ヘルマンの咬合発育段階）**

②**歯列弓の形態**

③正中関係：顔面の正中に対する上下顎歯列の正中の位置

④前歯部咬合状態：正常，反対，切端，開咬，過蓋，**オーバーバイト**，**オーバージェット**

⑤犬歯部咬合関係：Ⅰ級，Ⅱ級，Ⅲ級

⑥臼歯部咬合状態：交叉咬合，開咬

⑦**ターミナルプレーン・第一大臼歯の咬合関係**：垂直型，近心階段型，遠心階段型

⑧空隙・叢生：**霊長空隙**，**発育空隙**

5) 顎・舌および口唇の運動機能，咀嚼の診査

①クリッキング・偏位

②吸啜・捕食，咀嚼・嚥下

③下顎の習慣性開閉運動（開口障害の有無）

④舌突出時の舌尖の位置・形態の観察（舌小帯による舌の運動障害の有無）

6) その他の検査

診療協力度の評価

Ⅱ 薬物投与

1. 小児の薬理学的特性

・呼吸中枢や血管中枢に作用する薬剤に対しては過敏に反応する．

・大脳に作用する薬剤に対し耐性が強い．

・有効量と中毒量の幅が狭い〔成人よりも LD_{50}（半数致死量）は低く，安全域が狭いので薬用量に注意〕．

・薬物感受性には個体差がある．

2. 小児の薬用量（算出法）

成人と異なり発育が安定していないため，薬物の選択や投与量を厳密に守る必要がある．

①アウグスバーガー（Augsberger）の式：（年齢×4＋20）／100×成人量

→満1歳以上に適用

②フォン・ハルナック（Von Harnack）の小児薬用量換算表（年齢と体表面積によるもの）（**表 3-21**）

3. 小児の薬剤投与方法

①経口投与を原則とし，内服薬には散剤，錠剤，顆粒，水剤，シロップ剤などから選ぶ．5歳未満では錠剤やカプセルは誤飲する可能性が高いので，シロップやドライシロップを用いる．

②内服時期は，空腹時が薬物の吸収が最もよいが，抗菌薬，解熱鎮痛薬などは副作用防止の観点から食後30分くらいに与えることが多い．

③投与回数の決定は，薬剤の吸収速度，体内分布，分解，排泄速度，症状などを考慮して行う．

④ほかの薬剤服用がある場合は，他科の投薬状況を把握し，重複しないようにする．また，各薬剤の添付文書などを参考にして，十分な知識をもって対応する．

4. 薬物管理の注意事項

①小児の手の届かないところに保管し，必ず保護者の指示によって投与する．

②不要となった薬剤は目に触れないように廃棄する．

③嘔吐，下痢などの消化器症状（胃腸障害），薬疹（発熱，発疹，皮膚掻痒感）や喘息などのアレルギー症状などの副作用が出現した場合，ただちに服用を中止し，主治医に連絡するよう説明する．

④医療面接で不快事項の有無を問う（投与前，投与後）．

Ⅲ 応急処置

外傷や急性症状を主訴とする場合には，ただちに応急処置をして，外傷歯の保存や症状の軽減を図る必要がある．

1．応急処置の流れと処置時の注意事項

①主訴に関連する医療面接と患部のエックス線画像撮影などの必要な検査を速やかに行う．

②医療面接と検査結果から診断し処置を行う．低年齢児では，初めての歯科治療経験になることも多く，コミュニケーションが十分に図れず，抑制下での治療になる場合もある．その際には，保護者に説明し，その同意を得なければならない．

③外傷や急性症状としての激しい痛みでの来院時には，小児自身のみならず保護者も気が動転し，パニック状態に陥っていることもあるので，保護者を落ち着かせ，話を聞ける状態にすることも大切である．

④急性症状が緩解するまでは，応急処置を継続することもある（この場合の処置は緊急対応ではなく，初診時に割愛した診察・検査などを併行して行う）．

2．歯の外傷に対する診察の手順

①病歴聴取：受傷時期と経過時間，発生時の状況と場所，他院受診の有無，自覚症状，過去の歯の外傷の既往，全身の既往歴，破傷風ワクチン接種（DPT）の有無，意識障害の有無（**意識障害がある場合は救急搬送**）

②視診：破折・亀裂は光照射器を用いるとわかりやすい．

③触診：動揺度検査．複数歯が同時に動くようなら歯槽骨骨折を疑う．

④打診：軽度な打診に反応する場合は歯根膜損傷（亜脱臼）が疑われる．

⑤歯髄診：電気診や温度診．根未完成歯は完成歯に比べ閾値が高い．受傷直後は無反応でも 1～2 カ月後に回復することもある．

⑥エックス線検査：受傷歯を中心に 2 方向以上から撮影し，歯根形成段階，歯根破折・吸収の有無，歯髄腔の形態，歯槽骨骨折の有無，歯根膜腔の状態，乳歯根と永久歯歯胚との関係，異物埋入の有無を確認する．

Ⅳ 歯冠修復処置

1．乳歯の歯冠修復

1）目的

①う蝕の進行抑制

②乳歯歯髄の保護

③咀嚼機能の回復と維持

④歯列弓長の保持：歯冠近遠心幅径の保持

⑤咬合関係の保持：咬合高径の保持

⑥う蝕による汚染防止と清潔な口腔内環境の保持（う蝕原因菌の減少）

⑦発音機能の回復と維持

⑧審美性の回復と維持

2）適応症

①う蝕歯
- う蝕の除去後の修復
- 歯髄処置，感染根管処置後の歯冠修復

②外傷による歯冠破折歯

③形成不全歯

④形態異常歯

⑤変色歯，着色歯

3）乳歯に特有な修復法

（1）コンポジットレジン冠修復（乳前歯）

①適応症：
- 歯冠崩壊が著しく，充塡では修復が困難な乳前歯
- 全歯面にわたりう蝕に罹患している乳前歯
- 充塡による修復では歯質に十分な抵抗形態が得られない乳前歯
- エナメル質形成不全，円錐歯，矮小歯などの形態異常歯，変色歯
- 外傷による歯冠破折歯

②利点・欠点：**表 3-22**

(2) 乳歯用既製金属冠修復（乳臼歯）

①適応症：

・広範囲，多歯面にわたるう蝕がみられる歯
・歯冠崩壊が著しく，充塡では修復困難な歯
・歯髄処置歯
・二次う蝕のリスクが高い歯または口腔内
・エナメル質形成不全歯や象牙質形成不全歯
・外傷による歯冠破折歯
・保隙装置の支台歯
・歯ぎしりなどによる咬耗が著しい歯

②利点・欠点：**表 3-23**

2. 幼若永久歯の歯冠修復

1) 目的

・基本的には乳歯の歯冠修復の目的と同じ
→う蝕進行の抑制と歯髄保護
・成長発育に伴う咬合の変化に対応
→暫間的な修復が望ましく，萌出が完了し，
　咬合が確立安定した後に最終修復を行う．

2) 歯冠修復時の注意事項

①歯質が未熟であるため，う蝕に対する抵抗性が低く，罹患するとその進行は速い．特に大臼歯は歯列の遠心に萌出するので，萌出開始を気づかれにくく，管理されず放置されやすい．

②咬耗が生じていないため，小窩裂溝が深く，複雑である．また，副隆線や付加溝が明瞭であり，窩洞の外形線の設定が困難である．

③萌出途上にあるため，歯肉が安定していない．臨床的歯頸線が変化することから，全部被覆冠による修復は行うべきではない．

④歯冠がまだ咬合線に達していないため，咬合は安定せず，隣在歯との関係も確立していない．したがって，歯冠修復では，その歯固有の解剖学的形態を付与するようにする．また，歯頸部のアンダーカットが歯肉から出ていない場合，クランプの装着が困難となり，ラバーダム法が行えない場合がある．

⑤歯髄腔が相対的に大きく，髄角が突出しており，二次象牙質の形成は不十分であるため，象牙質は菲薄である．したがって，う蝕が歯髄に波及しやすく，窩洞形成中に露髄する可能性が高いので，注意を要する．

表 3-22　コンポジットレジン冠修復の利点と欠点

利点	欠点
① 審美性がよい．	① 歯冠形態の自由な回復は困難．
② 脱落しにくい．	② 歯頸部の適合に難あり．
③ 即日修復が可能．	③ 仕上げに限界がある．
④ アンダーカットが存在しても適応できるため，歯質削除量を最小限にできる．	
⑤ 術式が容易．	
⑥ 技工操作が不要．	

表 3-23　乳歯用既製金属冠修復の利点と欠点

利点	欠点
① 即日修復が可能．	① 自由な形態付与は困難．
② 歯質削除量が比較的少なく，多少のアンダーカットにも対応可能．	② 歯頸部の適合など，術者の技術が必要．
③ 多歯面う蝕に有利．	③ 審美性に欠ける．
④ 保持が良好である．	④ 咬耗により穿孔することがある．
⑤ う蝕罹患性の高い患者に適する．	
⑥ 障害児の修復に適する．	
⑦ クラウンループやディスタルシュー保隙装置の一部になる．	

Ⅴ 歯内療法処置

1．乳歯の歯内療法

1）歯髄鎮静法

（1）適応症

歯髄充血，急性単純性歯髄炎

（2）使用薬剤

主に酸化亜鉛ユージノールセメント

2）間接覆髄法

（1）適応症

健康歯髄，慢性閉鎖（単純）性歯髄炎

（2）使用薬剤

覆髄剤として酸化亜鉛ユージノールセメントや水酸化カルシウム糊剤

3）暫間的間接覆髄法（IPC 法）

深在性う蝕で，**軟化象牙質をすべて除去すると露髄すると予想される場合**に，軟化象牙質を可及的に除去（スプーン・エキスカベータ，ラウンドバー）し，**窩底の一部に軟化象牙質を一層残して**水酸化カルシウム糊剤を覆髄剤として貼付し，暫間的に修復を行い，**軟化象牙質の再石灰化と修復象牙質の形成を期待し**，生活歯髄を極力保存する方法．修復象牙質を確認した後（初回治療から 2～3 カ月後），暫間充塡・覆髄剤・残した軟化象牙質を除去し，最終修復を行う（**図 3-12**）．

（1）適応症

間接覆髄法と同じ（ただし，臨床症状がなく，歯髄の生活反応が高いことが条件）

4）直接覆髄法

（1）適応症

窩洞形成中の偶発的露髄，外傷による破折での露髄など，非感染性の健康歯髄の点状露髄（ピンホール大まで）．

（2）使用薬剤

覆髄剤は水酸化カルシウム糊剤．

5）生活歯髄切断法（断髄法）

歯髄の炎症が患部歯髄に限局している場合，患部歯髄を根管口部で切断し，歯髄切断面に水酸化カルシウム糊剤を貼付して乳歯の生理的歯根吸収を期待する方法．

（1）適応症

急性単純性歯髄炎，急性化膿性歯髄炎，慢性潰瘍性歯髄炎，慢性増殖性歯髄炎（これらのいずれかに該当し，根部歯髄に炎症がない場合）．

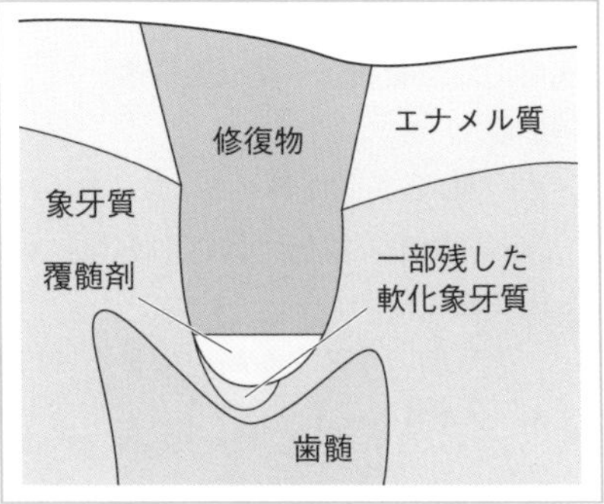

図 3-12　暫間的間接覆髄剤（断面図）
修復物：グラスアイオノマーセメントやコンポジットレジンセメント
覆髄剤：水酸化カルシウム糊剤など

（2）治癒機転

水酸化カルシウムによりデンティンブリッジ（象牙質橋，被蓋硬組織）の形成を促進し，根部歯髄を正常に維持する．

6）抜髄法

（1）適応症

急性化膿性歯髄炎，慢性潰瘍性歯髄炎，慢性増殖性歯髄炎（これらのいずれかに該当し，全部性と診断された場合，根尖歯周組織や永久歯胚への炎症の波及を防止するために歯髄をすべて除去する）．

7）感染根管治療

（1）適応症

歯髄壊疽，根尖性歯周炎

※以下の点を考慮した結果，抜歯となる場合もある．

・乳歯歯根の吸収状態
・歯根周囲の病巣の大きさと歯槽骨の吸収状態
・炎症の波及状態と永久歯歯胚の発育状態
・歯冠崩壊の程度（防湿不可能であれば抜歯）

8）根管充塡

抜髄後，感染根管治療後に行う．永久歯とは異なり，乳歯では生理的歯根吸収があることを考慮して対応する．

（1）乳歯根管充塡材の所要性質

・根管内へ容易に充塡でき，完全に根尖閉鎖ができる．
・歯根吸入に同調して吸収される．

・適度に持続的な殺菌力がある．
・組織親和性があり，根尖部組織の治癒を促進する．
・後継永久歯や歯周組織を障害しない．
・歯質を変質・変色させない．
・エックス線造影性がある．
・収縮や膨張など，形態や性質に変化を生じない．

(2) 乳歯根管充塡剤の種類

①水酸化カルシウム系糊剤
②ヨードホルム系糊剤
③酸化亜鉛ユージノール系糊剤

※乳歯では非吸収性根管充塡材（ガッタパーチャポイントなど）は使用しない．

2. 幼若永久歯の歯内療法

幼若永久歯は成熟永久歯と比較し，歯髄腔が大きく，また歯質も薄いため，不用意に窩洞形成を行うと，露髄の危険性が高い．

1) 歯髄保存療法（覆髄法）

乳歯に準ずる．

2) 生活歯髄切断法（断髄法）

水酸化カルシウム法を用いて処置し，根尖を完成させる．幼若永久歯にFC法，失活歯髄切断法は禁忌．

3) 治癒機転（処置後の歯根形成）

(1) アペキソゲネーシス（Apexogenesis）

歯冠部歯髄の一部に損傷や感染のある根未完成歯において，**生活歯髄切断処置**などを行った後，残存するヘルトウィッヒ上皮鞘により，歯根を発育させ，**正常に根尖を閉鎖し歯根形成を完了させる**ことをいう．

(2) アペキシフィケーション（Apexification）

根尖部歯周組織まで損傷や感染が進んでいる（＝ヘルトウィッヒ上皮鞘が破壊されている）根未完成歯において，**抜髄**や**感染根管治療**などを行った後，根管治療や根管充塡材の作用により，根尖部歯周組織に骨様象牙質，セメント質様組織など硬組織形成を促し，これにより根尖孔を狭窄ないし閉鎖させることをいう．**歯根形成は停止しているので歯根の伸長はない**．

Ⅵ 歯周疾患の処置

小児期にみられる最も多くみられる歯周病は歯肉炎であることから，プラークコントロールが処置・予防の基本となる．

1. プロフェッショナルケア

1) プラークの染め出し：口腔清掃の評価

染め出すことでプラークの付着部位や付着状態（範囲と量），成熟度を小児や保護者に明示し，刷掃効果を視覚的に認知させる．モチベーションの向上や自己評価が可能となる．

2) PTC

セルフケア用品を使って歯科医師・歯科衛生士が行うプラークコントロール．

3) PMTC

歯科医師・歯科衛生士により機械的清掃器具で全歯面から選択的にプラークを除去すること．

4) 歯石除去

①縁上歯石：口腔衛生指導の際に除去
②縁下歯石：消炎後に除去
→出血や疼痛の軽減

5) 3DS（dental drug delivery system）

抗菌薬の局所投与

2. ホームケア
（小児および保護者への指導内容）

歯肉炎の改善および予防には，家庭における小児自身や保護者によるプラークコントロール（ホームケア・セルフケア）が基本となる．

①歯磨剤の使用
②洗口（洗口剤の使用）：
・低年齢児では難しい．
・体調の悪いときにも行える．
・習慣づけると，口腔内衛生状態を良好に保つだけではなく，口腔周囲筋の発達（機能・形態）の助けになる．
③フロッシング：デンタルフロスの適切な使用による歯頸部，隣接面部のプラーク除去
④定期健診（リコールシステム）：定期的にホームケアの実施状況を確認し，必要があれば指導する．
・ブラッシングが正しく実行されているか．

・行っているブラッシングテクニックで十分プラークが除去できているか．
・間隔は1～3カ月程度と歯周病の病態，歯石付着状態などにより幅がある．

Ⅶ 口腔外科処置

1．乳歯の抜歯

1）適応症

（1）病的な状態の乳歯（保存不可能な乳歯）

①歯冠崩壊が大きく，修復処置が不可能である，あるいは防湿下の治療ができない歯

②病巣が大きく保存不可能な（治癒の可能性が低い）歯（後継永久歯に悪影響を及ぼすおそれがある乳歯）

③歯根尖露出乳歯

④外傷により保存不可能となった歯根破折歯や埋入歯

（2）咬合誘導上，抜去を要する乳歯

①脱落期による動揺乳歯

②晩期残存乳歯

③後継永久歯の萌出を障害している先行乳歯

④乳歯の保存により咬合や歯列の異常を起こすおそれのある場合

（3）その他

①過剰歯や牽引誘導困難な埋伏歯

②哺乳障害（授乳困難）の原因である先天歯

③外傷で抜去を要する歯(骨折線上の乳歯など)

④障害児などで保存治療が困難な歯

2）禁忌症

永久歯の抜歯禁忌症に準じる．

（1）全身疾患に罹患している場合

血液疾患，糖尿病，心疾患，腎疾患，内分泌異常，局所麻酔薬過敏症，アレルギー性疾患など

（2）局所の急性疾患

顎炎，急性歯周組織炎，進行性口腔粘膜疾患など

3）注意事項

①急性炎症のある患児には，抗菌薬を投与して炎症を消失させてから抜歯する．

②抜歯する前には必ずエックス線検査を行い，歯根の状態を調べておく．

③全身疾患のある小児では，全身状態を小児科医に確認してから抜歯する．

4）乳歯抜去の留意点

①必ず保護者の同意を得る．

②出血性素因やアレルギーの有無を再確認する．

③乳歯と永久歯胚の位置的な関係から，後継永久歯の歯胚に損傷を与えないようにしなければならない（術前のエックス線写真で後継永久歯との位置関係を把握しておく）．

④抜歯は原則として永久歯の術式に準じるが，乳歯根の形態は一般に細長く，特に上顎乳切歯が唇側に彎曲していることや，上下顎乳臼歯の歯根離開度が大きいことに注意する．

⑤器具は必ず乳歯用鉗子・挺子を使用する．

⑥不要な根尖部の掻爬は永久歯胚を傷つけるおそれがあるため，避けるようにする（不良肉芽は掻爬）．

⑦小児は恐怖心が強いので，抜歯の必要性をよく理解させる．

⑧患児が突然動くことがあるので（特に浸潤麻酔時），補助者は患児の身体に軽く触れておくとよい．

⑨抜去歯の誤飲や気管内吸引に注意する．

⑩感染の機会を減少させるような細かい配慮が大切である．

5）術後の注意事項

（1）創傷部の安静

当日のプール遊びや水泳は避ける．激しい運動や熱い風呂に浸かるなど，末梢血管が拡張し再出血を助長させる行動は控える．当日の頻繁な含嗽や，抜歯部位のブラッシングは避ける．

（2）咬傷の防止

2時間くらい飲食を避けるなど，**麻酔効果が消失するまでは咬傷に注意**する．

（3）感染防止

汚れた手で抜歯部位を触らないなどの感染予防に留意する．

（4）異常時（後出血，後疼痛など）の連絡

痛みや出血など，異常がある場合は，担当医に連絡する．

（5）投薬時の指示

投薬を受ける場合は，服用方法を守る．

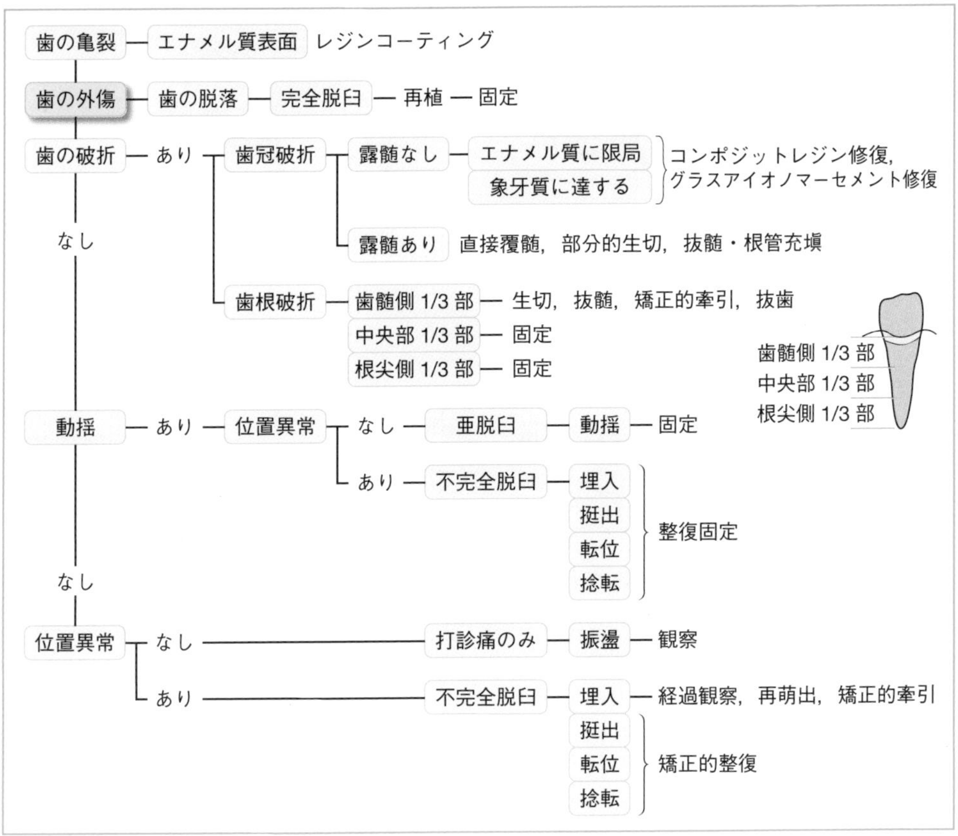

図 3-13　幼若永久歯の外傷の診断と治療の流れ　（下岡，2002．改変）

VIII　外傷の処置

1．乳歯外傷の処置

1）歯冠表面の亀裂（図 3-13）

2）歯冠破折歯（図 3-13）

3）歯根破折歯（図 3-13）

4）脱臼歯の処置

（1）完全脱臼：再植しない

歯の喪失部は可撤保隙装置の適応

（2）不完全脱臼

①処置可能であれば整復・固定

②処置困難であれば抜歯

③陥入：抗菌薬投与後，経過観察→自然萌出

2．幼若永久歯外傷の処置

図 3-13 を参照．

3．脱落（完全脱臼）歯の保存方法

脱落からの時間が短く（2 時間以内），保存状態（**歯の保存液，冷たい牛乳，生理食塩水中に保存**）がよければ，歯根膜の治癒・回復が期待できる．

IX　咬合誘導

咬合誘導とは，健全な永久歯列咬合の成立を目的として，発育途上にある歯列および咬合の機能や形態の異常を早期に発見し，これらを適切な時期に治療することで，本来の正常な発育方向へと導くことである．

1．保隙

保隙装置とは，乳歯列期や混合歯列期に，乳歯あるいは永久歯の早期喪失症例において，喪失歯が占有していた空隙を近遠心的（水平的）

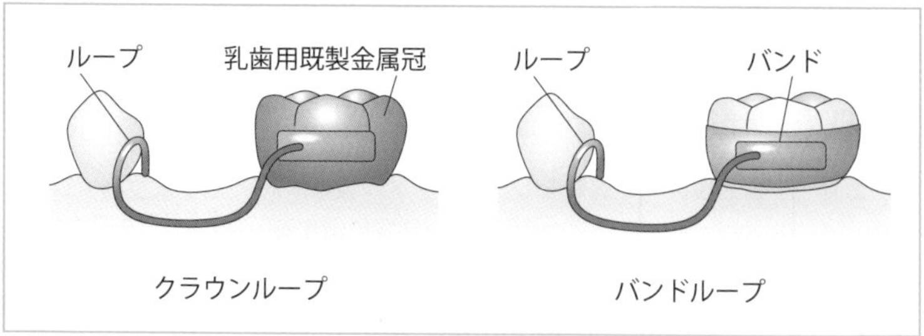

図 3-14　クラウンループとバンドループ

あるいは垂直的に保持し，後継永久歯の萌出の場を確保することを目的として使用される装置をいう．

1）適応症

乳歯早期喪失により，

①後継永久歯の萌出スペースが隣在歯の傾斜，移動により失われる可能性がある場合

②対合歯が挺出する可能性がある場合

③咀嚼や発音などの機能障害が生じる可能性がある場合

永久歯の早期喪失により，

④欠損部へ隣在歯が移動し，永久歯咬合に異常をきたすおそれが予想される場合

2）非適応症

①後継永久歯萌出のための空隙がすでに失われ動的咬合誘導が必要である場合

②不正咬合が存在し動的咬合誘導が必要である場合

③保隙装置が顎顔面の成長発育や歯の萌出・生理的移動を妨げるおそれがある場合

④早期に後継永久歯の萌出が見込まれる場合

⑤患児や保護者の理解や協力が得られない場合

3）保隙装置の種類

(1) クラウンループ・バンドループ（図 3-14）

支台歯（第二乳臼歯）に乳歯用既製金属冠（クラウン）あるいはバンドを調整し，これにワイヤーをループ状に曲げ，ろう着して用いる．

①目的：乳臼歯 1 歯のみの早期喪失による空隙の保持（主として D→4 の萌出スペースの確保）

②適応：片側性乳臼歯 1 歯のみの早期喪失で，喪失部の後方歯を支台歯として利用できる場合

③時期：ⅡA～ⅢB

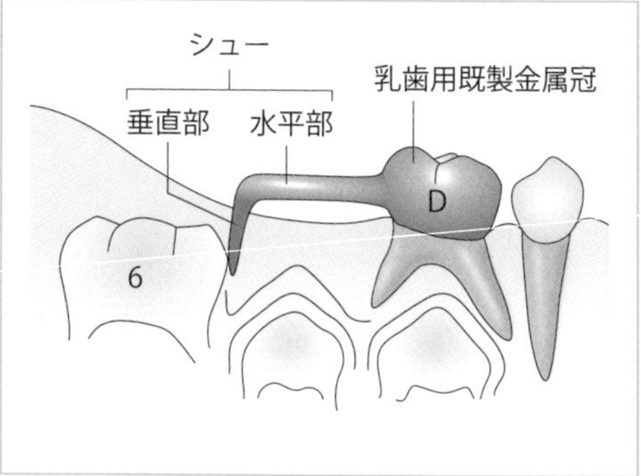

図 3-15　ディスタルシュー

④特徴：喪失部位の近遠心的空隙を確実に保持できるが，**片側 1 歯喪失例に限定**される．

(2) ディスタルシュー（図 3-15）

支台歯（第一乳臼歯）に乳歯用既製金属冠を調整し，エックス線画像などから第一大臼歯の位置を確認し，冠にろう着したシューの垂直部が第一大臼歯の近心部に接するように，**抜歯直後の麻酔が奏功している間に歯肉内に挿入**する．

①目的：第一大臼歯萌出時の近心移動防止

②適応：第一大臼歯が未萌出で，第二乳臼歯が保存不可能である（＝抜去する）とき

③時期：ⅡA～ⅡC

④特徴：未萌出の第一大臼歯の保隙が可能な唯一の装置だが，萌出後の第一大臼歯は捻転を起こしやすい．第一大臼歯の萌出後に装置の変更が必要．

(3) リンガルアーチ（舌側弧線装置）

第一大臼歯に維持装置を付したバンドを調整し，前歯舌面に接する舌側弧線を作製する（p.74 参照）．

①目的：歯列弓周長の維持（第一大臼歯の近

心移動防止）

②適応：

・両側第一大臼歯（あるいは第二乳臼歯）にバンド装着が可能で，2 歯以上の乳臼歯を早期喪失した症例（特に両側性乳臼歯欠損例）

・第一大臼歯を固定し，乳臼歯の連続抜去を行う場合

・可撤保隙装置の使用に不協力な患児

③時期：ⅢA～ⅢC

④特徴：歯列弓周長の確保が確実に行えるが，バンド装着予定歯が萌出途上では適用できない．弾線を付加することで歯の移動も可能．

(4) Nance〈ナンス〉のホールディングアーチ

①目的：歯列弓周長の維持（上顎第一大臼歯の近心移動防止）

②適応：リンガルアーチと同様であるが，**上顎のみ**に用いる．（上顎乳臼歯欠損で，③上顎第一大臼歯が萌出している場合）

③時期：ⅢA～ⅢC

④特徴：歯列弓周長の確保が確実に行えるが，バンド装着予定歯が萌出途上では適用できない．弾線を付加することで歯の移動もできる．主線が前歯舌側面に接しないので，前歯の被蓋関係が緊密な症例に使用可能である．パラタルボタン（レジンボタン）の口蓋面が不潔になりやすい．早い時期に上顎第二乳臼歯を支台歯として装着することもある（p.75 参照）．

(5) 可撤保隙装置（小児義歯）

①目的：乳歯早期喪失症例における，近遠心的，垂直的保隙および咀嚼機能の回復

②適応：

・両側性の乳臼歯部早期喪失症例

・片側性の 2 歯以上の臼歯部早期喪失症例

・乳前歯部早期喪失症例

・片側性の臼歯部欠損でも，支台歯の乳臼歯が固定式保隙装置の適応でない場合

・永久歯の早期喪失で，将来の補綴処置のために保隙が必要である場合

③時期：ⅡA～ⅢB（永久歯の保隙を除く）

④利点：

・近遠心的，垂直的な保隙が可能

・咀嚼機能，審美性，発音の回復が可能

・可撤式であるため清掃性が良好

・小移動装置を組み入れることが可能

・多数歯欠損症例に応用可

⑤欠点

・不協力児では効果が得られない．

・永久歯萌出に伴い削合・調整が必要である．

・床に隣接する歯にう蝕を生じやすい．

・紛失・破損・変形しやすい．

・低年齢児には使用不可能である．

(6) 保隙装置装着後の管理

保隙装置は発育旺盛な小児期に装着するため，3～4 カ月に一度の定期検診は重要である．

→定期的な来院が可能であることも保隙適応の必要条件

［定期検診時のチェック項目］

①装置の変形・破損の有無や調整の必要性

②後継永久歯の状態確認

③歯・歯周組織の異常の有無

2. 能動的咬合誘導

1) 歯列弓周長の回復

狭められた後継永久歯の萌出余地を拡大することにより再確保すること（＝スペースリゲーニング）．これに用いる装置がスペースリゲーナーである．

2) その他の咬合誘導法

①トリミング法

②埋伏歯の牽引誘導　など

3. 口腔習癖などの対応

口腔習癖とは，日常生活で無意識に行っている口腔に関連した習慣的行動をいう．口腔の形態的・機能的発達に影響を及ぼすことが多い．習癖は，小児の心理的問題や性格とも関連し，診断や治療には慎重な対応が望まれる．

1) 口腔習癖の種類とその影響（p.53 参照）

(1) 吸指癖

「指しゃぶり」ともいわれ，**口腔習癖のうち最も多い**．低年齢では一般的にみられる．**母指**を吸う場合が大部分を占め，次に人差し指が多い．出生後数カ月で発現し，1～2 歳で増加し，3 歳頃から減少する．

①影響：**開咬**や**上顎前突**，**狭窄歯列弓**を呈することがある．その程度は，吸指癖の期間，頻度，強さ，時間によるが，3 歳頃までに中止すれば影響は少ない．

②処置法：一般に 3 歳頃までは生理的行動と考えられ，経過観察を行う．3 歳を過ぎても継続している**吸いだこ**のある頑固な吸指癖は，患者への説明と心理的療法を行う．習癖防止装置として，フィンガーガード，指サックを用いる場合もある．

(2) 咬唇癖

口唇を咬んだり，吸ったりする癖をいう．上唇より下唇を咬む場合が多く，口唇周囲のただれにより容易に発見できる．吸指癖や舌突出癖に付随しているケースもみられる．

①影響：下口唇の咬唇癖の場合，下顎前歯の舌側傾斜と上顎前歯の唇側傾斜が起こり，上顎前突，前歯部開咬がみられることがある．上口唇の咬唇癖の場合は逆である．

②処置法：オーバージェットが大きい場合はオーラルスクリーン，リップバンパーなどを用いる．ほかの習癖が付随している場合は，その習癖に対する処置を行う．

(3) 咬爪癖

爪を咬む癖は**2〜3歳から始まり，学童期に多い**．活動的で神経質な小児に多い．

①影響：1〜2 歯の歯軸の傾斜，正中離開，切縁の摩耗，開咬がみられる．

②処置法：吸指癖と同様．

(4) 舌突出癖（弄舌癖）

舌を無意識に必要な運動以外の位置に運動させることを弄舌癖という．特に口腔前庭まで舌を突出させる場合を舌突出癖あるいは舌前突癖という．

①影響：開咬，上下顎前歯の唇側傾斜．

②処置法：習癖防止装置（タングガード，タングクリブ）の使用，筋機能訓練（舌）．

(5) 異常嚥下癖

正常な嚥下は通常上下顎の歯が接触し，舌尖を口蓋前方部の切歯乳頭の後方につけて嚥下する．異常嚥下癖は嚥下時に舌尖を上下顎歯列間から強く出し，口腔周囲を緊張させて行う嚥下のこと．口輪筋，オトガイ筋，頬筋の収縮を伴うのが特徴．

①影響：開咬，上顎前突，上下顎前歯の唇側傾斜，空隙歯列．

②処置法：習癖防止装置（タングガード，タングクリブ）の使用，筋機能訓練（舌），矯正治療

(6) 口呼吸

鼻呼吸が行えず，長時間にわたり口で呼吸することをいう．

①影響：口腔外では**口唇の肥厚**，**乾燥**．口腔内では歯肉や**歯面の着色**．歯肉の乾燥による肥厚性歯肉炎などがみられる．また，**口唇の無力化**と口腔内の舌圧により歯列が唇側へ押し出され前突を呈する．

②処置法：原因に応じて，鼻咽頭疾患の治療，筋機能訓練（口輪筋，口腔周囲筋），咀嚼訓練および矯正治療．

(7) 歯ぎしり

多くは睡眠中にみられるが，覚醒時においても無意識に歯を強く咬みしめたり，上下の歯を強く摩擦したりすることをいう．

①影響：歯の咬耗，咬合性外傷．

②処置法：ナイトガード，咬合に原因している場合には咬合調整．

2) 口腔習癖への処置

(1) 心理療法

心理的な問題があり，自己防衛や抵抗の発現として行われている場合，患者周囲の人々や専門家に相談，原因となっているものの解決を図る．心理療法を行うこともある．心理的問題がなく，患児が理解できる年齢であれば，口腔習癖の害を説明し，意識させることにより治していく．

(2) 薬物療法

(3) 習癖除去装置の使用

さまざまな習癖除去装置が用いられている．

①異常嚥下癖，舌突出癖：タングガード，タングクリブ（固定式と可撤式）．

②吸指癖：フィンガーガード，指サック

③咬唇癖，吸唇癖：オーラルスクリーン

④歯ぎしり：ナイトガード

(4) 口腔筋機能療法〈MFT〉

口腔と顎顔面の筋肉が正常な機能を営む状態をつくり出すための方法．

①舌の筋機能療法
②口輪筋と口腔周囲筋の筋機能療法
③咀嚼筋の筋機能療法

X 口腔健康管理

小児は成長発達の時期にあるため，小児歯科臨床では，常に将来を予測し，その時点の状態に合致した口腔管理を行っていく．

1．定期健康診断（定期健診・リコール）

乳児期からの定期的な口腔管理は，発育・発達変化が著しい小児の顎顔面口腔領域を健全に育成するためには欠かせない．小児歯科における定期健康診断とは，一口腔単位の歯科治療や予防処置が完了した小児が，保護者とともに一定期間ごとに歯科診療室を訪れ，診察・処置を受けることであり，低年齢時から定期的かつ継続的に口腔の健康状態や顎顔面領域の成長発育状態が評価され，その結果に即した適切な対応を受けることで，保護者主体の口腔保健管理が将来的には小児自身による口腔保健管理へと移行することが目標になっている．

1）検査項目

①全身的な発育状態と，来院時までの全身的な既往歴
②口腔内の発育状態と，来院時までの歯科的既往歴
③軟組織の状態
④う蝕（新たな発生の有無と進行度）
⑤処置歯や咬合誘導装置の点検
⑥口腔習癖の発見と改善状況
⑦生活環境（本人や家族の変化，口腔衛生に対する取り組み状況など）
⑧口腔清掃状態（プラークコントロールの評価）

2）リコール間隔

通常3～4カ月ごとの来院が一般的であるが，機械的に来院間隔を決めるのではなく，それぞれの小児のう蝕感受性やう蝕活動性，保護者の協力度なども考慮して決定する．小児期では短期間での成長発育が著しく，また，口腔内状況も劇的に変化するため，半年以上間隔をあけるべきではない．

2．保健指導

1）保護者への対応

小児期の口腔管理に保護者の協力は必須である．特に乳幼児期や学童期初期においては保護者主体の口腔管理となり，食生活や口腔衛生などをはじめとする生活習慣のコントロールが健全な口腔育成のカギとなる．小児の健康を守るための知識と技術を保護者が習得できるようサポートし，継続的な定期管理の必要性の理解を得るための指導を行う．

2）小児への対応

乳幼児期より定期的な歯科受診を継続している小児では，保護者や歯科医療従事者の努力によりある一定の年齢までは健全な口腔内環境を保持しやすいが，思春期を迎える頃，自分の健康を自分が守るという意識が欠落し，自立した予防行動ができずに，劣悪な口腔内状況に陥ることがある．小児自身がう蝕をはじめとする口腔内の健康を阻害する要因を理解し始めたら，いずれ自分ひとりで適切な口腔衛生管理を行うのに必要な知識と技術を身につけるための指導をする．

XI 医療安全

1．想定される緊急事態と偶発症

小児は治療に対する理解度や協力度が成人に比べて低く，特に未就学児では歯科治療時の不適応行動が医療事故発生につながることがある．小児歯科医療における安全管理の原則は成人と同様であるが，より細やかな医療安全への配慮を要する．また，保護者の同意が不可欠であり，診療の前後に処置内容や危険性についての充分な説明を行う．

1）異物の誤飲・誤嚥

（1）誤飲

誤って飲み込んだ異物が食道あるいは消化管に達した場合．

（2）誤嚥

異物が気管あるいは肺に入った場合．

（3）小児歯科診療中の口腔内への落下に特に留意する異物

ロールワッテ，乳歯用金属冠，インレー体，

抜去乳歯，リーマー・ファイル類，切削用バー類

(4) 異物が口腔内に落下した場合の対応

①まず顔を横に向かせ，異物の位置を確認.

②直接把持できるならそのまま取り出し，無理ならバキュームで吸引.

③呼吸の苦しさ(窒息の疑い)がある場合は，背部殴打法あるいはハイムリック法を実施.

④誤飲・誤嚥の疑いがあっても苦痛を訴えていない場合は，胸腹部のエックス線検査で異物の位置を確認.

2) 嘔吐物・舌根沈下による気道の閉塞

3) 薬物アレルギー

4) 切削器具などによる軟組織の損傷・術後出血

5) 局所麻酔の合併症・偶発症（p.29 参照）

(1) 局所的偶発症

①**口唇・舌・頬粘膜の咬傷**：小児の局所麻酔の偶発症で最も多い（p.122 参照）.

②注射中や注射後の疼痛：刺入時の疼痛，注入中の骨膜剥離や軟組織損傷.

③局所の皮膚粘膜反応（潰瘍形成，壊死

④内出血：注射針による毛細血管の損傷により，粘膜下や皮下組織内に紫斑を形成.

⑤感染：汚染された注射針の誤使用，針刺し事故.

(2) 主な全身的偶発症

①血管迷走神経反射：不安，緊張感，恐怖心，治療時の疼痛などが誘因.

②過換気症候群：局所麻酔に対する不安などにより誘発.

③**局所麻酔薬アレルギー（アナフィラキシーショック）**：発症頻度は非常にまれだが，局所麻酔薬や添加された防腐剤が抗原となって生じるⅠ型アレルギー反応.

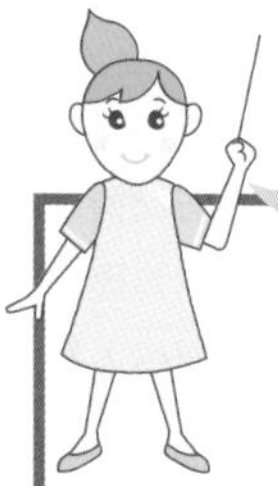

国試に出題されています！

問　4歳の男児．う蝕治療を目的として来院した．保存不可能な乳臼歯が抜去され，装置が装着された．装置装着時の口腔内写真を示す．

この装置の目的はどれか．1つ選べ．（第 29 回/2020 年）

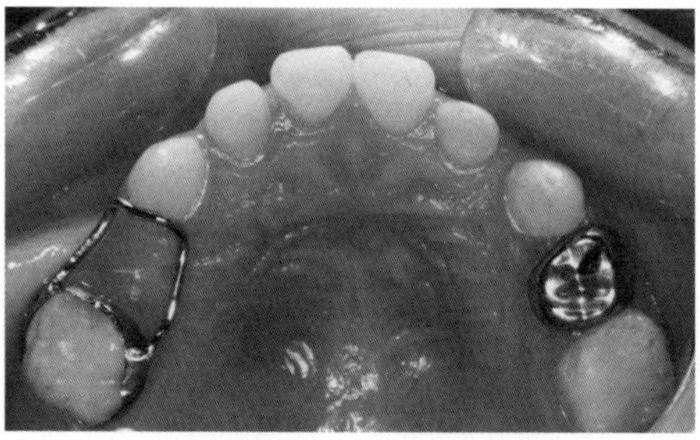

a　垂直的保隙
b　近遠心的保隙
c　歯の歯体移動
d　咀嚼機能の回復

答　b

Ⅳ編

臨床歯科医学

高齢者の理解と歯科治療

SECTION 1

高齢社会

I 社会環境

1. 人口の推移（図 4-1）

日本の総人口は，2007 年に 1 億 2,700 万人でピークとなり減少に転じている．2021 年には 1 億 2,550 万人となり，2050 年には 1 億人にまで減少するといわれている．

一方，65 歳以上の高齢者の割合は 2000 年には 17.3%，年少人口（15 歳未満）の割合は 14.6%であったが，2021 年はそれぞれ 28.9%，11.8%となり，2050 年には 35.7%，10.8%になると予想されている．2021 年の**前期高齢者**人口（65〜74 歳）は 1,754 万人で，総人口に占める割合は 14.0%であるのに対し，**後期高齢者**人口（75 歳以上）は 1,867 万人で，総人口に占める割合は 14.9%となり，後期高齢者人口が前期高齢者人口を上回っている．

2021 年の生産年齢人口（15〜64 歳）は 59.4%で，高齢者 1 人に対して 2.1 人となり，単に高齢者を**生産年齢**が支えるという構図は年々難しくなってきている．

2. 死亡原因

主な死因の年次推移をみると，悪性新生物は 1981（昭和 56）年以降，死因順位第 1 位となり，一貫して上昇を続けている．2021（令和 3）年の死亡原因は，悪性新生物：38 万 1,497 人，心疾患：21 万 4,623 人，老衰：15 万 2,024 人，

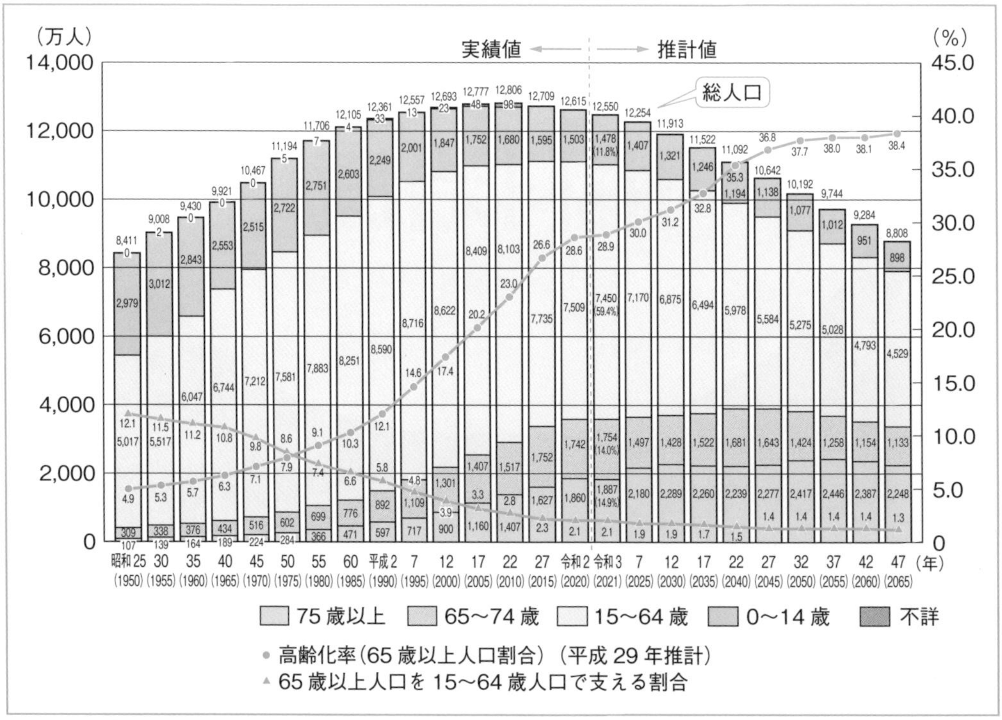

図 4-1　高齢化の推移と将来推計
（内閣府：令和 4 年版高齢社会白書）

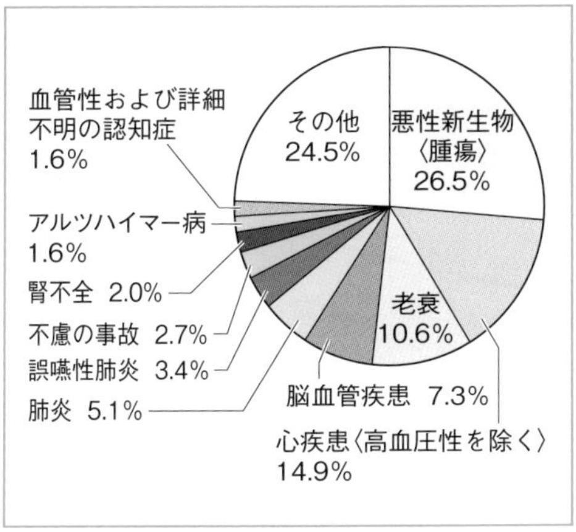

図 4-2　主な死因の構成割合（2021 年）
（厚生労働省：令和 3 年（2021）人口動態統計月報年計（概数）の概況）

脳血管疾患：10 万 4,588 人，肺炎：7 万 3,190 人，**誤嚥性肺炎**：4 万 9,489 人であった．全死亡者のおよそ 3.8 人に 1 人は悪性新生物で死亡したことになる（**図 4-2**）．

この状況は今後も続くと予測されるが，高齢者に多い肺炎と誤嚥性肺炎を合わせると 8.5% となり，脳血管疾患を上回ることから，高齢者の肺炎のなかでも誤嚥性肺炎への対策は急務である．

3. ノーマライゼーション

障害をもっていても，健常者と同様に当たり前に生活できるような社会を実現するための取り組みを，**ノーマライゼーション**とよぶ．その実現のために，障害児者を取り巻く環境の障壁（バリア）を取り除き，バリアフリーを達成する必要がある．バリアには，階段や急な坂などの「物理的バリア」，教育や資格取得の際の「制度的バリア」，催し物や趣味を楽しめないといった「文化・情報のバリア」，障害児者に対する無関心や偏見といった「心理的バリア」がある（p.162 参照）．

4. 高齢者の QOL

環境を整え，心理的にも支援が施されれば，たとえ身体的障害が重度でも，生きがいを感じた生活を送れることもある．しかし高齢者の多くは，食事，排泄，入浴，移動など身の回りのことは，「他人に世話になりたくない」と考えている．

身体機能への配慮なしに高齢者の QOL を支援することはできない．ADL（日常生活動作）の向上，機能維持，低下予防を念頭におきながら，高齢者の QOL の維持向上をはかる必要がある．

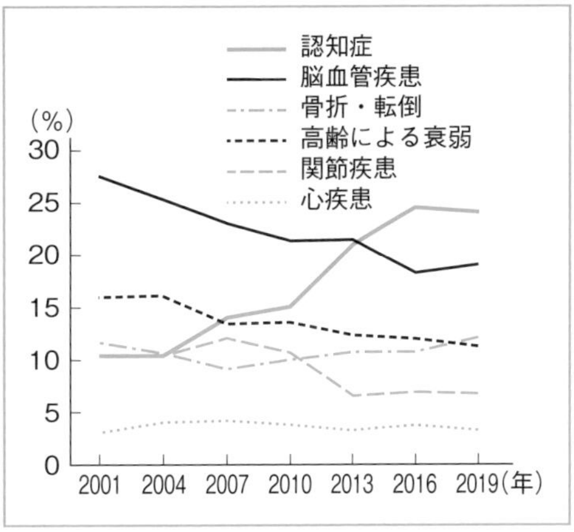

図 4-3　介護が必要となった主な原因（要介護 1〜5）

Ⅱ 高齢者のための社会保険制度

1. 介護保険制度

介護を家族などの特定の個人のみの問題とせず，社会全体の問題として取り組むことにより，日本の高齢化に伴う社会構造の変化に対応していくことを目的とした制度である．財源は社会保険方式と税方式を組み合わせた，わが国独自の社会保障制度である．人的および物的資源をあてがい，ADL を中心にした介護が施される．

1）要介護となる原因

以前は日本人の要介護になる原因の第 1 位は脳血管疾患，第 2 位は認知症，第 3 位は高齢による衰弱であった．しかし 2016 年以降は認知症が第 1 位となった（**図 4-3**）．これは寿命の延伸が影響していると考えられている．

脳血管疾患患者は 1996 年には 173 万人であったが，それ以降は漸減し，2017 年には 112 万人に減少してきている．一方，認知症患者は 2012 年は 462 万人で，65 歳以上の高齢者の約 7 人に

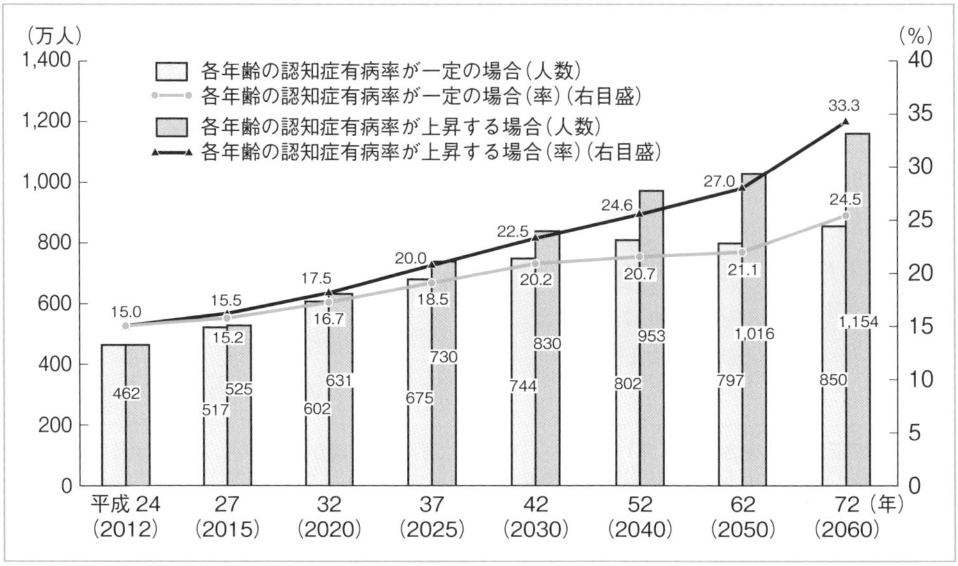

図 4-4　65 歳以上の認知症患者の推定者と推定有病率
(内閣府：平成 29 年版高齢社会白書)

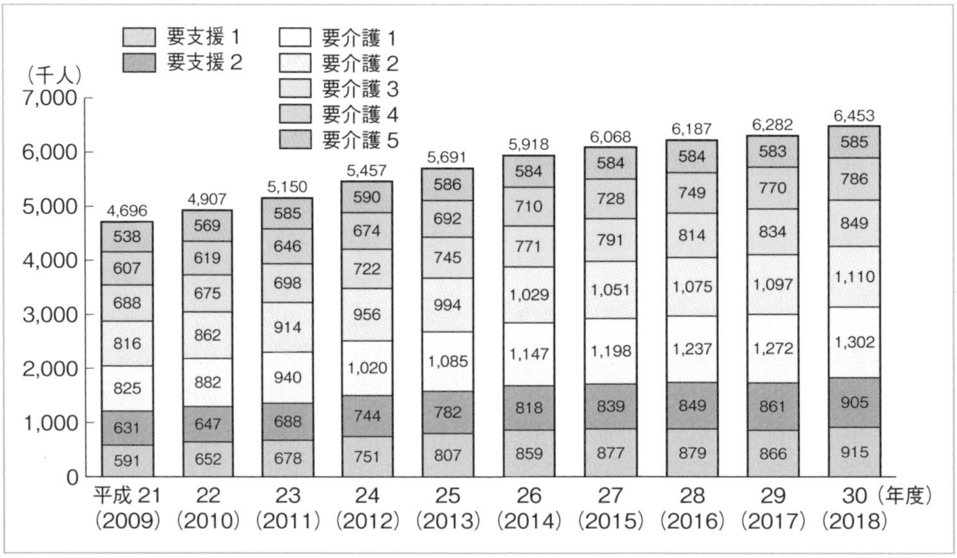

図 4-5　第 1 号被保険者の要介護度別認定者数の推移
(内閣府：令和 3 年版高齢社会白書)

1 人（有病率 15.0%）であったが，2025 年には約 5 人に 1 人になるとの推計もある（**図 4-4**）.

2）要介護・要支援の認定者数の変化

介護保険制度における要介護または要支援の認定を受けた人（以下，要介護者等）は，2018 年度で 645.3 万人となっており，2009 年(469.6 万人）から 175.6 万人増加している（**図 4-5**）.

要介護者等は，第 1 号被保険者（65 歳以上）の 18.3%を占めている.

また，65〜74 歳で要支援の認定を受けた人は 1.4%，要介護の認定を受けた人が 2.9%であるのに対して，75 歳以上では要支援の認定を受けた人は 8.8%，要介護の認定を受けた人は 23.0%となっており，75 歳以上になると要介護等の認定を受ける人の割合が大きく上昇する．

2. 後期高齢者医療制度

高齢化に伴う医療費の増大が見込まれるなかで，現役世代（15～64歳）と高齢者（65歳以上）の負担の公平化をはかり，病気にかかる確率が高まってくる75歳以上の国民に対し全体的に十分なケア（医療）を行うために，医療給付の5割を公費で，4割を現役世代の加入する医療保険で負担し，残りの1割を高齢者の保険料で負担するように設定された，ほかの健康保険とは独立した医療保険制度である．

しかし少子高齢化が進み，令和4年度（2022年度）以降は団塊の世代が後期高齢者となり始めることで，後期高齢者の医療費の急増が見込まれている．一方で，若い世代は貯蓄も少なく，住居費・教育費などの他の支出の負担も大きいという事情に鑑み，負担能力のある高齢者に可能な範囲で負担してもらうことで，後期高齢者の医療費の負担を軽減し，若い世代の保険料負担の上昇を少しでも減らしていくこととなった．

そこで有病率の高い高齢者に必要な医療が確保されることに配慮し，他の世代と比べて高い医療費・低い収入といった後期高齢者の生活実態を踏まえつつ，自己負担割合の見直しにより必要な受診が抑制されるといった事態が生じないよう，段階的な保険料の見直しが行われている．

3. 新オレンジプラン

厚生労働省では，団塊の世代が75歳以上となる2025年を見据え，認知症の人の意思が尊重され，できる限り住み慣れた地域のよい環境で，自分らしく暮らし続けることができる社会の実現を目指し，新たに「認知症施策推進総合戦略～認知症高齢者等にやさしい地域づくりに向けて～」（新オレンジプラン）を，2015年に関係11府省庁と共同で策定した．新オレンジプランは，次の7つの柱に沿って総合的に推進されることになっている．

①認知症への理解を深めるための普及・啓発の推進
②認知症の容態に応じた適時・適切な医療・介護等の提供
③若年性認知症施策の強化
④認知症の人の介護者への支援
⑤認知症の人を含む高齢者にやさしい地域づくりの推進
⑥認知症の予防法，診断法，治療法，リハビリテーション，介護モデルなどの研究開発およびその成果の普及の推進
⑦認知症の人やその家族の視点の重視

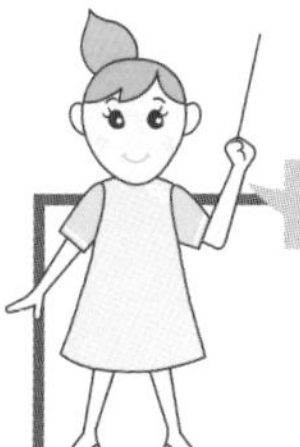

国試に出題されています！

問　新オレンジプランの目的はどれか．1つ選べ．（第29回/2020年）

a　少子化対策
b　認知症対策
c　生活習慣病対策
d　新型インフルエンザ対策

答　b

SECTION 2

加齢変化

「老化」とは，成熟期以降，加齢とともに各臓器の機能，あるいはそれらを統合する機能が低下し，個体の恒常性を維持することが不可能となり，ついには死に至る過程をさす．

一方「加齢」とは，生後から時間経過とともに個体に起こる，良いことも悪いことも含めたすべての過程をさす．つまり，小児期の加齢は成長・発達とよばれ，個体の成熟に必須なものであり，老化は成熟期以降の生存に不利となる過程や現象をさす．つまり，老化と加齢は異なる概念である．

成人以降でも，教養や社会的地位の獲得から，退職後に身に付けた技能や趣味に至るまで，成長とよぶべき過程は多く認められるように，年齢だけで老化を定義してはならない．

Ⅰ 加齢と老化

1．老化

老化は有害なものであるが不可避であり，生理的なものとして受け入れるべき状態（生理的老化）と，治療の対象と考えるべき状態（病的老化）に大別される．それぞれの特徴を**表 4-1**に示す．

表 4-1　生理的老化と病的老化の特徴

	生理的老化	病的老化
発生頻度	すべての人に	一部（患者）のみ
発生時期	20～30 歳から	発症とともに
進行様式	不可逆的，不可避的	治療により可逆的
進行速度	緩やか	速い
臨床的分類	健常者（健常高齢者）	患者
対応	予防的対処（生活習慣改善など）	疾患の治療

2．加齢

1）生物的加齢変化

心身ともに疾患に罹患せず，生物学的寿命を全うする過程で現れる変化である．その特徴は，普遍性（個体性に必然的に生じる現象），内在性（遺伝子などに決定される現象），進行性（不可逆的な現象），有害性（生存していくうえで不利な現象）である．

2）病的加齢変化

生物学的変化が著しく加速され，病的状態を引き起こす変化をさす．

3．フレイル

生理的老化と病的老化の境界にフレイル（frailty）がある．フレイルとは，加齢に伴う生理的予備能の低下によりストレス抵抗性が減弱した状態で，個体レベルでは要介護の前段階をさす．また，適切な介入を行うことで進行を抑え，さらには健常な状態に戻すことができる可逆性をも含む概念である．

フレイルは多面的な要素からなり，サルコペニアや低栄養などの身体的問題，認知機能低下やうつなどの精神・心理的問題，独居や経済的困窮などの社会的問題を含む．口腔機能の加齢変化に基づく機能低下を特にオーラルフレイルとよぶ．

Ⅱ 各器官，各組織の老化

老化により，全身器官・組織において実質細胞が減少し，間質成分が相対的に増加し，“みかけ”上の形態変化だけでなく，機能も低下する．

Ⅲ 身体機能の老化

各器官・各組織の老化により，修復機能の低下（治癒遅延）や高齢者特有の病態の変化を生じさせる．疾患としては，動脈硬化性疾患，悪性腫瘍，感染症，認知症，骨・関節疾患（骨粗鬆症など）が高齢者で問題となる．

1．循環器系

血管の機能は，全身老化の主な指標である．血管老化の結果生じるのが動脈硬化であり，収縮期血圧は加齢に伴い上昇し，拡張期血圧は高齢期になると逆に低下する．心筋細胞数は加齢に伴い減少し，細胞自体の大きさは増大（肥大）し，心臓の拡張機能は加齢とともに低下する．加齢に伴い心臓弁などに石灰化がみられるようになり，狭窄や閉鎖不全をきたす．

これらの変化により洞不全症候群，房室ブロック，脚ブロックなどの伝導障害，上室性期外収縮や心房細動が増加する．

2．呼吸器系

呼吸機能は，加齢とともに直線的に低下する．肺活量および1秒量，1秒率は低下するが，全肺気量は不変であり，全肺気量から肺活量を引いた残気量は加齢とともに増大する．

これらの変化は，肺胞の弾性収縮力の低下，末梢気道から肺胞の拡張，呼吸筋力の低下，胸郭の硬化によるものであり，進行すれば慢性閉塞性肺疾患（COPD）となる．

3．消化器系

1）食道

食道の粘膜，筋層は加齢により萎縮し，蠕動運動も低下する．下部食道括約筋の弛緩もみられ，逆流性食道炎が起きる．

2）胃

胃の粘膜は加齢により線維化し，胃酸分泌能は低下する．

3）小腸

小腸の粘膜と筋層も萎縮し，吸収面積と運動能が低下するため，高齢者の消化吸収能は全般的に軽度低下し，特に脂質，糖質，カルシウムの吸収が低下する．

4）大腸

大腸では，粘膜萎縮による吸収・分泌障害，結合組織の変性・脆弱化による憩室《けいしつ》*の発生や腸管捻転，動脈硬化による虚血性腸疾患の発生，神経変性による便通異常が問題となる．

＊憩室……消化管壁の一部が外側に突出し，袋状になった状態．

5）肝臓

肝臓では肝細胞数が減少し，肝血流も減少するので，肝の代謝・合成機能は低下する．多くの薬剤を服用している高齢者では，薬物相互作用に注意が必要となる．

4．精神神経系

加齢により脳体積と脳重量の減少，脳室・脳溝の拡大が認められる．これら脳の萎縮は，神経細胞サイズの減少による．Alzheimer〈アルツハイマー〉病でみられるアミロイドβの蓄積，リン酸化タウ蛋白による神経原線維変化，Lewy〈レビー〉小体型認知症でみられるシヌクレインαの蓄積などは，脳の病的な組織変化である．

精神神経機能の加齢変化は多様で，高次脳機能のうち，新しい記憶や情報処理などの能力（流動性知能）は加齢に伴い低下するが，過去に学んだ知識や経験に基づく能力（結晶性知能）はむしろ高齢者のほうが高いとされる．記憶でも，子どもの頃や数秒前の記憶は低下しないが，数時間～数日前の記憶は加齢により低下しやすい．

感覚・運動神経の機能は加齢に伴い低下する．そのほか，高齢者における不眠症やうつ病の増加に関係する加齢変化として，睡眠周期の断片化，深いノンレム睡眠の時間短縮，喪失感の経験などがあげられる．

5．内分泌・代謝系

1）内分泌系

内分泌腺は加齢に伴い萎縮する．エストロゲン（女性），テストステロン（男性），副腎由来アンドロゲン（DHEA），レニン，アルドステロンなどのホルモンは，基礎分泌も反応性分泌も低下する．

甲状腺ホルモンやコルチゾールのような生命維持に重要な役割を果たすホルモンは，加齢変化は少ない．また生命維持に重要な血清カルシウム値に加齢変化はないが，カルシウム調節ホルモンは変化し，活性型ビタミンD，カルシトニンは低値となり，副甲状腺ホルモンは高値となる．

2）糖代謝

筋肉や肝臓のインスリン感受性は加齢とともに低下し，膵臓におけるインスリン分泌能も加齢に伴い低下する．

3）水・電解質代謝

血清ナトリウムやカリウムの値自体に加齢変化はほとんどないが，腎機能低下や調節ホルモンの影響などにより予備能は低下するため，病態や薬物の影響で異常をきたしやすい．

6. 腎・泌尿器系

1）腎臓

腎臓は最も加齢変化の大きい臓器の1つである．腎内の細小動脈に種々の加齢変化が起こり，糸球体硬化が進行する．健常な高齢者でも，腎血漿流量および糸球体濾過率は，80歳では20歳代の半分に低下する．

2）泌尿器

膀胱と尿道には，加齢に伴い筋組織の線維化と支配神経の萎縮を認める．そのため頻尿，排尿困難，尿失禁が生じる．男性では前立腺肥大による尿道圧迫，女性では括約筋群の筋力低下と支持組織の萎縮により，排尿困難や尿失禁が起きやすくなる．

7. 血液・免疫系

1）血液系

骨髄中の造血幹細胞は加齢とともに減少する．生理的な加齢変化で明らかなのは赤血球数の減少であり，白血球数，血小板数はほとんど変化しない．しかし，造血幹細胞の老化は，貧血の増加，骨髄異形成症候群の増加，白血病，悪性リンパ腫，多発性骨髄腫の3大悪性造血器疾患の増加という病的状態につながる．

2）免疫系

免疫系には，好中球やマクロファージなどの貪食による非特異的防御機構（自然免疫）と，リンパ球（Tリンパ球とBリンパ球）による免疫応答を介する特異的防御機構（獲得免疫）がある．加齢により前者は大きな変化を示さないが，後者は低下する．免疫能の低下は感染症のみならず，悪性腫瘍の発生や増殖にも関与する．

8. 筋・骨格系

筋・骨格系の老化は，高齢者の活動性を低下させる多くの疾患の原因となる．

1）筋

骨格筋の筋線維数は加齢とともに減少し，瞬発力，持久力，筋力が低下する．このような加齢変化は**サルコペニア**とよばれ，上肢より下肢で顕著である．

2）骨

骨量は加齢に伴い低下する，女性では，エストロゲンの枯渇する更年期を境に，10数年で急速な骨量減少がみられ，その後はやや緩やかに減少する．男性では，中年期以降ほぼ直線的な骨量減少を示す．一定以上の骨量減少は骨折の危険が増大するため，骨粗鬆症として扱われる．

3）関節

関節の加齢変化としては，関節軟骨の変形がある．関節の痛みや，動きに制限が生じ，日常の活動性が低下する．

4）口腔周囲の筋

咀嚼筋の筋力が低下すると咀嚼機能が低下する．口腔周囲の筋は，四肢の骨格筋と比較すると，老化に伴う萎縮・変性は少ない．一方で，表情筋の多くは加齢とともに萎縮する．神経筋系や感覚器系の加齢に伴う変化のために，筋の協調性が低下し，咀嚼機能や嚥下機能が低下する．

舌は咀嚼や嚥下において重要な働きをするが，加齢に伴って舌の筋線維量が減少して脂肪が沈着し，舌圧や舌の巧緻性は低下する．

9. 感覚器系

1）視覚

水晶体の弾性と毛様体筋の収縮力が低下し，老眼をきたす．水晶体の混濁（顕著になったものが白内障），瞳孔の縮小，視細胞や視神経の老化に起因して，暗所で物が見にくくなる．

2）聴覚

加齢とともに高音域の聴力が低下する（感音

性難聴）が，低音域の聴力は比較的保たれる．音の識別能力も低下するため，騒がしい場所での聞き取りが悪くなる．

3）嗅覚

嗅細胞の減少と嗅覚中枢の機能低下により，においに対する感受性と識別能が加齢とともに低下する．

4）味覚

味覚も加齢に伴い低下するが，特に苦味と酸味に対する感覚が低下しやすい．加齢や薬物の影響で唾液分泌が低下し，味覚も低下する．

5）皮膚知覚

皮膚の弾性は低下し，感覚受容器と神経の機能が低下するため，触覚と振動覚は加齢に伴い低下する．一方，加齢に伴い角層の水分量と皮脂成分が減少し，皮膚層は菲薄化するため，乾燥してかゆみに敏感になる．

Ⅳ　精神・心理的変化

保守的傾向が強くなることから，頑固になる，他人に厳しくなる，猜疑心が強くなるなどの傾向がある．また，記憶機能の低下がみられ，特に新しいことを覚えることが困難になる．注意力，集中力の保持能力も低下する．

知的機能低下は一般的に少ないが，認知症などで認知機能障害を生じた際には，著しい知的機能低下を生じる．

一方で，物忘れが主たる症状だが，日常生活への影響はほとんどなく，認知症とは診断できない状態を**軽度認知障害**（**MCI**）という．正常と認知症の中間ともいえる状態で，以下のように定義される．

①年齢や教育レベルの影響のみでは説明できない記憶障害が存在する．
②本人または家族による物忘れの訴えがある．
③全般的な認知機能は正常範囲である．
④日常生活動作は自立している．
⑤認知症ではない．

すなわち，記憶力に障害があって物忘れの自覚があるが，記憶力の低下以外に明らかな認知機能の障害がみられず，日常生活への影響はないか，あっても軽度な状態である．しかし，軽度認知障害の人は年間で10～15%が認知症に移行するとされており，認知症の前段階と考えられている．

Ⅴ　口腔領域の加齢変化

口腔の加齢変化は，歯および咬合支持が口腔の形態と機能に大きな影響を及ぼすことが特徴である．

歯は摩耗・咬耗やう蝕などにより歯冠形態が変化し，歯を喪失した場合は摂食嚥下機能や構音機能，審美性などに大きな影響を及ぼす．また，咬合支持が失われると顎骨の高径（高さ）が低下し，顔貌などにも影響を及ぼす．

病的な欠損に対しては，咬耗や顎関節など生理的変化に応じた補綴治療が行われることもあり，生理的な加齢変化と病的な加齢変化を分けることは難しくなる．

1．歯・骨

1）歯

（1）エナメル質

高齢者の歯の表面には多くの亀裂が観察される．エナメル質のフッ素濃度は加齢に伴って上昇するが，フッ素濃度の高い最表層エナメル質はトゥースウェアにより消失することがある．摩耗・咬耗・酸蝕・う蝕・歯科治療などの影響を受け，絶えず形態は変化する．

（2）象牙質

歯根完成前までに形成される原生象牙質と，歯根完成後に生理的な加齢変化として歯髄腔側に形成される第二象牙質とがあり，第二象牙質は歯髄腔を狭くする．咬耗やう蝕などの外的な刺激に反応しても限局的に象牙質が形成されるが，これを第三象牙質，あるいは修復象牙質とよぶ．

（3）歯髄

加齢に伴い，第二象牙質と第二セメント質の添加により根尖孔が狭窄し，それに伴い歯髄の循環血流量が減少し，細胞数の減少と線維化，空胞変性，びまん性の石灰変性が進行する．加齢に伴う組織再生能力の低下と歯髄神経の変性により，知覚の低下が生じる．

(4) 歯の色の変化

加齢に伴い歯の透明度が減り，黄色あるいは褐色に変化する．これにはエナメル質の厚みの減少，微小亀裂や結晶構造の変化による光の屈折率の変化，象牙質の厚みの増加などが関与する．

(5) 咬耗・摩耗

上下顎の歯の咬合接触により生じる歯の摩耗を咬耗という．咬耗により咬頭嵌合位は変化し，咬合接触面積の拡大すると歯周組織の負担増大を招く．咬耗が進行すると，歯に鋭縁が生じ，頬粘膜や舌を傷つける場合がある．

(6) くさび状欠損

歯頸部にくさび状に生じた歯質の欠損のことである．長期間にわたる歯ブラシなどによる摩耗やブラキシズムなどによって生じた，歯頸部の引張応力による歯質の脱落（アブフラクション）によって生じるといわれる．

(7) 歯の欠損

65 歳以上で歯を失う原因は，歯周病が最も多い．歯の欠損は機能障害や審美的な問題，残存組織の形態的・機能的変化，心理面への悪影響をもたらす．歯の欠損の長期間の放置は，歯の移動・傾斜，対合歯の挺出などにより，歯列や咬合関係に変化をもたらす．

2) 顎骨

全身の骨と同様に骨密度，骨量が加齢とともに減少し，骨梁の減少，骨髄腔やハバース管の拡大，皮質骨の多孔化などが起こる．

顎骨の形態は歯の有無に大きく影響を受ける．歯槽骨は歯の喪失により吸収し，上顎では唇頬側から，下顎前歯部では唇側から，下顎臼歯部では水平的に吸収が進む．歯周炎や有床義歯による慢性的な刺激によっても歯槽骨は吸収する．

3) 顎関節

顎関節は歯の喪失や咬合状態の影響を受け，徐々に変化する．高齢者の顎関節では，下顎窩や関節結節の平坦化，下顎頭上端の扁平化，下顎頭骨面の粗造化が起こる．関節円板では菲薄化，穿孔，弾性の減少と硝子化が，関節包や靱帯では弛緩がみられる．

この結果，下顎頭の可動性の増加，下顎頭の位置の不安定，顎関節雑音などが生じる．また習慣性顎関節脱臼が生じるようになる．

4) 審美

顔面の皮膚では，加齢に伴う生理的な老化と，色素斑や大きな深いしわなど老化の影響が現れる．皮膚の老化，表情筋や皮下脂肪の萎縮，皮下組織の支持力低下などの影響を受けて，頬部皮膚や口角が下垂し，鼻唇溝が明瞭になる．リップサポートと咬合支持の喪失により，鼻唇溝が深く際立ちオトガイが突出しているようにみえる特徴的な顔貌を，老人様顔貌という．

2. 口腔粘膜と歯周組織

1) 口腔粘膜

口腔粘膜は，基本的に粘膜上皮（重層扁平上皮），粘膜固有層，粘膜下組織（小唾液腺を含む）からなる．加齢により口腔粘膜は萎縮する．

非経口摂取者などの口腔粘膜では，口腔粘膜の重層扁平上皮由来の角質変性物と，ムチンなどの粘液成分，白血球，細菌が膜様構造を呈した剝離上皮膜で覆われることもある．

(1) 粘膜上皮

上皮突起の減少や平坦化を伴う粘膜上皮の菲薄化が起こり，傷つきやすくなる．

(2) 粘膜固有層

膠原線維や弾性線維が増加するとともに，膠原線維や弾性線維の走行に乱れが生じる．

(3) 粘膜下組織

小唾液腺の腺房の萎縮・消失と，間質の線維増生が生じる．

(4) 舌

舌背部は糸状乳頭により覆われているが，加齢により糸状乳頭の萎縮が起こり，短縮化や平滑化が起こる．逆に糸状乳頭の伸長が起こることもある．舌苔は糸状乳頭に剝離上皮，食物残渣，細菌などが付着したものであり，口臭の原因となる．

2) 歯周組織

歯周組織は歯根膜，歯槽骨，歯肉，セメント質からなる．加齢により上皮細胞，線維芽細胞，骨芽細胞，セメント芽細胞の減少と，形成能の低下などが生じる．歯周組織の加齢変化は，歯周病や咬合力の影響を受け，さまざまな様相を呈する．特に高齢者は歯周病に罹患していることが多く，生理的な加齢変化と病的な加齢変化に区分することは難しい．

(1) 歯根膜

血液供給の減少，歯根膜腔の狭小化，細胞成分の減少，歯根膜線維の減少，歯根膜線維の硝子化，石灰化などの変化がみられる．

(2) 歯槽骨

骨多孔性変化がみられる．歯槽骨の進行性退縮は，局所の炎症や外傷によるものが多い．

(3) 歯肉

歯肉上皮は菲薄化し，歯周炎や咬合，ブラッシングなどの機械的刺激により退縮する．

(4) セメント質

原生セメント質と第二セメント質に分けられ，前者は歯根部象牙質表面を被覆している．第二セメント質は，加齢とともに原生セメント質表面に添加される．

3. 唾液腺と唾液分泌

1) 唾液分泌量の変化

加齢に伴う唾液腺の変化として，腺房細胞の萎縮や脂肪化，線維化などが生じる．刺激時唾液分泌量については加齢による影響は少なく，安静時唾液分泌量は加齢により減少する傾向にある．唾液分泌量は服用薬剤の影響が大きい．

唾液分泌量の減少は口腔乾燥を招き，咀嚼，嚥下，構音などの機能が低下する．また，自浄性の低下により口臭やう蝕，歯周病のリスクが上昇する．口腔乾燥により義歯装着も障害される．

2) 唾液中成分の変化

加齢により，唾液中の分泌型免疫グロブリン(IgA) やムチンも減少する．ムチンの減少により唾液の潤滑作用，保護作用が低下する．

4. 口腔感覚

味覚閾値は加齢とともに上昇し，味覚は低下すると考えられている．塩味の感受性の低下は，塩分の過剰摂取の原因となる．高齢者の味覚障害では生理的な加齢変化のみならず，全身疾患，服用薬剤，亜鉛摂取量の低下，唾液分泌量の低下，有床義歯による口蓋部の被覆，心理的な要因などが原因として考えられる．また，高齢者では口腔内の触覚や温度感覚の低下もあり，味覚の低下の要因となっている．

味わうということは視覚・嗅覚・触覚・温覚・味覚などの複合感覚であることから，味覚だけでなく，視覚や嗅覚などの異常も考慮する必要がある．

5. 摂食嚥下機能（表 4-2）

1) 摂食嚥下障害

摂食嚥下障害は脳血管疾患の後遺症や神経変性疾患などに伴うものが多い．加齢による神経系の機能低下，筋緊張の減弱，靱帯の弛緩などの結果として，食塊保持能力の低下，嚥下反射の遅延，口腔期の延長，安静時の喉頭の低位化，食道入口部開大量の減少などが生じ，嚥下の予備能力が低下してくるとされている．これらの要因には加齢変化とはいえないものも含まれているが，種々の要因が摂食嚥下機能の低下に影響する．

口腔感覚の閾値上昇は，嚥下反射の惹起性の低下につながる．歯の喪失，口唇・頬・舌などの機能低下，唾液分泌量の低下（口腔乾燥）は咀嚼能力の低下をもたらす．高齢者では舌運動や咬合力の低下など，加齢により顎口腔系の機能が低下し，食塊形成能力が低下すると考えられる．そのため，咀嚼時間の延長，咀嚼回数の増加などがみられる．

2) オーラルフレイル

老化に伴うさまざまな口腔の状態（歯数・口腔衛生・口腔機能など）の変化に，口腔の健康

表 4-2　高齢者の摂食嚥下機能に影響する要因

①味覚などの感覚閾値の上昇
②歯の喪失，義歯の不適合など（咀嚼能力の低下）
③口唇・頬・舌などの機能低下
④唾液分泌量の減少（口腔乾燥）
⑤咽頭期反射の惹起性の低下
⑥安静時の喉頭の低位化（嚥下時の喉頭挙上距離の増加）
⑦嚥下－呼吸協調性の低下（喉頭口開閉のタイミングのずれ）
⑧咳嗽反射の低下（気道防御反射の低下）
⑨食道入口部開大量の減少
⑩服用薬剤の副作用（唾液分泌量の減少，錐体外路症状の出現など）
⑪気づかれない疾患の存在（脳梗塞など）

への関心の低下や心身の予備能力低下も重なることで，口腔の脆弱性が増加し，食べる機能障害へ陥り，さらにはフレイルに影響を与え，心身の機能低下にまでつながる一連の現象および過程を**オーラルフレイル**という．

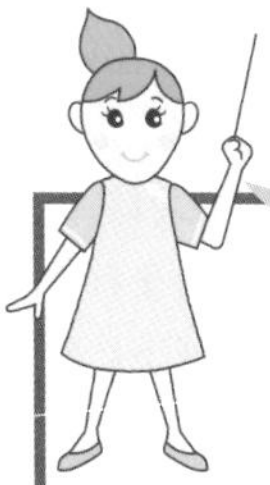

国試に出題されています！

問　サルコペニアで正しいのはどれか．1つ選べ．（第31回/2022年）

a　筋肉量が減少する．
b　内臓脂肪が増加する．
c　不可逆的に進行する．
d　消費エネルギーが増加する．

答　a

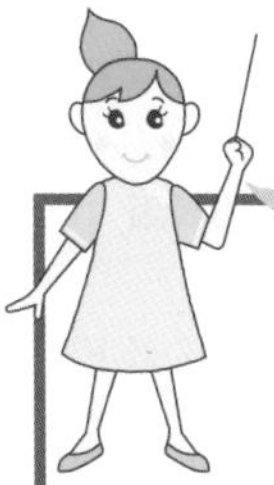

国試に出題されています！

問　加齢に伴う唾液減少が原因で生じるのはどれか．2つ選べ．

a　口臭
b　咬耗
c　顎関節症
d　味覚障害

答　a, d

SECTION 3

高齢者の歯科医療

Ⅰ 患者本人と取り巻く環境の把握

高齢患者に対して安全で確実な歯科治療を提供するために，最も重要なのが診療情報の収集である．診療情報とは，患者に関わる情報のすべてを意味し，これを元に診療の方針が決められ，治療計画が立案される．

的確な情報収集を行うには，多面的な情報が必要である．それらを収集し，診療に役立てることが臨床の基本となる．

診療情報を収集する方法には，①医療面接，②主治医への照会（＝診療情報提供書のやりとり），③服用薬剤の確認（主治医からの処方内容，お薬手帳からの情報など），④検査・術中モニタリング，⑤多職種連携などがある．また，収集した情報を分析し，プロブレムリストとしてリストアップすることが重要である．

収集すべき診療情報は大きく以下に分けられる．

1．生活環境

外来診療室での患者は“よそ行き”の姿をしている．日常生活では日中もパジャマでほぼベッド上の生活でも，歯科診療所に通院するときだけスーツに着替えて威厳ある姿を見せるような人も少なくない．生活環境を知ることは，患者を知ることである．医療面接では，必ず生活環境に関わる項目を含めて聴取する．患者との会話を通して家族構成や世帯環境，日常生活動作（ADL）を把握するよう常に意識する．そこに口腔健康管理や患者指導のカギが隠されていることが多い．

2．全身状態

「全身状態」という言葉の明確な定義はないが，歯科では「歯科治療上，安全に配慮しなければならない疾患とその状態」といった意味合いで用いることが多い．正しくは「基礎疾患」と「バイタルサイン」であり，基礎疾患のステージやコントロール状態，歯科治療時における血圧，脈拍数，呼吸回数，体温などを示す．

有病高齢者に対し，安全対策をとることは診療上，最も優先すべき事項である．過度に診療を控えるのではなく，安全性を確保したうえで，十分な診療を提供することを考える．

3．精神・心理的状況

「こころ」は「身体（からだ）」とバランスがとれていなければ健康とはいえず，患者の精神・心理的状況はときに口腔内に症状を呈し，歯科治療の対象となったり，改善の目標ともなる．

要介護状態も「こころ」と「からだ」の両者から認定される．高齢者における精神・心理的状況で重要なのは，認知症（後述）とうつである．うつはフレイル（虚弱）との関連も明らかとなっており，オーラルフレイルやサルコペニアとの関連項目としても重要である．

Ⅱ 歯科治療時に注意すべき全身疾患

歯科治療を行ううえで特に注意すべき全身疾患は，高血圧や心疾患，糖尿病などである．例えば局所麻酔薬の使用や侵襲的処置を行う際に必要な情報や，心臓弁膜症や感染性心内膜炎の既往といった観血的処置前後の抗菌薬投与の必要性，易感染性や合併症への配慮などの情報をもとに治療計画を立案するため，必要な情報が不足している場合は医師に照会する．

また，歯科治療にはある程度の期間を要するが，医科の治療計画上，期間が十分に確保できない場合も多い．特に周術期などの場合は「いつまでに」という期限が設けられていることもあるため，予定されている治療日などの確認が必要であり，歯科治療の治療計画立案時には治療の優先順位を検討する必要がある．

1．高血圧

1）高血圧とは

診療室血圧として収縮期血圧≧140 mmHg，拡張期血圧≧90 mmHg の場合に高血圧と診断される．2016 年には 70 代の男性で 74%，女性で 69%が高血圧と診断され，内服加療，または高血圧を有しているといわれている．血圧が高くなるほど脳血管疾患や慢性腎臓病の罹患リスクが上昇するため，これらの疾患のリスク因子としても管理が重要である（**表 4-3**）．

2）歯科治療時の注意点

抜歯や歯石除去などの侵襲的な治療に際しては，必ず血圧を確認する．

高血圧は自覚症状が少ないため，普段から血圧が高くても未治療の場合も多い．処置前の血圧が高い場合は，内科や循環器科での診察を受けているかを確認し，未治療の場合は医科受診を促す．また，高血圧に対する治療中であっても，歯科治療日に内服忘れなどがないかを確認する．

血圧はストレスなどの精神的要因や疼痛によっても容易に変動するため，普段から患者とのラポールの形成や，疼痛管理などに十分配慮する．また，尿意がある場合も血圧は上昇するため，診療前や診療中も適宜確認を行う．

2．心疾患

虚血性心疾患，不整脈，心臓弁膜症などに対し，抗血栓療法，硝酸薬の処方（常時携帯），植え込み型装置の装着（心臓ペースメーカーや植え込み型除細動器），人工弁置換術などの対応が行われている患者が多く存在する．

1）虚血性心疾患

（1）虚血性心疾患とは

虚血性心疾患は，心臓の栄養血管である冠動脈が何らかの原因で狭窄・閉塞して血流が悪くなり，心臓組織に酸素を送り込むことができず，心筋が虚血状態になる疾患である．狭心症や心筋梗塞があげられる．

（2）歯科治療時の注意点

狭心症は数分の安静で改善することが多い

表 4-3　降圧目標

＊1：未治療で診察室血圧 130～139/80～89 mmHg の場合は，低・中等リスク患者では生活習慣の修正を開始または強化し，高リスク患者ではおおむね 1 カ月以上の生活習慣修正にて降圧しなければ，降圧薬治療の開始を含めて，最終的に 130/80 mmHg 未満を目指す．すでに降圧薬治療中で 130-39/80-89 mmHg の場合は，低・中等リスク患者では生活習慣の修正を強化し，高リスク患者では降圧薬治療の強化を含めて，最終的に 130/80 mmHg 未満を目指す．
＊2：随時尿で 0.15 g/gCr 以上をタンパク尿陽性とする．
＊3：併存疾患などによって一般に降圧目標が 130/80 mmHg 未満とされる場合，75 歳以上でも忍容性があれば個別に判断して 130/80 mmHg 未満を目指す．
降圧目標を達成する過程ならびに達成後も過降圧の危険性に注意する．過降圧は，到達血圧のレベルだけでなく，降圧幅や降圧速度，個人の病態によっても異なるので個別に判断する．

	診療室血圧（mmHg）	家庭血圧（mmHg）
75 歳未満の成人*1 脳血管障害患者 （両側頸動脈狭窄や脳主幹動脈閉塞なし） 冠動脈疾患患者 CKD 患者（タンパク尿陽性）*2 糖尿病患者 抗血栓薬服用中	＜130/80	＜125/75
75 歳以上の高齢者*3 脳血管障害患者 （両側頸動脈狭窄や脳主幹動脈閉塞あり，または未評価） CKD 患者（タンパク尿陰性）*2	＜140/90	＜135/85

（高血圧治療ガイドライン 2019 より）

が，急性心筋梗塞の場合にはただちに救急処置が必要となる．歯科治療の前に丁寧に問診を実施し，硝酸薬など患者の持参薬の確認，発作の頻度などを把握しておく．

2）抗血栓療法

（1）抗血栓療法とは

抗血栓薬には，血管が閉塞されないように血栓の形成を抑える抗凝固薬や抗血小板薬などがある．

①抗凝固薬：深部静脈血栓症や，不整脈による心原性脳塞栓症の治療・予防に用いられる．

②抗血小板薬：心筋梗塞や脳梗塞の治療・予防に用いられる．

（2）歯科治療時の注意点

観血的処置にあたって抗血栓薬を休薬することは，心筋梗塞や脳梗塞の再発リスクが高いため推奨されていない．事前に主治医に対診し，血液凝固能のコントロール状況を確認したうえで，処置後は適切な局所止血処置を実施する．

3）心臓弁膜症

（1）心臓弁膜症とは

心臓には4つの弁（僧帽弁，大動脈弁，三尖弁，肺動脈弁）があり，この弁が何らかの原因で開閉障害を起こしたものを心臓弁膜症という．

（2）歯科治療時の注意点

患者が弁置換術などを受けて人工弁を有する場合や感染性心内膜炎の既往を有する場合，観血的処置によって感染性心内膜炎に罹患するリスクが高い．よって，処置前には予防的抗菌薬の投与を行うべきである．抜歯はもちろんのこと，プロービングやスケーリング時も同様に行う．

3．糖尿病

1）糖尿病とは

（1）病態

血糖を調整するインスリンの作用不足により，慢性の高血糖状態となる疾患である．①1型糖尿病，②2型糖尿病，③その他，④妊娠糖尿病に大別できる．

（2）発症要因

①**1型糖尿病**：インスリン作用不足の主因は，自己免疫性の膵β細胞の破壊である．

②**2型糖尿病**：遺伝的要因や，生活習慣などの環境的要因，加齢などが関係している．

（3）合併症

糖尿病は，進行すると網膜症・腎症・神経障害などの合併症を引き起こし，また脳血管疾患や虚血性心疾患などの発症・進行を促進する．

（4）診断

空腹時血糖値，経口ブドウ糖負荷試験2時間値（75 g OGTT 2時間値），随時血糖値，HbA1cの4項目を用いて診断される．

2）歯科治療時の注意点

高血糖により生体の防御機能が低下し，歯周炎や術後感染のリスクが高まるため，血糖コントロール状況について把握する．HbA1cは過去1～2カ月間の平均血糖値を反映する．

高齢者糖尿病の血糖コントロール目標は，年齢・罹病期間・低血糖の危険性・サポート体制などに加え，認知機能や基本的ADL，手段的ADL，併存疾患なども考慮して個別に設定する．ただし，加齢に伴って重症低血糖の危険性が高くなることに十分注意し，歯科治療時には食事の有無や内服状況，ブドウ糖の持参なども確認する．

Ⅲ　注意すべき薬剤

1．歯科治療時に注意すべき薬剤

1）糖尿病治療薬

糖尿病患者で血糖降下薬やインスリン製剤を使用している場合，急性合併症である低血糖や高血糖に注意する．また，糖尿病性腎症などを合併している場合は，腎機能に配慮した処方薬が選択される．

2）抗凝固薬

抗凝固薬を内服している場合，観血処置時にはPT-INR（プロトロンビン時間国際標準比）を確認する必要がある．高齢患者（70歳以上）の場合，抜歯の際にはPT-INRが止血対応可能な範囲（1.6～2.6）でコントロールできているかを確認する．コントロール不良と判断した場合は，主治医に薬剤調整を依頼する．

3）骨吸収抑制薬

骨粗鬆症や悪性腫瘍の治療のために骨吸収抑制薬を内服している場合，観血処置時に薬剤関連顎骨壊死のリスクが生じる．服用する薬剤が高用量であるほど発症頻度が高く，また用量を問わず長期投与に伴い発生リスクは増加するため，観血処置を行う前には投与量や投与期間，投与方法について医科の主治医に対診を行い，治療計画を立案することが重要である．

また，骨吸収抑制薬の服用開始前に歯科治療を終えておくことが望ましく，服用中は細菌感染と薬剤関連顎骨壊死の因果関係が報告されていることから，口腔衛生管理が最も重要である．

4）抗精神病薬

抗精神病薬は，大脳基底核のドパミンの分泌を遮断し，サブスタンスＰを減少させる．これによって嚥下反射や咳嗽反射が低下することがあるため，抗精神病薬の服用患者では注水下での治療に配慮する．

2. 口腔に副作用が出現しやすい薬剤

さまざまな薬剤による扁平苔癬や口腔乾燥症の出現，免疫抑制薬・抗てんかん薬・カルシウム拮抗薬による歯肉増殖症，骨吸収抑制薬による顎骨壊死・顎骨骨髄炎，ステロイド性抗炎症薬によるカンジダ性口内炎，抗悪性腫瘍薬による口内炎，抗精神病薬やその他の薬剤によるオーラルジスキネジアの出現などがみられる．いずれにおいても主治医と相談のうえ，経過観察，対症療法，薬剤の変更・調整・休薬などを検討する．

Ⅳ 患者指導・介護者指導

1）全身疾患についての理解

全身疾患と歯科疾患の関係を十分に理解していない患者は多い．全身疾患のコントロール状況が歯科疾患の状況を左右するため，適切な患者・介護者教育を行う必要がある．医科受診が必要と思われる場合には，歯科治療の開始前に受診を勧める．

歯科治療に際しては患者が自己判断で休薬したり飲み忘れたりすることも多いため，治療前には薬剤の服用状況や当日の体調，および治療後の注意事項について，患者本人ならびに介護者に必ず確認する．また，些細な体調変化も逃さず申告してもらえるよう丁寧に説明を行う．

2）服用薬の副作用についての理解

口腔内に副作用が出現しやすい薬剤を服用している場合は，副作用に関する正しい情報を提供し，異変を感じたらただちに申し出るよう指導する．

骨吸収抑制薬による顎骨壊死や顎骨骨髄炎，歯肉増殖をきたしやすい薬剤を服用している場合は，口腔衛生管理の重要性もあわせて指導する．ステロイド性抗炎症薬を内服している場合は，副作用で口腔カンジダ症を発症する場合もあるので，その情報提供や内服後の含嗽指導などを行う．

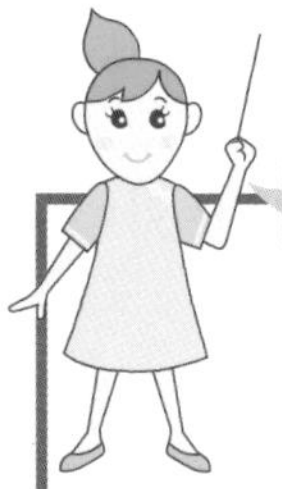

国試に出題されています！

問　高値になると歯周基本治療の効果に影響を与えるのはどれか．1つ選べ．（第31回/2022年）

a　HbAlc
b　HCV 抗体
c　ヘマトクリット
d　HDL コレステロール

答　a

SECTION 4 生活機能を低下させる疾患・症候

Ⅰ 生活機能を低下させる全身疾患

1．脳血管疾患

1）脳血管疾患とは

脳血管疾患は脳梗塞と脳出血，くも膜下出血に代表される脳の病気の総称である．脳血管疾患は大きく分けると，脳の血管が詰まる**脳梗塞**と，脳の血管が破れて出血する**脳出血**と**くも膜下出血**に分けられる（**図 4-6**）．

2019 年には介護が必要となった原因の第 2 位（16.1％）であり，2021 年の死亡率では第 4 位（7.3％）を占める．

2）生活機能低下の原因

（1）麻痺

脳血管疾患の後遺症として最も代表的なのは麻痺であり，身体の半身が動かない片麻痺や（**図 4-7**），身体が動かしづらくなる不全麻痺などがみられる．

麻痺が顔面にみられる場合，顔面神経麻痺という．脳血管疾患による中枢性の顔面神経麻痺では，眉毛は動かせるが口唇が動かせない，もしくは口唇がしびれるといった顔の下半分だけの部分的麻痺が生じ，「うがいがうまくできない」「麻痺側の口腔前庭に食べ物が残る」「話が

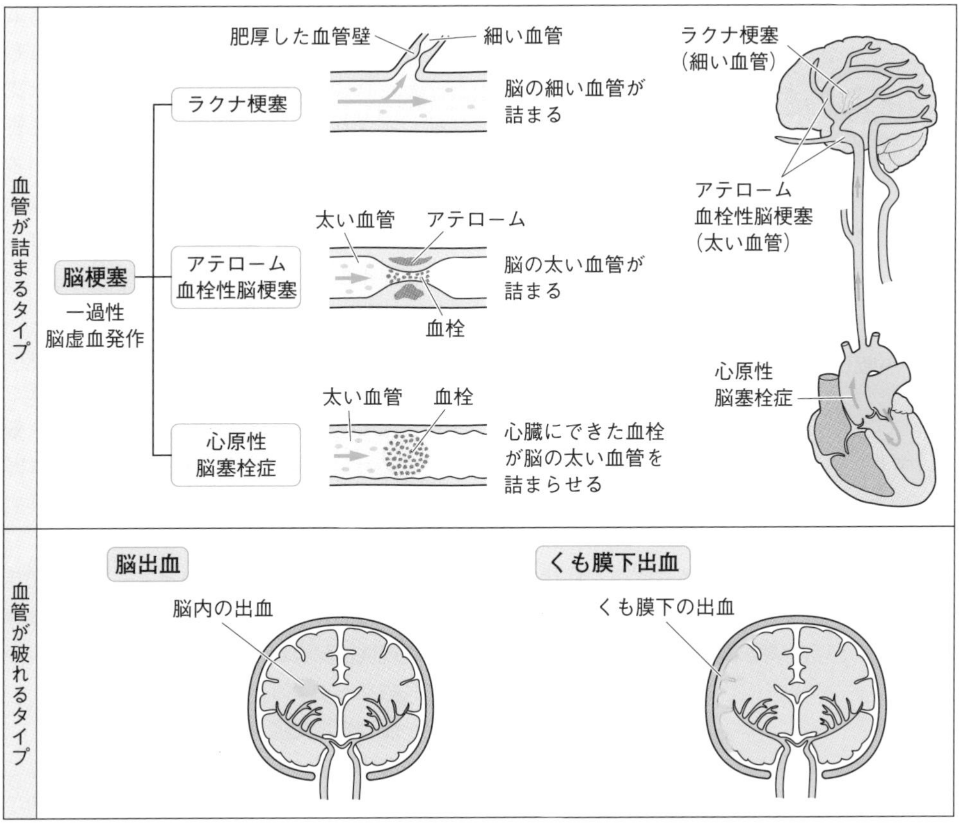

図 4-6　脳血管障害の分類

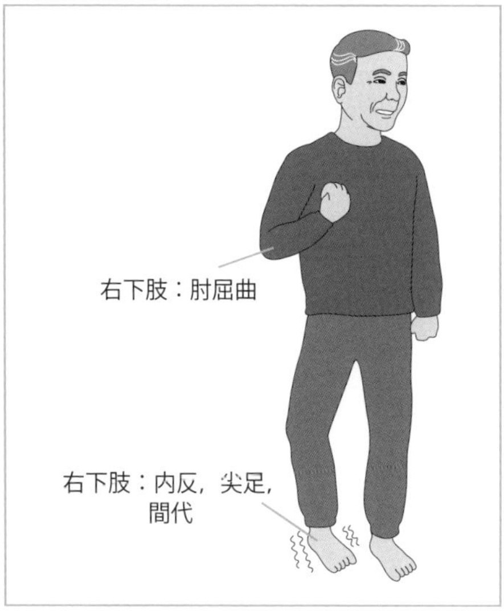

図 4-7　右片麻痺の一例

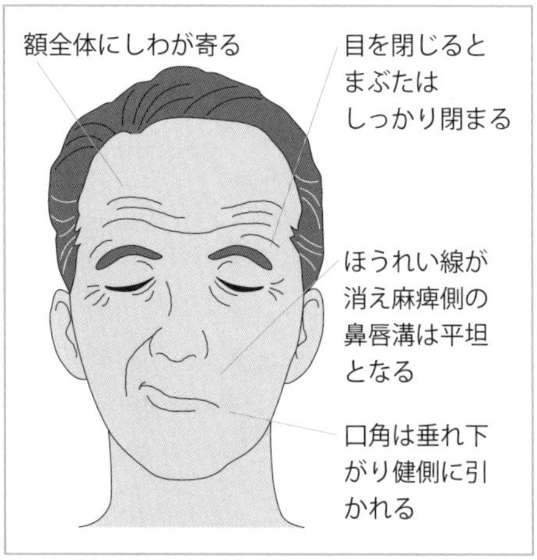

図 4-8　中枢性顔面神経麻痺にみられる症状

うまくできない」などの障害がみられることがある（**図 4-8**）.

(2) 高次脳機能障害

脳の障害された部位によりさまざまな症状を発現し，言語や記憶，注意，情緒といった認知機能に起こる障害を**高次脳機能障害**という（**表 4-4**）.

表 4-4　高次脳機能障害の主要症状

主要症状	
失語	言葉が出てこない，人の話がわからない
失行	日常的な動作を運動機能障害がないにも関わらず行えない
失認	モノ，人の顔，自分の体などが認知できない
記憶障害	受傷前の記憶の喪失や，受傷後の学習障害
注意障害	集中困難や注意散漫 脳損傷の反対側の空間において刺激を見落とす半側空間無視
遂行機能障害	目的に適った行動計画の障害や実行障害
社会的行動障害	意欲・発動性の低下，情動コントロール障害，対人関係障害，依存的行動，固執

2. 認知症

1) 認知症とは

米国精神医学会の診断基準 (DSM-5) では「複雑性注意，実行機能，学習および記憶，言語，知覚－運動，社会的認知の 6 つの神経認知領域のうち，1 つ以上が障害され，その障害によって日常の社会生活や対人関係に支障をきたし，せん妄やその他の精神疾患が除外されれば認知症」とされている．2022 年には介護が必要となった原因の第 1 位（18.1%）を占めている．

認知症はアルツハイマー型認知症，血管性認知症，レビー小体型認知症，その他に分けられる（**図 4-9**）.

2) 生活機能低下の原因

生じる症状は，①**認知機能障害**と，これらに伴う②**行動・心理症状**（**BPSD**）から構成される．認知機能障害は認知症で必ず認められる症状であり，行動・心理症状は認知機能障害によって二次的に出現する，さまざまな精神症状や行動の障害をさす．

(1) Alzheimer〈アルツハイマー〉型認知症

緩徐に進行し，記憶障害とともに見当識障害や遂行機能障害が進行し，視空間機能障害や健忘失語も出現する．

(2) 血管性認知症

脳血管疾患により発症する認知症の総称で，新たな脳血管疾患が起こるたびに，段階的に進行する．

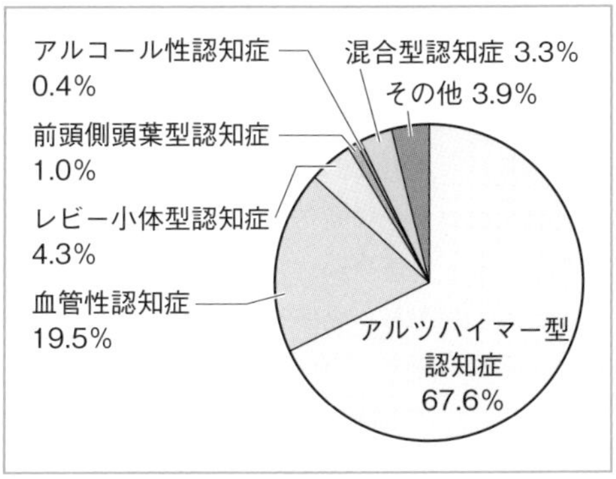

図 4-9　認知症の分類と割合

(3) Lewy〈レビー〉小体型認知症

認知機能障害に加えてパーキンソン症状（振戦，無動，筋強剛）や幻視を認め，レム期睡眠行動異常や自律神経症状（便秘や排尿障害，起立性低血圧）などがみられる．

3) 重症度

認知症の重症度の評価には，**臨床的認知症尺度（CDR）**が用いられる．①記憶，②見当識，③判断力・問題解決，④社会適応，⑤家庭状況・興味・関心，⑥介護状況の 6 項目について評価し，「健康（CDR：0）」「認知症疑い（CDR：0.5）」「軽度認知症（CDR：1）」「中等度認知症（CDR：2）」「重度認知症（CDR：3）」の 5 段階に分類する．

4) 評価と診断

認知症の診断には，脳を中心とした画像検査（CT，MRI，脳血流検査）と，記憶や認知機能に関する心理検査などの評価を行う．代表的な評価スケールを以下に示す．

(1) 改訂長谷川式簡易知能評価スケール(HDS-R)

30 点中 20 点以下で，認知症の疑いありと判定する．

(2) MMSE〈Mini Mental State Examination〉

30 点中 23 点以下で，認知症の疑いありと判定する．文章を書いたり，指示通りに紙を折ったり，図を模写するなど動作を伴う点が，HDS-R と異なる．

3. 神経・筋疾患

脳・脊髄・末梢神経などの神経自体の病変，または筋肉の病変によって，運動障害をきたす疾患の総称である．代表的な疾患としてパーキンソン病，筋萎縮性側索硬化症，重症筋無力症，筋ジストロフィー，多発性筋炎，多系統萎縮症などがある．いずれも症状・障害が進行する疾患であり，高齢になるほど有病率が高くなる．

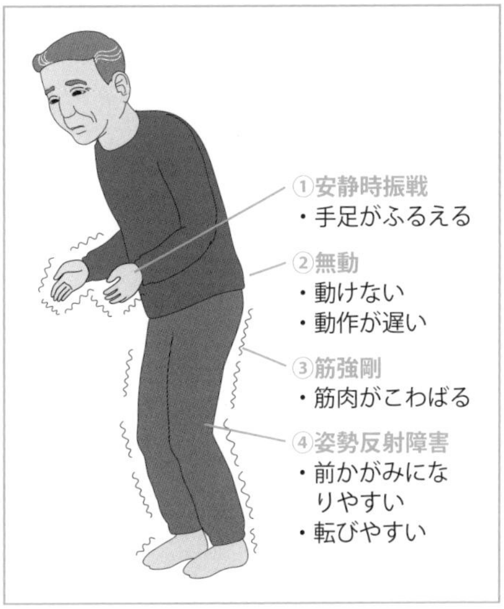

図 4-10　パーキンソン病の 4 大症状

1) Parkinson〈パーキンソン〉病

(1) パーキンソン病とは

パーキンソン病の有病率は 10 万人あたり 100〜150 人と推定され，神経筋疾患のなかで頻度が高い．重症度はホーン＆ヤールの重症度分類を用いて評価する．

(2) 生活機能低下の原因

中脳の黒質という部分の神経伝達物質であるドパミンが減少することで，大脳の運動調節機能が障害を受け，スムーズな運動ができなくなる錐体外路障害を特徴とする．振戦・筋強剛・無動・姿勢反射障害を 4 大症状とし（**図 4-10**），自律神経障害・認知機能障害・嗅覚の低下などを合併する．動作は全般的に遅く拙劣となり，表情は変化に乏しく（仮面様顔貌），歩行は前傾前屈姿勢で，前後にも横方向にも歩幅が狭く，歩行速度は遅くなる．進行例では，歩行時に足が地面にはり付いて離れなくなり，いわゆるすくみ足がみられる．

2) 筋萎縮性側索硬化症

筋萎縮性側索硬化症（ALS）は，運動ニューロンが選択的に侵される疾患で，四肢の筋力低下や球麻痺（構音障害，嚥下障害）などを引き起こし，患者の多くは3〜5年以内に呼吸不全で死亡する．有病率は10万人あたり7.0〜8.5人で，まれな疾患である．

4. 廃用症候群

過度な安静や，日常生活の不活動に伴って生じる身体的・精神的諸症状の総称である．関節拘縮，筋萎縮，骨萎縮，心機能の低下などの身体的症状をはじめ，疾患による直接的な身体的症状や，社会交流の制限に伴う知的活動の低下やうつ傾向などから認知症症状を呈したりするため，予防が重要である．

5. 骨・関節疾患

要支援者における介護が必要になった主な原因の第3位が骨・関節疾患である(18.9%，2019年)．骨や関節は運動機能に重要な役割を果たし，骨や関節など運動器の障害によって歩行や移動機能の低下をきたしたものを**ロコモティブシンドローム**という．進行すると要介護になるリスクが高くなる．

1) 骨粗鬆症

骨強度の低下を特徴とし，骨折のリスクが増大する骨格疾患である．わが国では約1,300万人の患者がいると推測されており，男女比は1：3〜4とされている．骨折すると，身体機能の低下や運動機能障害・内臓器障害をきたし，ADLとQOLが低下し，重症では寝たきりに至る．

したがって，骨粗鬆症で最も重要なのは，骨折を予防し，骨格の健康とQOLの維持改善をはかることである．骨粗鬆症の治療は薬物治療が中心となるが，栄養・運動を含めた生活習慣の確立も必要である．薬物治療では，ビスホスホネート製剤などの骨吸収抑制薬が第一選択とされているため，歯科治療時には服薬状況の確認が必要である．

2) 関節リウマチ

関節リウマチは代表的な自己免疫疾患である．複数の関節に慢性炎症が生じ，進行して関節の骨を破壊する．罹患率は人口の0.6〜1.0%，わが国の患者数は60〜100万人と推定される．関節リウマチは女性に多く（男性の3〜5倍），どの年代でも発症するが，女性で発症する場合は40〜50歳代が多い．

高齢者では，男女の発症率に差はない．近年は関節リウマチを早期に診断して薬物治療を行うことにより，速やかに寛解導入を目指すようになった．しかし，発症してかなりの期間が経過した高齢の関節リウマチ患者では，関節の変形が進み，日常生活に支障が出ている場合もいまだ多い．手指に発症すると，歯ブラシの把持困難により口腔衛生状態が不良になったり，義歯の着脱が困難になったりする．

6. 骨折

介護が必要になった主な原因として，要介護者では第4位となっている（2019年）．骨粗鬆症の結果として生じる合併症でもあり，高齢者は易転倒性を有していることからも骨折をきたしやすい．骨折リスクとして年齢，体重，喫煙，薬剤などがある．

75歳未満では大腿骨頸部骨折が多く，75歳以上では転子部骨折が多い．骨折が生じると，骨折部の痛みにより歩行困難となり，安静を保つと筋力の低下によりそのまま寝たきりとなって廃用症候群を引き起こし，生活のレベルやQOLの低下をもたらす．

Ⅱ 注意すべき薬剤

高齢者は薬物による有害作用（薬物アレルギー，薬理作用の過剰発現による臓器障害など）の発生が多い．要因として，複数の慢性疾患を有することによる多剤併用・長期併用，加齢による薬物動態の低下，認知機能の低下や視力低下などによる服薬アドヒアランスの低下などがあげられる．

特に75歳以上の高齢者，または75歳未満のフレイル〜要介護高齢者に対して，**表4-5**の薬剤が1カ月以上投与されている場合，副作用に注意する．

表 4-5 注意が必要な薬剤と副作用

抗精神病薬	錐体外路症状，認知機能低下
睡眠薬	過鎮静，認知機能低下，骨折
抗うつ薬	認知機能低下，口腔乾燥
抗パーキンソン病薬	認知機能低下，口腔乾燥
抗血栓薬	出血傾向
利尿薬	腎機能低下，高カリウム血症
α遮断薬	起立性低血圧
H_1・H_2受容体拮抗薬	認知機能低下
制吐薬（D_2受容体拮抗薬）	パーキンソン症状の出現
糖尿病治療薬	低血糖
過活動膀胱治療薬	尿閉，口腔乾燥（抗コリン作用による）

Ⅲ 患者指導・介護者指導

患者本人に対する指導では，2つのポイントを加味する．1つは患者の認知機能および精神的状況であり，もう1つは身体的状況（運動機能）である．いずれも生活機能が遂行可能な状況であるかを把握し，遂行困難な場合はそれを補う方法を考える．

介護者に対する指導は，家族に対する場合と，介護施設職員や他職種に対する場合とで分けて考える．

1. 認知機能および精神的状況

1）患者指導

高齢患者の場合，長い間の本人の習慣があるので，できるだけそれを尊重しながら修正すべき点を明確にし，シンプルでわかりやすい指導を行う．

認知機能が低下していれば，理解力も記憶力も低下するので，根気よく丁寧に指導する．患者本人に対してただ繰り返し言葉で伝えるだけでは不十分な場合には，指導内容をポスターにして自宅に掲示したり，家族に協力を求めて声がけをしてもらうなど，内容が患者に届くように工夫する必要がある．また，患者のペースで一緒に実施することも効果的である．

2）介護者指導

患者自身によるセルフケアが困難であると判断した場合は，家族や施設職員に補助を依頼する，訪問診療に切り替える方法も有効で，在宅もしくは介護施設の生活環境のなかで口腔清掃などが継続できるようにする．その場合，看護師や介護士と連携することが重要である．

ただし，動作に時間がかかるからという理由で全介助に切り替えてしまうと，それまで患者自身でできていたこともできなくなる場合がある．最善の介助は見守りであり，不足する部分だけを補うことを念頭に，患者本人の自尊心を保ち，家族の負担が過重にならない指導を行う．

2. 身体的状況（運動能力）

1）口腔衛生管理

口腔衛生管理においては，脳血管疾患による利き手の麻痺や，パーキンソン病の振戦による清掃用具の使用困難などに配慮が必要である．洗面所への移動や，車椅子での姿勢の保持が困難になる場合もあるため，自助具を紹介したり，身体的状況を把握したうえで，どの程度の介入が必要かを判断し，介護者にも指導する．介護者には，特に介助を行う際に注意を要する点について，具体的に指導を行う．

2）口腔機能管理

口腔機能管理においては，例えば義歯の患者では，患者が自分で着脱しやすい義歯の設計や着脱指導を十分に行うとともに，介護者にも指導を行う．食事形態や栄養状態の確認（MNA-SF などの栄養スクリーニング）のほか，日常の活動量を把握する（会話頻度や，歌ったり笑ったりの活動など）．訓練的な対応だけではなく，デイサービスの利用を勧めるなどして，趣味やレクリエーションなどからも口腔機能の低下を防ぐ．

3）疾患に対応した指導

疾患に伴い構音障害や摂食嚥下障害を有する場合も多く，その評価や指導が求められる．例えば廃用症候群の患者の場合，身体機能を十分把握したうえで，リハビリテーションや社会参加を促せるようなアプローチを行う．また，これまでの薬物アレルギーや食物アレルギーの情報などを患者や介護者から十分に得て，歯科治療や投薬による不安を助長させないことが重要である．

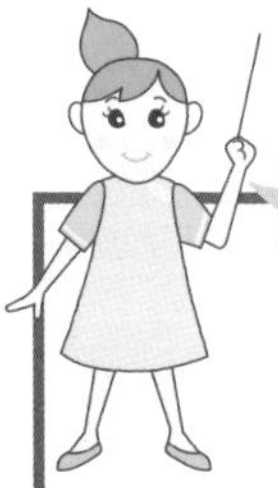

国試に出題されています！

問　認知症の認知機能障害はどれか．2つ選べ．（第26回/2017年，一部改変）

a　徘徊
b　記憶障害
c　知的機能低下
d　生活意欲低下

答　b, c

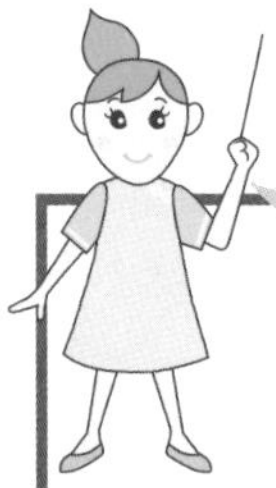

国試に出題されています！

問　スクリーニング項目の一部を図に示す．
・過去3か月間の食事量減少
・過去3か月間の体重減少
・自力歩行
・過去3か月間の精神的ストレスと急性疾患
・神経・精神的問題の有無
この項目で評価するのはどれか．1つ選べ．

a　BMI〈Body mass index〉
b　SGA〈Subjective global assessment〉
c　EAT-10〈Eating assessment tool〉
d　MNA-SF®〈Mini nutritional assessment-short form〉

答　d

SECTION 5 通院困難者の病態と処置法

I 歯科訪問診療

歯科訪問診療とは，以下のとおりである．

- 通院困難な要介護者などが，在宅や施設で歯科診療を受けること．
- なんらかの身体的，精神的な理由により病院や診療所を受診することができない患者に対し，その患者の居所に歯科医師や歯科衛生士が出向いて診療を行うこと．

1．歯科訪問診療の特徴

- 緊急な対応が必要な場合に行われる**往診**とは異なり，長期的な診療計画のもと実施される．
- 疾病や障害の程度だけではなく，心身の状態によって通院が困難な場合も適応される．
- 患者の搬送のための設備や経費を必要としない．
- 患者のストレスや介護者の負担が少ない．
- 診療する際の設備や環境，診療時の姿勢などの問題から，診療内容が制限されることもある．
- 患者の全身状態によっては，診療を行う際に十分な安全性を確保することが難しい場合も多く，患者の安全に対する配慮が不可欠となる．
- 対象者は全身疾患や心身に問題を有する患者が多い．
- 患者の療養に関わる多職種や，周辺地域のさまざまなサービスとの連携が必要となることが多い．
- 患者の生活の場が診療の場となることから，診療環境として衛生面での配慮が必要となる．

2．要介護高齢者の治療

要介護状態とは，身体上または精神上の障害があるために，入浴，排泄，食事などの日常生活における基本的な動作の全部または一部について，厚生労働省令で定める期間（原則6カ月）にわたり継続して，常時介護を要すると見込まれる状態であり，その介護の必要の程度に応じて厚生労働省令で定める区分（要介護状態区分）のいずれかに該当するもの（要支援状態に該当するものを除く）をいう．

3．在宅患者の治療

1）治療内容

基本的に歯科訪問診療で行われる診療内容は，歯科診療所で行われるものと同じである．ただし，治療時の姿勢保持の難しさや不十分な照明など，さまざまな制約があるなかで行われることが多く，治療内容によっては困難な場合がある．また，訪問先にはエックス線画像撮影機など十分な検査機器がないことから，診療所や病院などへの搬送が必要となる場合もある．

2）治療における留意点

在宅患者は心身の問題を有していることが多く，歯科担当者はこれらを把握するために，かかりつけの医師や入院時の主治医，担当看護師，介護士，介護者，介護支援専門員（ケアマネジャー）などと密な連携が求められる．

そのうえで，患者の**予備力**と治療による侵襲度を考慮した，無理のない診療計画が求められる．また，診療当日の患者の状態によって，診療計画の変更など柔軟な対応が必要となる．

3）在宅患者の歯科的問題

在宅療養をしている患者の歯科的問題は，義歯の問題，歯痛，歯肉炎，口内炎などとともに，**摂食嚥下障害**も増加してきている．口腔内の不具合や摂食嚥下障害は食事への意欲の低下につながり，低栄養の原因となる．

要介護高齢者における口腔清掃状態の悪化は，**誤嚥性肺炎**の原因にもなる．要介護高齢者には咀嚼・嚥下障害がみられることが多く，窒息や**誤嚥**（誤嚥性肺炎），**低栄養**の原因となる．このため機能低下の早期発見と対応が重要となる．

4）在宅患者の治療の意義

終末期においても最期まで口から食べるための歯科的支援は，生きる力の支援でもある．多くの要介護高齢者には定期的な口腔健康管理，食支援，歯科治療が必要とされている．

4．入院患者の治療

1）口腔健康管理

入院中の患者は，その病態によって口腔のセルフケアが不十分，あるいは不可能で，口腔衛生状態が著しく悪化していることが多い．口腔衛生状態を良好に保つことは，身体的にも精神的にも良好な状態を保つことにつながる．

歯科の外来受診が可能な患者は診療室で，困難な患者はベッドサイドで口腔衛生管理を行い，口腔衛生状態を改善する．

2）周術期口腔機能管理

周術期口腔機能管理では，頭頸部・呼吸器・消化器領域などの悪性腫瘍，心臓血管外科，整形外科，臓器移植，造血幹細胞移植，脳血管疾患などの手術を受ける患者に対し，手術前に歯科医師・歯科衛生士による口腔衛生管理を実施し，口腔衛生状態を維持しやすい口腔内環境を整える．また手術後，患者自身で十分な口腔内の清掃が行えない間は，看護師などによる口腔ケアを支援する．

手術後も口腔衛生管理を実施するとともに，咀嚼・嚥下などの口腔機能の維持・向上をはかり，経口摂取・栄養状態の改善を支援する．これによって，口腔粘膜炎や誤嚥性肺炎などの手術後の合併症を予防し，咀嚼・嚥下などの口腔機能の早期回復を促すことによって離床を早め，在院日数の短縮やQOLの向上を支援する．

周術期口腔機能管理における口腔衛生管理の適用は，手術だけではなく，口腔領域に傷害を生じる放射線治療や，抗がん薬治療などのがん化学療法，また緩和ケアを受ける患者も対象となっている．

5．終末期患者の治療

がん末期など死期が近いと予想される状況を**終末期**とよぶ．「ターミナル期」「人生の最終段階」ともよばれる．終末期においては，積極的な歯科治療は行わず，苦痛を除去して，口腔機能と口腔衛生状態を維持することが目標となる．

終末期の治療には，ターミナルケアや**緩和ケア**が含まれる．緩和ケアでは，苦痛を軽減して穏やかな終期を迎えるために，多職種連携のなかで口腔乾燥への対応や口腔衛生管理を行うことが多い．

6．歯科訪問診療用器材

1）ポータブルユニット

- 歯科訪問診療専用の持ち運び可能な機器．
- 歯を削ったり，歯石を除去したりする際に使用する．
- コンパクトながら，診療室とほぼ同じレベルの診療が可能である．

2）歯科訪問診療用エックス線写真撮影機

- 訪問診療専用の持ち運び可能な歯科用エックス線写真撮影機．
- 訪問先で撮影・現像し，正確な診断のもと適切な処置が可能となる．

3）歯科訪問診療用座椅子

4）歯科診療用器具

感染対策の観点から，可能な限りディスポーザブルのものを用いる．

7．歯科衛生士の役割と多職種連携

1）歯科衛生士の役割

在宅での歯科衛生の主な役割は，口腔健康管理である．特に訪問診療を必要とするような要介護高齢者に対しては，本人に指導するだけではなく，患者の家族や，ほかの多職種への教育指導と，口腔健康管理への協力を得ることが重要である．

2）多職種連携

在宅において患者を支援するのは，家族，親戚，近隣住民など患者の生活環境にある者だけではなく，医師，看護師，**保健師**，**介護福祉士**，

社会福祉士といった国家資格取得者や，**介護支援専門員（ケアマネジャー）**，**訪問介護員（ホームヘルパー）**のような，医療・介護サービスの提供を専門とする者も多く存在する．

多職種連携では，一人の患者を中心に，多様な専門性を有する有資格者が複数人でチームを形成し，相互に連携しながら自分の役割と専門性を発揮し，相乗的に効果を高めることができる．

Ⅱ　口腔健康管理

1．口腔機能の維持・向上

口腔健康管理は，口腔機能管理・口腔衛生管理・口腔ケアを含む．口腔機能管理と口腔衛生管理は，歯科衛生士などの歯科専門職が行うものである．

1）口腔衛生管理

口腔衛生管理とは，口腔清掃を含む口腔環境の改善など口腔衛生に関わるセルフケアの指導，コミュニティケアおよびプロフェッショナルケアの総称である．ブラッシング指導，機械的歯面清掃（PTC，PMTC），歯石除去，フッ化物や抗菌薬の応用などがある．義歯の衛生管理やホームケアの指導，舌や口腔粘膜の清掃指導も含まれる．患者本人だけでなく，患者の家族や介護者に対して指導を行うこともある．

2）口腔機能管理

口腔機能の維持・向上において重要なのは口腔機能管理である．**口腔機能管理**とは，口腔機能の回復および維持・増進に関わるセルフケアの指導，コミュニティケア，プロフェッショナルケアの総称である．摂食機能療法，嚥下体操，舌のストレッチ，開口訓練，構音・発音訓練，食環境の調整・指導などを含む．

口腔機能を維持・向上させることは，高齢者の生活自立度の維持・改善や，生活意欲の向上を促す．

3）口腔ケア

口腔ケアは，日常ケアとして他職種と協働して行われるものである．

2．介護予防

1）介護予防の目的

①高齢者が要介護状態にならないために行う予防．

②介護が必要になった場合でも，それ以上悪化しないように維持・改善をはかること．

2）介護予防と介護保険

介護保険には，「運動器の機能向上」「栄養改善」「口腔機能向上」の３つのサービスが導入されている．また，介護保険法のもと介護予防・日常生活支援総合事業が実施され，リスクの高い高齢者だけではなく，地域で自立した生活を営んでいるが，些細な心身の衰えがみられる高齢者も対象となっている．これにより，地域において高齢者同士が互いに支え合いながら介護予防に努める場がつくられている．

歯科衛生士のような専門職は，高齢者同士が行う介護予防に対して適切な支援を行うとともに，リスク管理を行うことが求められている．

3．多職種連携

多職種連携とは，高齢社会において，歯科医療，医療，看護，予防，健康増進，介護福祉など適切かつ効率的に実施するために，これらに関わる多職種が連携してチームアプローチを行うことである．具体的には歯科医師，歯科衛生士，医師，看護師，薬剤師，栄養士，言語聴覚士，理学療法士，作業療法士，ソーシャルワーカー，介護支援専門員（ケアマネジャー）などが関わる．

一人の患者ないし要介護高齢者を中心に，多様な専門性を有する有資格者が複数人でチームを形成し，相互に連携しながらそれぞれの専門性を発揮することで，さまざまなリスクを回避し，相乗的な効果を上げることができる．

Ⅲ　栄養管理

高齢者の栄養管理では，日々の生活や健康の状態に合わせて，食事の量，質を調節することが大切である．

高齢者で問題になるのは**低栄養**である．歴史的に低栄養の指標としてアルブミンが用いられ

表 4-6　低栄養の診断法の例（GLIM 基準）

GLIM 基準では，表現型と病因がそれぞれ 1 項目以上該当する場合に低栄養と判定する．

【表現型】
①意図しない体重減少：6 カ月以内で 5%以上
　または　6 カ月以上で 10%以上
②低 BMI：18.5 未満　または　70 歳以上で 20 未満
③筋肉量の減少
【病因】
①食事摂取量の減少・消化器の障害
②急性疾患・外傷などによる炎症，慢性疾患

ており，血清アルブミン値が 3.5 g/dL 未満で低栄養とすることが多い．近年では，GLIM 基準が低栄養の診断基準として国際的に用いられている（**表 4-6**）．

1．加齢による影響

高齢者は基礎代謝や活動量の低下などにより，加齢とともに必要エネルギー量が低下する．日常の活動状態や健康状態によって，必要エネルギー量や，糖質・脂質などの量を調節する．一方，タンパク質の摂取量の減少は，筋肉量の減少を招くため注意が必要である．サルコペニアの予防のため，タンパク質を適量摂取するように指導する．

加齢により味覚，嗅覚，摂食嚥下機能，消化機能の低下から食欲不振となり，低栄養状態に陥りやすくなる．また，加齢により口渇を感じにくくなったり，嚥下機能が低下したりすることによって水分摂取量が減少する．高齢者では全身の水分量も減少することから，脱水に陥りやすい．

2．歯の喪失による影響

歯の喪失や歯周病，義歯の不調などにより，硬い物や繊維が多い食べ物は敬遠され，栄養が偏りがちになる．また，歯の喪失により高齢者は軟食を摂取するようになり，咀嚼回数が減少し，味覚の低下や唾液分泌量の減少が起こる．消化吸収能力の低下，栄養バランスの悪化や低栄養にもつながる．

Ⅳ　服薬管理

高齢者は複数の慢性疾患を有する場合が多く，その結果として多種の薬剤を服用している場合が多い．全身状態や歯科治療上の留意点を把握し，歯科からの処方を安全に行うためにも，服用薬剤の把握は重要である．服用薬剤は，**お薬手帳**を確認する．不明な点は，主治医やかかりつけ薬局・かかりつけ薬剤師に確認を行う．

患者が処方された薬剤を処方された通りに服用しているかを**服薬アドヒアランス**という．高齢者は，多剤の処方や認知機能の低下により，服薬アドヒアランスが低下することが多い．多剤を長期服用することで，副作用などの有害な事象が生じるリスクが高まる．この状態を**ポリファーマシー**とよぶ．

東洋医学の考え方に基づいて複数の生薬を配合した薬剤である**和漢薬**《わかんやく》は，歯科では口腔乾燥などの治療薬として用いられている．原因の除去より症状の緩和が主体であり，副作用が少ないといわれている．西洋医学の補完的な役割を果たしている．

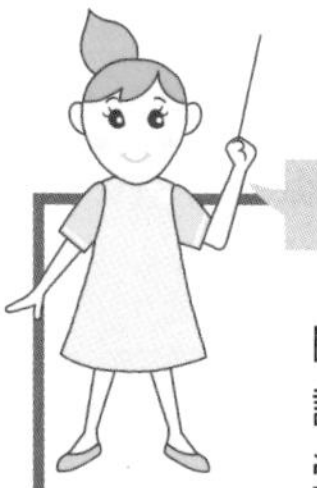

国試に出題されています！

問　80 歳の男性．口腔乾燥を主訴として歯科訪問診療の依頼を受けた．1 年前から介護保険施設に入所している．要介護度 4，BDR は全介助であった．胃瘻を造設しており，口腔乾燥が認められるが，口腔清掃状態は良好であった．初診時の口腔内診査後，介護職員に口腔保湿剤の使用方法を指導することになった．適切なのはどれか．2 つ選べ．（第 30 回/2021 年）

a　2 時間ごとに塗布する．
b　口腔清掃前後に塗布する．
c　できるだけ多く塗布する．
d　乾燥の強い部位に使用する．

答　b，d

SECTION 6 高齢者の摂食嚥下障害と口腔機能低下症への対応

Ⅰ 摂食嚥下障害

1. メカニズム

1) 摂食嚥下の5期

摂食嚥下とは安全に食物を取り込むための機能であり，**5期モデル**では5つのステージに分けて考えられる（**図4-11**）．先行期（認知期）では，食物を認識して安全に食べるペースや食べ方を決める．準備期（咀嚼期）では，口に取り込んだ食物を咀嚼する．咀嚼とは，粉砕・臼磨するだけではなく，唾液と混合して飲み込みやすい食塊を形成することをさす．

食塊となった食物は，口腔期で口腔から咽頭へ運ばれ，咽頭期で嚥下反射が起こり，咽頭から食道へ運ばれる．最後に食道期で食道の蠕動運動により，胃へと送り込まれる．

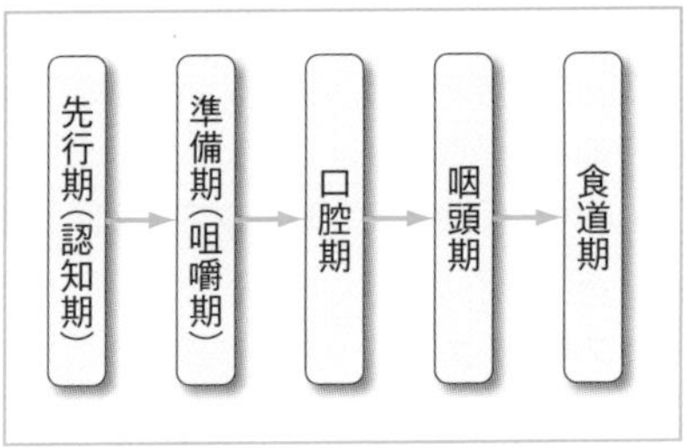

図4-11　摂食嚥下の5期モデル

2) プロセスモデル

5期モデルは，食塊を一回で嚥下する場合のモデルである．しかし実際には，咀嚼が終了した食塊の一部が嚥下反射を伴わずに，先行して咽頭へ流入する．これをⅡ期移送（StageⅡ transport）といい，これを含む一連の流れを**プロセスモデル**という（**図4-12**）．

3) 摂食嚥下障害の原因（表4-7）

4) 誤嚥

誤嚥とは，食物や唾液，胃からの逆流物，もしくは異物などが気管に入ることをさす．気道

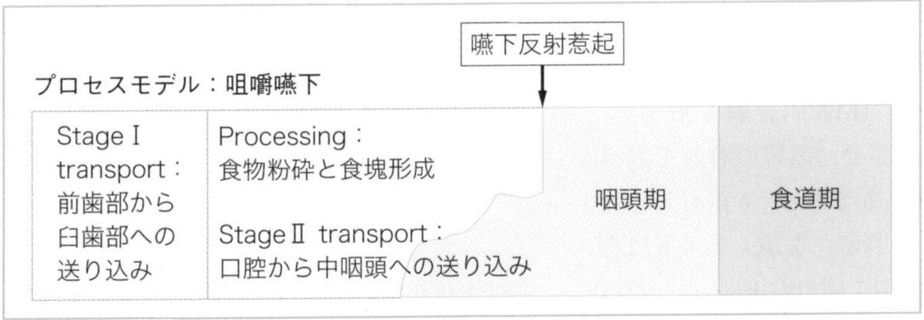

図4-12　プロセスモデル

表4-7　摂食嚥下障害の原因

器質的障害	・頭頸部腫瘍またはその手術後 ・頸椎骨棘《こつきょく》 ・食道憩室《けいしつ》，狭窄
機能的障害	・脳血管疾患（脳梗塞，脳出血，くも膜下出血など） ・神経変性疾患（パーキンソン病，筋萎縮性側索硬化症など） ・筋疾患（重症筋無力症，筋ジストロフィーなど）
神経心理的障害	・認知症 ・うつ

と食道は咽頭で交差しているため，摂食嚥下機能に破綻を生じると，咽頭部での気道と食道の交通整理がうまくいかなくなり，誤嚥をきたす．

なお，誤嚥した場合には通常咳が生じるが，咳が生じないタイプの誤嚥を**不顕性誤嚥**とよんで区別する．

2．器質的障害と機能的障害（表 4-7）

1）器質的障害

口腔，咽頭，食道の炎症や腫瘍などにより器官の構造に問題が生じ，食塊の通過が妨げられることに起因するものである．

2）機能的障害

脳血管疾患やパーキンソン病などの疾患によって口腔，咽頭，食道の動きが障害されることによって起こる．

3．検査

1）スクリーニングテスト

摂食嚥下障害が疑われる患者をふるい分ける目的で行う．

（1）反復唾液嚥下テスト（RSST，図 4-13）

誤嚥の有無のスクリーニングテストである．第 2 指で舌骨を，第 3 指で甲状軟骨を触知した状態で患者に繰り返し嚥下するよう指示して，喉頭隆起が指を乗り越えた場合に「1 回飲み込めた」と数える．嚥下の回数が 30 秒間で 3 回未満の場合，「誤嚥の疑いあり」と判定する．

（2）改訂水飲みテスト（MWST，表 4-8）

3 mL の冷水を嚥下させ，誤嚥の有無を調べるスクリーニングテストである．4 点もしくは 5 点を「異常なし」と判定するが，テストは合計 3 回繰り返し，3 回中 1 回でも 1〜3 点となった場合には，「誤嚥の疑いあり」と判定する．

（3）フードテスト（FT，表 4-9）

茶さじ 1 杯のプリンを用いて行う，誤嚥の有無のスクリーニングテストである．評価の手順は MWST に準ずる．口腔内残留を評価することで，舌の送り込みの機能もあわせて評価する．

（4）咳テスト

超音波ネブライザーから 1.0％クエン酸生理食塩水を経口的に吸入させて行う，不顕性誤嚥のスクリーニングテストである．1 分間に 5 回以上咳が出ない場合は咳の反射がよくない，つまり「不顕性誤嚥の疑いあり」と判定する．嚥下反射のスクリーニングはできないため，改訂水飲みテストなどと併用して用いることが望ましい．

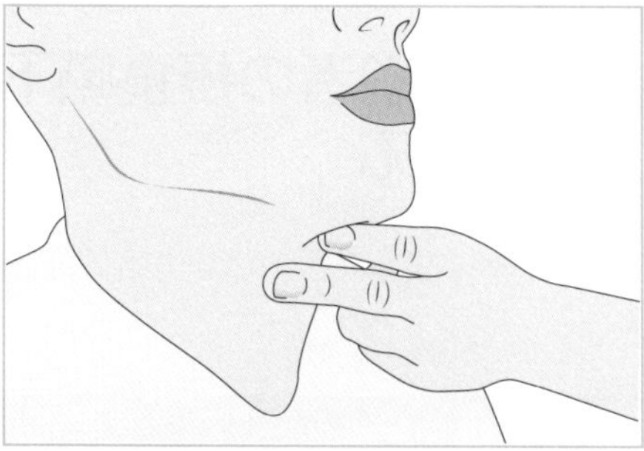

図 4-13　反復唾液嚥下テスト
誤嚥有無のスクリーニングテスト．第 2 指と第 3 指で甲状軟骨を触知し，30 秒間に何回嚥下できるかをみる．3 回/30 秒未満を「誤嚥の疑いあり」と判定する．

表 4-8　改訂水飲みテスト

	基準評価
1	嚥下なし，むせる and/or 呼吸切迫
2	嚥下あり，呼吸切迫（不顕性誤嚥の疑い）
3	嚥下あり，呼吸良好，むせる and/or 湿性嗄声
4	嚥下あり，呼吸良好，むせない
5	4 に加え，反復嚥下が 30 秒以内に 2 回可能

表 4-9　フードテスト

	評価基準
1	嚥下なし，むせる and/or 呼吸切迫
2	嚥下あり，呼吸切迫（不顕性誤嚥の疑い）
3	嚥下あり，呼吸良好，むせる and/or 湿性嗄声，口腔内残留中等度
4	嚥下あり，呼吸良好，むせない，口腔内残留ほぼなし
5	4 に加え，反復嚥下が 30 秒以内に 2 回可能

2）精密検査

スクリーニングテストで摂食嚥下障害が疑われ，詳細な評価が必要とされた患者に対して行う．摂食嚥下障害の画像診断法として，**嚥下造影検査（VF）**と**嚥下内視鏡検査（VE）**があげられる．いずれも誤嚥の有無だけでなく，嚥下に関連する器官の動きの評価や代償法の探索，さらにリハビリテーションの効果の確認などに用いる検査であり，誤嚥を検出する能力は同等であると報告されている．

(1) 嚥下造影検査

胃の検査などに用いるエックス線透視を利用して，口腔や咽頭を撮影しながら造影剤を含んだ食物を食べさせることにより，摂食嚥下機能を評価する．

(2) 嚥下内視鏡検査

鼻から内視鏡を挿入した状態で食物を食べさせることにより，摂食嚥下機能を評価する．用いる食物に決まりはないが，例えば水やお茶などの透明度の高いものは評価しづらいため，着色するか，咽頭内で見やすい色の食物を利用するようにする．

4. 間接訓練と直接訓練

1) 間接訓練

食物を用いない訓練のことである．

(1) ブローイング

コップに張った水の中でストローで吹く，または笛を吹くことなどにより，口唇閉鎖や軟口蓋の挙上を改善する訓練である．

(2) 頭部挙上訓練

寝たまま頭を持ち上げることで舌骨上筋群を鍛えて，嚥下時の喉頭挙上を改善させる訓練である．

(3) マッサージ，可動域（ROM）訓練

筋拘縮を予防し，スムーズに嚥下動作ができるように保つことを目的とする．副次的な目的として，覚醒作用や食事の準備運動，唾液分泌の促進などがある．口唇，頰，舌，頸に適用する．

(4) 筋機能訓練

嚥下に関わる筋の筋力を鍛える訓練であり，廃用性の筋力低下が生じている症例に有効である．口唇，頰，舌に適用する．

(5) 開口訓練

最大開口させることで，喉頭挙上に関わる筋を鍛える訓練である．頭部挙上訓練と同様の効果が期待できる．

2) 直接訓練

患者の状態に応じて，とろみづけした水分やゼリーなど安全な形態の食物を用いながら，実際に口から食物を摂取させる訓練をさす．

(1) 頸部前屈

通常の姿勢では誤嚥する患者に対して，頸部を前屈させることで喉頭と気道の角度がつき，誤嚥しづらくさせる方法である．

(2) リクライニング

通常の姿勢では誤嚥する患者に対して，気管が前方，食道が後方にあることを利用し，リクライニングさせることで食塊が咽頭後壁をつたうようにし，誤嚥を防止する方法である．

(3) 頸部回旋

嚥下後に咽頭（梨状窩）に食物が残留する患者に対して用いる方法である．例えば，左片麻痺の患者に対しては，左を向かせて嚥下させることで，左側の咽頭が狭く，右側が広くなる．このため食物が健側である右側の食道入口部を通過しやすくなり，咽頭残留を防ぐことができる．

5. 多職種連携

摂食嚥下障害は，歯科医師と歯科衛生士のみで対応するのではなく，チームアプローチが必要となる．患者の環境にもよるが，医師，看護師，言語聴覚士，理学療法士，作業療法士，薬剤師，管理栄養士，介護支援専門員，介護福祉士などの多くの職種と，必要に応じて情報交換を行う．

代表的なものに，**栄養サポートチーム（NST）**がある．職種の壁を越えて，基本的医療の1つである栄養管理を，各疾患に応じて適切に実施するのが目的である．

6. 食環境・食内容

摂食嚥下障害患者では，食環境を整えることや，適切な食事内容を提供することが重要である．食環境を整える手段には，テーブルと椅子の高さや位置関係などのセッティング，食具の選定などがある．食事の内容は，咀嚼機能の評価や，嚥下内視鏡などを用いた食塊形成機能の評価のみならず，身体や手指の運動機能，認知機能なども考慮して決定する必要がある．

このために，**ミールラウンド**が実施される．ミールラウンドにおいて，多職種によるチーム

で食事場面の観察・評価し，指導やアドバイスを行う．必要な食事量を摂ることができず，低栄養のリスクがある場合には，高カロリー・高タンパク質の**栄養補助食品**を用いることもある．

7．経管栄養

摂食嚥下障害により経口摂取が不可能であるが，消化管が使える場合には，経鼻胃管栄養法や胃瘻《いろう》などにより栄養を確保する．

1）経鼻胃管栄養法

経鼻的にチューブを胃まで挿入して，栄養を流す方法である．手術が不要で簡便に設置することができるが，鼻腔や咽頭内のチューブが汚染されて細菌の温床となったり，咽頭部の違和感・嚥下痛などの問題も生じるため，長期に用いる方法ではない．

2）胃瘻

胃に穴をあけてカテーテルを留置し，栄養を流す方法を胃瘻という．大がかりな手術を必要とせず，長期の利用にも適しているが，要介護高齢者の多い日本では，近年胃瘻の患者数が激増しており，本来一時的な栄養摂取の方法として開発された胃瘻が，多くの場合で半永久的に使われていることを問題視する向きもある．

8．補綴的対応

1）義歯の着脱

要介護者は，自身での義歯の着脱が困難なことが多い．また，介護者にとっても義歯の着脱は難しいものである．そのため着脱が容易な，シンプルな義歯の設計が必要になる．また，麻痺のない側の手を使った着脱指導など，身体状態に応じた着脱指導が必要である．

2）舌接触補助床

舌の筋力低下や運動障害により，食塊移送や構音に問題がある場合には，口蓋部の床を厚くした**舌接触補助床**（**PAP**）を用いることがある．

3）軟口蓋挙上装置

軟口蓋の運動障害による鼻咽腔閉鎖不全が生じる場合には，**軟口蓋挙上装置**（**PLP**）を用いることがある．

9．食支援・摂食介助法

在宅や施設の患者の多くは慢性期であったり，意思疎通が困難なことから，機能改善を目指すのではなく，現在の機能を最大限に引き出しつつ，できる限り安全に経口摂取させることが重要となる．具体的な摂食介助方法には，摂取のペースの調節や声かけ，一口量の確認や交互嚥下の指導，適切な姿勢をとらせること，嚥下を促す介助などがある．

10．口腔衛生管理

摂食嚥下障害をもつ患者においても，口腔衛生状態を良好に保つことは大切である．歯科衛生士が口腔衛生管理を行うだけではなく，本人や家族，看護師や介護職に口腔清掃の方法を指導することも重要である．目的は口腔内をきれいにすることではなく，口腔衛生状態を維持しやすい環境に整えることと，悪化したときの原因を考えて対応することである．

Ⅱ　誤嚥性肺炎

1．原因

肺炎は日本人の死因別死亡率の上位を占め（p.131参照），その90％以上が65歳以上の高齢者であるとされる．何らかの疾患や加齢の影響により嚥下機能が低下して，食物や唾液，もしくは胃からの逆流物などを誤嚥することにより発症した肺炎を**誤嚥性肺炎**という．

2．口腔健康管理の意義

誤嚥自体を予防するために，口腔機能管理が実施される．また，摂食嚥下障害をもつ患者に対して口腔衛生管理を行うことは，歯や歯周組織の健全を保つ目的のみならず，口腔内，特に**唾液中の微生物数を減少させる**ことにより，誤嚥性肺炎を予防することが重要な目的となる．

Ⅲ　口腔機能低下症

口腔機能低下症は，摂食嚥下障害などの一歩手前の段階で，口腔機能の脆弱性が低下した段階の病名である．口腔機能が低下している状態を示すオーラルフレイル(p.139 参照)とは異なる．

1. 評価法

口腔機能低下症を診断するための検査を，**口腔機能精密検査**とよぶ．口腔機能精密検査は，7 項目の検査からなる（**表 4-10**）．7 項目中 3 項目以上で低下が認められている場合に，口腔機能低下症と診断される．

2. 対応

口腔機能低下症と診断された場合は，口腔機能管理を行う（**表 4-11**）．また，低栄養やフレイルの予防もあわせて行う必要がある．

表 4-10　口腔機能精密検査

項目	検査法
①口腔衛生状態不良	視診による舌苔の付着程度（TCI 法）
②口腔乾燥	舌表面の湿潤度または刺激時唾液量（サクソンテスト）
③咬合力低下	最大咬合力（感圧フィルム）または残存歯数（残根と動揺度 3 の歯を除く）
④舌口唇運動機能低下	オーラルディアドコキネシス（パ，タ，カそれぞれの音節の発音回数）
⑤低舌圧	最大舌圧（舌圧計）
⑥咀嚼機能低下	咀嚼能力検査（グルコース溶出量）または咀嚼能率スコア法
⑦嚥下機能低下	質問紙法（EAT-10 または聖隷式嚥下質問用紙）

表 4-11　口腔機能低下の症状と管理方法の例

症状・状態	管理方法の例
口腔衛生状態不良	歯科医師・歯科衛生士による口腔衛生管理 患者や家族による口腔ケアの指導 適切な経口摂取の指導
口腔乾燥	水分管理・水分補給の指導 内服薬剤の確認，医科への照会 唾液腺マッサージの指導・健口体操 口腔保湿剤の指導，加湿，ネブライザー，マスク着用の指導 含嗽指導
口唇の運動機能の低下	「パ」の繰り返し発音訓練の指導 口唇の自動運動（口角牽引，口唇突出など）の指導 吹き戻し（ピロピロ笛）を用いた訓練の指導
口唇の筋力の低下	抵抗訓練の指導 頬のふくらまし訓練
舌の運動機能の低下	可動域訓練，運動訓練，無意味音音節連鎖訓練，構音訓練，早口言葉 「タ」「カ」の繰り返し発音訓練の指導 舌の自動運動（舌の前方や左右への突出など）の指導
舌の筋力の低下	抵抗訓練の指導
咬合力・咀嚼機能の低下	咬合支持の確立，義歯の製作・調整，歯周治療 咀嚼指導，食事指導，介護食，栄養補助食品の活用，管理栄養士との連携 摂取食品多様性の増加の指導，食品バランスガイドの活用
嚥下機能の低下	嚥下体操の指導 開口訓練 嚥下の間接訓練・直接訓練

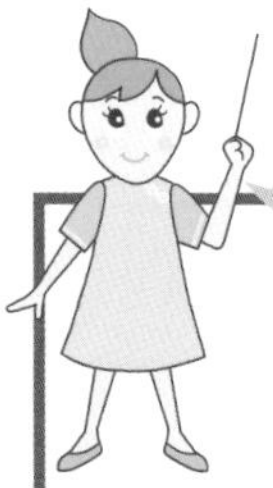

国試に出題されています！

問　加齢に伴う摂食嚥下障害の間接訓練で，口腔期に障害がある場合に行うのはどれか．2つ選べ．（第29回/2020年）

a　舌訓練
b　交互嚥下
c　シャキア法
d　ブローイング訓練

答　a, d

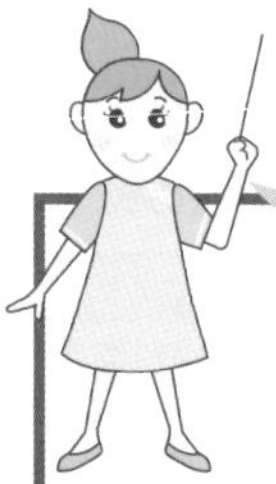

国試に出題されています！

問　87歳の女性．食事量が減ってきたことを心配した家族から歯科訪問診療の依頼を受けた．食事中に食べこぼしが多いという．口腔機能に関する検査結果を表に示す．

検査項目	検査結果	正常値
反復唾液嚥下テスト	3回/30秒	3回/30秒以上
サクソンテスト	3g/2分	2g/2分以上
オーラルディアドコキネシス /pa/	2回/秒	6回/秒以上
グルコース含有グミゼリーによる咀嚼機能試験	200 mg/dL	100 mg/dL以上

機能が低下していると考えられるのはどれか．1つ選べ．（第30回/2021年）

a　嚥下
b　咀嚼
c　口唇閉鎖
d　唾液分泌

答　c

V
編

臨床歯科医学

障害児者の理解と
歯科治療

SECTION 1

基礎知識

I 障害の概念

1. ノーマライゼーション

1) 障害者とは

世界保健機関（WHO）は，障害者とは「先天的か否かに関わらず，身体的または精神的能力の障害のために，通常の個人的生活ならびに社会生活に必要なことを，自分自身では完全に，または部分的にできない人」と定義している．

日本では障害者基本法において，障害の範囲を「身体障害，知的障害，精神障害（発達障害を含む），その他の心身の機能の障害」と定め，障害者を「障害のある者であって，障害および社会的障壁により，継続的に日常生活または社会生活に相当な制限を受ける状態にある者」と定義している．

2) 障害者とノーマライゼーション

ノーマライゼーションは，1950年代の北欧における障害者の人権擁護から始まったとされる．共生の原理に基づく考え方であり，障害の有無に関わらず，その人が生活する文化的・宗教的・社会的状況において存在すること，または社会が目標としている生活条件で生活することを保障しようとする考え方である．そのため，障害者は障害によって必要となる「特別なサービスを受ける権利」があるとされている．障害のある人をノーマルにするのではなく，障害のある人に対し生活条件がノーマルであるように配慮することである．これは，1975年の国際連合総会決議における障害者の権利宣言の土台となっている．

ノーマライゼーションはさらに発展し，現在では障害のある人もない人も教育や社会的活動に一緒に参加していくこと，すなわち統合（インテグレーション）を目指す活動へと展開され，障害者福祉の基本的な考え方となっている．

3) 障害者の権利

2006年に「障害者の権利に関する条約（障害者権利条約）」が国連総会で採択，2008年に発効され，日本では2014年から効力を発生した．障害者の権利を守ることは，国としての責務となっている．

2. バリアフリー

ノーマライゼーション，共生社会の実現のために，障害者が生活するうえで存在するさまざまな障壁（バリア）を取り除くことを**バリアフリー**という．

1) 障壁（バリア）とは

障壁は，社会における事物，制度，慣行，観念，その他一切のものをいい，主に以下の4つの障壁がある．

①**物理的バリア**：建物や道路の段差，設備などの環境の障壁

②**制度的バリア**：入学試験，資格試験，就職などにおける制限や格差の障壁

③**文化・情報のバリア**：視覚障害，聴覚障害，および知的能力障害などによる不十分な情報の障壁

④**心理的バリア**（意識のバリア）：障害者に対する無関心，無理解，誤解や偏見，差別など

2) アクセシビリティ

人が目的とする場所に行ったり，情報を得たり，サービスを利用するときの難易度をアクセシビリティという．バリアフリーにすることは，アクセシビリティを良くすることにつながる．

3) ユニバーサルデザイン

高齢者や障害者にとっての障壁を除去するバリアフリーデザインから，インテグレーションの考え方に基づき，年齢や能力，状況などに関わらず，多様な人々が使いやすいように都市や生活環境をデザインする**ユニバーサルデザイン**

の理念へと変化してきている．

3．国際生活機能分類〈ICF〉

1）ICIDH から ICF へ

世界保健機構（WHO）は，障害の捉え方として 1980 年に国際障害分類（ICIDH）を発表した．ICIDH では障害を疾病の結果として捉え，「機能・形態の障害」「能力不全」「社会的不利」の 3 つの次元で表現している．

しかし，障害を否定的に捉えたこの考え方では適切な評価に限界があり，2001 年に改訂版として**国際生活機能分類（ICF）**が採択された．

2）ICF の特徴

ICIDH が「疾病の結果に関する分類」であったのに対し，ICF は「健康の構成要素に関する分類」であり，特定の人々のためのものではなく「すべての人に関する分類」である（**図 5-1**）．ICF は大きく「健康状態」「生活機能」「背景因子」で構成され，その人の全体像に影響を及ぼす．

なかでも ICF の中心概念である生活機能については，「心身機能・身体構造」「活動」「参加」の 3 つの要素で表される．ICF の 3 つのポイントを以下に示す．

①ICF モデルの図では，各要素が双方向の矢印で結ばれ，単独に存在するのではなく，相互に影響を与え合っている．

②生活機能である「心身機能・身体構造」「活動」「参加」への「健康状態」の影響と，背景因子である「環境因子」「個人因子」の影響を重視している．

③生活機能の問題について，ICIDH が疾病の帰結であったのに対し，ICF では健康状態を表すものとなり，マイナス面ではなくプラス面を中心にとらえている．

3）ICF の目的

ICF は，大きく 3 つの目的で用いられる．

①健康に関する状況や，健康に影響する因子を深く理解するため．

②健康に関する共通言語を確立し（アルファベットで表記），さまざまな関係者間のコミュニケーションを改善するため．

③国，専門分野，サービス分野，立場，時期などの違いを超えてデータを比較するため．

このため ICF は，本来の目的である健康に関する分類としてだけでなく，多様な分野におけ

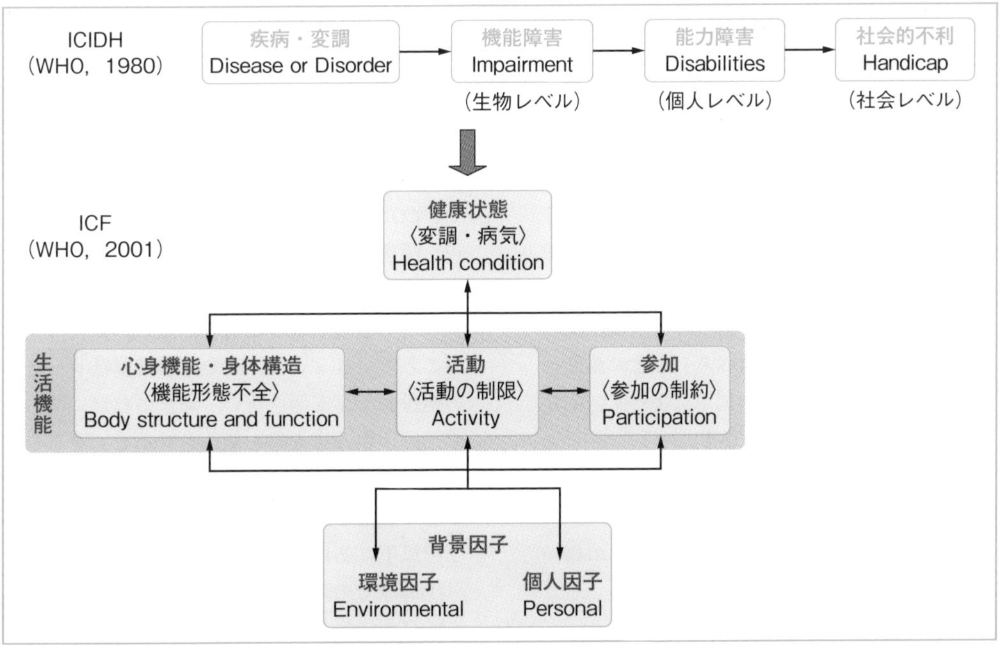

図 5-1 国際障害分類（ICIDH）と国際生活機能分類（ICF）の概念

る個人へのサービスとシステム構築にも活用されている.

4. QOL

1) QOLとは

QOL（Quality of Life）は「生活の質」「人生の質」と訳され，生きがいや満足度の指標である．WHOでは，QOLを「個人が生活する文化や価値観のなかで，目標や期待あるいは基準および関心に関連した個人の人生の状況に対する認識」と定義し，QOLはWHOの健康の概念に相当する．また，1986年にオタワ憲章で提唱された**ヘルスプロモーション**では，「健康は生きることの目的ではなく，生きていくために必要不可欠な資源（手段）であり，最終目標は人々のQOLを高めること」とQOLの大切さを訴えている．

QOLを考えるうえで，ICFに示される生活機能と健康状態および背景因子を分析することは重要である．QOLには大きく以下の3つの要素があり，それぞれのQOLが確保・維持・向上されるよう，相互に支援が必要であるとされている．

①健康状態や感情の状態など，個人の身体や精神面の医学的レベル．

②家族，友人関係や地域交流など，個人と環境が関係する個人生活レベル．

③仕事や家事への参加や充実度などと関係する社会生活レベル．

2) 障害のある人のQOLと歯科保健

障害がある場合，日常生活に困難さを伴うことが多く，医療・福祉の分野におけるQOLでは日常生活動作（ADL）のレベルも大きく影響する因子である．そして障害のある人は，感情表現の表出や，「話す」「食べる」など，生命活動の源泉となる口腔機能の低下によって，ADLおよびQOLの低下が起きやすい．

そのため歯科領域においては，歯科治療や歯科保健指導ならびに摂食嚥下リハビリテーションを通して，口腔機能の維持からQOLの維持向上を支援していくことが重要である．

3) QOLの評価尺度

①SF-36（MOS 36-Item Short-Form Health Survey）

②WHO QOL-26

③EuroQOL（EQ-5D）

5. 障害のある人の社会・医療・福祉制度

共生社会の実現のためには，障害のある人の自立した日常生活または社会生活を支援する医療・福祉サービスは欠かせない．日本においては，障害者基本法で「障害の有無に関わらず，すべての国民が等しく基本的人権を享有するかけがえのない個人として尊重され，その尊厳にふさわしい生活を保障される権利を有する」と明記されている．

1) 障害者のある人の福祉を支える法と施策

共生社会の実現のため，さまざまな法律や施策があるが，代表的なものを下記にあげる．

(1) 障害者基本法

障害の定義，共生社会の理念，差別の禁止，雇用，保健，地方公共団体の役割などが明記されている．

障害者基本法は1970年に公布されたが，時代の流れに伴い表現などが変更され，現行のものは2011年に改正された．改正前は，障害者が日常生活などにおいて受ける制限を，本人が有する心身の機能障害に起因するものとして捉えていたが，改正後は「社会における障壁によって生じるものである」とした．また，同時に発達障害や難病などに起因する障害も含まれることが明確化された．このように障害のある人への医療・福祉サービスは，社会背景とともにそのつど改定されている．

(2) 障害者総合支援法

障害者基本法の理念にのっとり，障害のある人がその能力や適性に応じ，自立した生活を営むことができるよう，必要な障害福祉サービスの給付および支援を行い，障害の有無に関わらず国民が相互に人格と個性を尊重し，安心して暮らすことのできる地域共生社会の実現を目的として制定された．障害者総合支援法のポイントを以下にあげる．

①地域での障害者福祉の総合化（一元化）

②日中活動と生活の場の分離（昼夜分離）

③地域移行支援（生活および就労支援）

④対象範囲の拡大（難病などが加えられた）

(3) 発達障害者支援法

発達障害者の心理機能の適正な発達，および円滑な社会生活の促進のためには，発達障害の症状の発現後できるだけ早期に発達支援を行うとともに，切れ目なく支援を行うことが特に重要である．発達障害者支援法では，学校教育における支援，就労の支援，支援センターの指定などについて定められている．これにより，自立および社会参加のための生活全般にわたる支援がはかられている．

発達障害とは「自閉症，アスペルガー症候群その他の広汎性発達障害，学習障害，注意欠陥多動性障害，その他これに類する脳機能の障害であって，その症状が通常低年齢において発現するもの」と定義されている．発達障害の定義が確立したことにより，障害者に関する法制度に発達障害の位置づけが定着した．

(4) 障害者差別解消法

障害者権利条約の締結に向けた国内法制度の整備の一環として，すべての国民が障害の有無によって分け隔てられることなく，相互に人格と個性を尊重し合いながら共生する社会の実現に向け，障害を理由とする差別の解消を推進することを目的として，2016 年から施行された法律である．これによって**合理的配慮**が法的義務化された．

合理的配慮とは，障害のある人から，社会のなかにあるバリアを取り除くために何らかの対応を必要としているという意志が伝えられたとき，負担が重すぎない範囲で対応することである（国・自治体：法的義務，民間企業・事業者：努力義務→法的義務へ移行）．

(5) 学校教育

障害者権利条約に基づくインクルーシブ教育システム*の理念の実現に向け，障害のある子どもと障害のない子どもが可能な限りともに教育を受けられるように条件整備を行うとともに，障害のある子どもの自立と社会参加を見据え，一人ひとりの教育的ニーズに最も的確に応える指導を提供できるよう，通常の学級・通級による指導，特別支援学級，特別支援学校といった，連続性のある多様な学びの場が整備されてきている．

＊インクルーシブ教育システム……障害のある者と障害のない者がともに学ぶ仕組みのことであり，①障害のある者が一般的な教育制度から排除されないこと，②自己の生活する地域において初等・中等教育の機会が与えられること，③個人に必要な合理的配慮が提供されることが要件とされている．

2) 障害のある人の医療費助成制度

障害のある人の健康や生活の安定のために，さまざまな医療費助成制度がある．障害者医療の公費負担は，各都道府県が独自に行っている事業のため，地域によって助成内容が異なる．

(1) 自立支援医療制度

心身の障害を除去・軽減するための医療について，医療費の自己負担額を軽減する公費負担医療制度である．自立支援医療制度には次の 3 つがある．

①精神通院医療

精神保健福祉法に規定する精神疾患を有し，通院による精神医療を継続的に要する者が対象となる．

②更生医療

18 歳以上で，身体障害者福祉法に基づき身体障害者手帳の交付を受け，その障害を除去・軽減する手術などの治療により，確実に効果が期待できる者が対象となる．

③育成医療

18 歳未満で児童福祉法に規定される障害児で，その身体障害を除去・軽減する手術などの治療により，確実に効果が期待できる者が対象となる．

(2) 歯科医療に関わる医療費助成制度

歯科医療に関するものとして，育成医療において言語障害の対象となる唇顎口蓋裂を有する者や，症候群などの全身疾患（2022 年時点で約 60 疾患）を有する者に対する矯正歯科治療があげられる．その他，重度の心身障害のある人に対して保険診療の自己負担分を助成する制度があり，知的能力障害，身体障害，精神障害などが対象となっている．また難病医療，一部特定疾患，小児慢性特定疾病の人を対象にした助成制度もある．これらは，世帯所得に応じて上限額が設けられていることが多い．

3）障害者医療とトランジショナル・ケア

トランジショナル・ケアは2つの意味をもつ．1つは，患者が異なる環境へ移動する（例：病院から在宅へ移行する）際に，シームレスな（継ぎ目のない）ケアを提供するために連携を基本とした一連の活動をさす．もう1つは，小児期発症疾患のある患者に対する，小児期医療から成人期医療へのシームレスな移行支援のことをさす．近年，障害者も高齢化の波を受け，小児科の対応年齢よりも寿命が延長されていることから，成人科での対応が求められており，障害児者におけるトランジショナル・ケアの必要性が増してきている．

6．障害の発生と受容

ヒトには胎生期から老年期までのすべての時期に障害発生の可能性がある．ただし，胎生2週までは催奇形因子には侵されない．

1）障害の発生

(1) 先天的な障害の発生要因

細菌やウイルスなどによる感染症や，薬剤，ダイオキシン，アルコールなどの外来物質，放射線などの外的因子，遺伝子異常や染色体異常などの内的因子があげられる．

(2) 発達期の障害の発生要因

発達期の障害の発生要因としては，(1) の先天的な障害の発生要因に加えて，出産時の事故や，児童虐待などの著しく不適切な発育環境もあげられる．

(3) 後天的な障害の発生要因

事故やさまざまな疾患などがある．特に高齢期に多く発生する障害要因として，脳血管障害や心疾患，認知症などがあげられる．

2）障害の受容

いずれの発生要因であっても，障害の受容は本人および家族にとって容易ではなく，複雑で長期的な過程をたどる．障害の受容とは諦めでもなく居直りでもなく，障害に対する価値観の転換であり，「障害をもつことは，自己の全体としての人間的価値を低下させるものではない」ということの認識と経験を通じて，恥の意識や劣等感を克服し，積極的な生活態度に転じることである．

(1) 受容の過程

受容までの過程は，人によっても障害によっても異なり，多くの見解がある．身体的な障害の場合，ショック，回復への期待，悲嘆，防衛，適応といったステージ論や，ショック，否認，混乱，適応への努力，適応と段階論などが広く知られている．また，障害児の親の障害受容については **Drotar〈ドローター〉の5段階説**があり（**図5-2**），①ショック，②否認，③悲しみと怒り，④適応，⑤再起という過程が繰り返されていく．

親が新しい価値観を持ち，自己の人間発達を感じる状態に達すること，自分の子どもとしてあるがままに受け入れることが大切である．生涯にわたって受容と悲哀を繰り返しながら，時間が経過していくなかで，現実を受け入れる心が広がっていく．障害の完全受容はなく，慢性悲哀の状態であることも理解する必要がある．

(2) 障害受容への支援

親の障害受容に影響を及ぼすものとして，子どもの特性（障害の種類など），診断告知，取り巻く環境，社会的受容などがあげられる．また，障害児者のきょうだいも心理的社会的ストレスを背負わされており，特に近年は高齢化によって，親の代わりに地域福祉の担い手にならざるをえないなどの課題がある．

障害受容の状態は，本人や家族の心理・行動発達へも影響を与えている．本人や家族だけでなく社会の受容が大切であり，適切な支援が必要である．

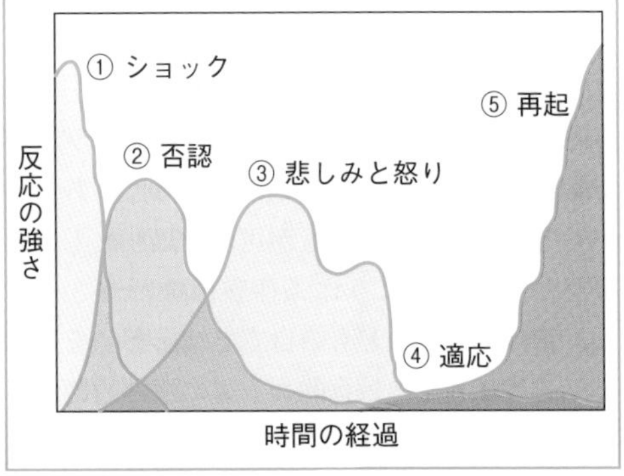

図5-2　先天性の障害のある子どもが生まれたときの親にみられる反応とその時間的経過

7. 地域医療と障害者歯科

1) 障害歯科における医療体制

一次医療機関，二次医療機関，専門機関の三次医療機関などがある．重症心身障害児者，医療的ケア児者，高齢者など医療機関の受診が困難な場合は，訪問歯科診療を受けることが可能である．

①一次医療機関：一般歯科診療所．主に軽度の障害のある人にプライマリーケアや歯科治療を提供する．

②二次医療機関：口腔保健センター，障害者歯科センターなど．地域歯科医師会や自治体が開設・運営している．提供できるサービスは異なるものの，薬物による行動調整法（静脈内鎮静法や全身麻酔）を提供できる場合が多い．

③三次医療機関：大学病院，総合病院歯科など．障害者歯科専門の医療従事者が，薬物による行動調整法を含めた高度な歯科医療を提供している．

2) 障害者歯科における地域連携と配慮

障害があっても，障害のない人と同じように歯科医療機関を受診する権利があり，地域における一次医療機関，二次医療機関，三次医療機関が連携してその権利を支援する必要がある．

障害のある人の歯科医療のニーズが多様化している現在，医師，看護師，栄養士，作業療法士，理学療法士，言語聴覚士，ヘルパー，薬剤師などの医療従事者や，行政機関や教育機関との連携をはかる必要がある．さらに，障害者権利条約に基づき，治療の場所だけでなく，治療内容の選択肢も障害のある人の権利擁護に配慮する．

8. 医療的ケア児

1) 医療的ケア児とは

日本において**医療的ケア児**とは，医学の進歩を背景として，NICU（新生児集中治療室）などに長期入院した後，引き続き人工呼吸器や胃瘻などを使用し，痰の吸引や経管栄養などの医療的ケアが日常的に必要な児童のことをさす（厚生労働省）．医療的ケアには，ほかに気管切開の管理，鼻咽頭エアウェイの管理，酸素療法，ネブライザーの管理，皮下注射，血糖測定，継続的な透析，導尿などがある．

2) 医療的ケア児の増加

医療的ケア児は急速に増加しており，2022 年現在，全国で推計約 2 万人とされている．増加の背景には，高齢出産と周産期医療を含めた医療の進歩がある．

日本における乳児死亡率は 1.9，新生児死亡率は 0.9 である（2016 年時点）．一方，新生児集中治療室（NICU）や新生児期以降の外傷，虐待，脳炎などによる小児集中治療室（PICU）での医療処置後に，生きるために医療デバイス（機器）が必要となる例が増加している．医療的ケア児の人工呼吸器比率は高く，増加傾向にあり，人工呼吸器管理が必要な子ども（19 歳以下）は 10 年で 10 倍に増加し，全国で 4,000 人を超えている（2018 年時点）．

3) 医療的ケア児の判定

障害児者が地域で生活していくためには，さまざまな福祉サービスが必要である．日本では従来，福祉上では重症心身障害児が定義されてきた（p.174，大島の分類参照）．しかしながら，知的能力や歩行の判定基準には縛られない，高度で濃密な医学的管理を必要とする医療的ケア児が増加していることから，大島の分類のような知的機能あるいは脳機能障害の程度に関する判定項目のない，新たな基準が必要となった．

医療的ケアが必要な障害児は，①運動障害も知的能力障害も重度な医療的ケア児（超重症児・準超重症児），②運動障害が軽度な医療的ケア児，③運動障害も医療的ケアも重度だが知的能力障害は軽度な医療的ケア児など多様化している（**図 5-3**）．そのため，多様化した障害児に対応するためには，「運動機能」「知的能力」「日常的な医療的ケアの必要性」の 3 つの軸で考える必要がある．

医療的ケア児の医療濃度を測るためのスコアとして「医療的ケアスコア」があり，項目ごとに「基本スコア」と「見守りスコア」の 2 つで構成される（**表 5-1**）．基本スコアは医療行為の該当の有無についての評価であり，見守りスコアは医療的ケアを実施するうえでのリスクについて，医療的ケアに関係するトラブルが命に関

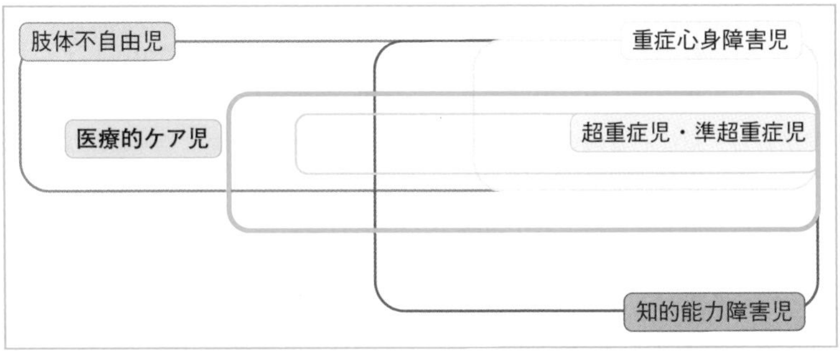

図 5-3　医療的ケア児の概念

表 5-1　医療的ケアスコア

<table>
<tr><th colspan="2" rowspan="2">医療的ケア（診療の補助行為）</th><th rowspan="2">基本
スコア</th><th colspan="3">見守りスコア</th></tr>
<tr><th>高</th><th>中</th><th>低</th></tr>
<tr><td>1. 人工呼吸器の管理</td><td></td><td>10</td><td>□</td><td>□</td><td>□</td></tr>
<tr><td>2. 気管切開の管理</td><td></td><td>8</td><td colspan="2">□</td><td>□</td></tr>
<tr><td>3. 鼻咽頭エアウェイの管理</td><td></td><td>5</td><td colspan="2">□</td><td>□</td></tr>
<tr><td>4. 酸素療法</td><td></td><td>8</td><td colspan="2">□</td><td>□</td></tr>
<tr><td>5. 吸引（口鼻腔・気管内吸引）</td><td></td><td>8</td><td colspan="2">□</td><td>□</td></tr>
<tr><td>6. ネブライザー管理</td><td></td><td>3</td><td colspan="3"></td></tr>
<tr><td rowspan="2">7. 経管栄養</td><td>(1) 経鼻胃管，胃ろうなど</td><td>8</td><td colspan="2">□</td><td>□</td></tr>
<tr><td>(2) 持続経管注入ポンプ</td><td>3</td><td colspan="2">□</td><td>□</td></tr>
<tr><td>8. 中心静脈カテーテルの管理</td><td></td><td>8</td><td colspan="2">□</td><td>□</td></tr>
<tr><td rowspan="2">9. 皮下注射</td><td>(1) 皮下注射（インスリン，麻薬など）</td><td>5</td><td colspan="2">□</td><td>□</td></tr>
<tr><td>(2) 持続皮下注射ポンプ</td><td>3</td><td colspan="2">□</td><td>□</td></tr>
<tr><td>10. 血糖測定</td><td></td><td>3</td><td colspan="2">□</td><td>□</td></tr>
<tr><td>11. 継続的な透析</td><td></td><td>8</td><td colspan="2">□</td><td>□</td></tr>
<tr><td rowspan="2">12. 導尿</td><td>(1) 間欠的導尿</td><td>5</td><td colspan="3"></td></tr>
<tr><td>(2) 持続的導尿</td><td>3</td><td colspan="2">□</td><td>□</td></tr>
<tr><td rowspan="3">13. 排便管理</td><td>(1) 消化管ストーマ</td><td>5</td><td colspan="2">□</td><td>□</td></tr>
<tr><td>(2) 摘便，洗腸</td><td>5</td><td colspan="3"></td></tr>
<tr><td>(3) 浣腸</td><td>3</td><td colspan="3"></td></tr>
<tr><td colspan="2">14. 痙攣時の座薬注入，吸引，酸素投与，迷走神経刺激装置の作動等の処置</td><td>3</td><td colspan="2">□</td><td>□</td></tr>
</table>

わるか，主介護者による回復が容易かどうかの評価である．このスコアは，医療的ケア児が在宅や学校，デイサービスなどの事業所で受ける福祉サービス（医療的行為に対する報酬や看護師の配置割合など）の判断基準として利用される．

4）医療的ケア児への支援と制度

多様化した医療的ケア児およびその家族が適切な支援を受けられるようにするため，2021 年に「医療的ケア児及びその家族に対する支援に関する法律（医療的ケア児支援法）」が成立・施行された．これによって，医療的ケア児の意思を尊重し，選択肢に制限を設けてはならず，医療的ケア児が選択した場所に環境不備があれば，受け入れを断るのではなく，環境を整えなければならないことが，国・地方公共団体・保健所の設置者および学校の設置者の責務となった．そして医療的ケア児支援センターの指定などについて定められ，医療的ケア児の成長をはかるとともに，家族の離職防止に努めることも目的として明記されている．

さらに医療的ケア児支援法では，「医療的ケア児が18歳を超えても，適切な保健医療サービス及び福祉サービスを受けながら日常生活および社会生活を営むことができるようにすることにも配慮して行われなければならない」とされている．都道府県では，医療的ケア児の心身の状況に応じた保健，医療，障害福祉，保育，教育などの面で，日常生活を安心して地域で送れるように各機関と連携し，必要なサービスを総合的に調整する役割を担う医療的ケア児等医療コーディネーターが養成・配置されている．

9. 虐待

2012年に障害者の権利・利益の擁護のため，「障害者虐待の防止，障害者の養護者に対する支援等に関する法律（障害者虐待防止法）」が施行された．障害のある人に対する虐待の禁止，国などの責務，虐待を受けた障害者に対する保護および自立の支援のための措置，養護者に対する支援のための措置などについて定めている．

1）障害者虐待の定義

(1) 障害者虐待とは

①養護者による虐待
②障害者福祉施設従事者等による虐待
③使用者による虐待

(2) 障害者虐待の類型

①身体的虐待
②放棄・放置（ネグレクト）
③心理的虐待
④性的虐待
⑤経済的虐待

2）通報の義務

虐待を受けたと思われる障害者を発見した場合，速やかな通報が義務づけられている（**図5-4**）．

(1) 養護者による虐待

市町村へ通報し，市町村が事実確認と措置を行う．

(2) 障害者福祉施設従事者等による虐待

市町村へ通報し，市町村は都道府県へ報告し，都道府県が適切な行使と措置等の公表を行う．

(3) 使用者による虐待

発見者は市町村と都道府県に通報し，都道府県は労働局に報告する．労働局が適切な行使と措置等の公表を行う．

3）医療機関における障害者虐待の防止

医療機関においても，障害者虐待防止法の第

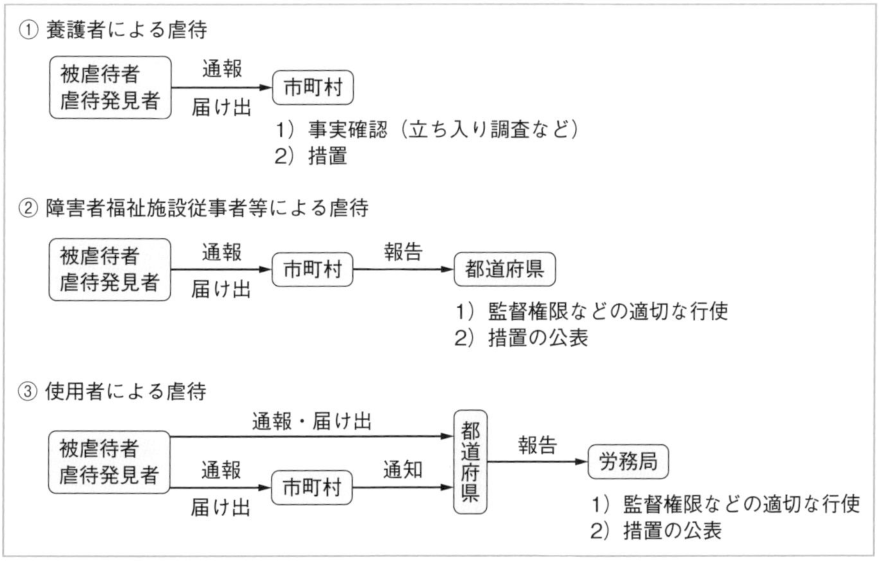

図5-4 虐待を受けたと思われる障害者を発見した場合の通報の流れ

31条「医療機関を利用する障害者に対する虐待の防止等」に基づき，障害の理解を深めるための研修会の実施，虐待の相談に関わる体制の整備，そのほか必要な措置を講じなければならない．

医療従事者による障害のある人への不適切な対応も虐待の範疇に含まれる．身体拘束については，原則として高齢者虐待に該当する行為とされるようになった．歯科治療時における体動コントロール（徒手抑制やレストレイナーの使用）についてはまだ規定はないが，慎重に対応する必要がある．

4）歯科医療と障害者虐待

歯科医療提供時に虐待を発見する，もしくは虐待を疑う機会は多い．

（1）問診

問診時に虐待を疑うポイントとして以下があげられる．

・医療機関受診まで時間がかかっている．
・説明があいまい，つじつまが合わない．
・親の様子がおかしい．
・子どもが親に懐かない．

（2）身体・口腔所見

①ネグレクト

・多発性の未処置う蝕

②身体的虐待

・体や手足，顎顔面の外傷
・前歯部の破折や脱臼
・口唇の腫脹
・下顎骨骨折
・上唇小帯の断裂
・舌裂傷

なかには治療の承諾が得られにくい例もある．虐待は心理面・行動面に深刻な影響をもたらすことから，配慮および支援が必要である．

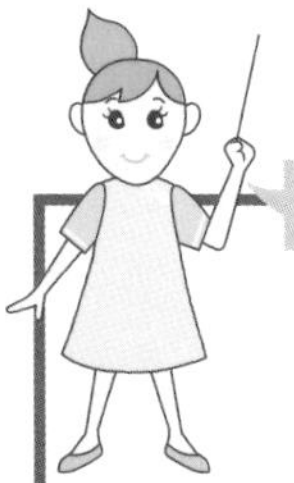

国試に出題されています！

問　ICF〈国際生活機能分類〉の構成要素を図に示す．①はどれか．1つ選べ．（第29回/2020年）

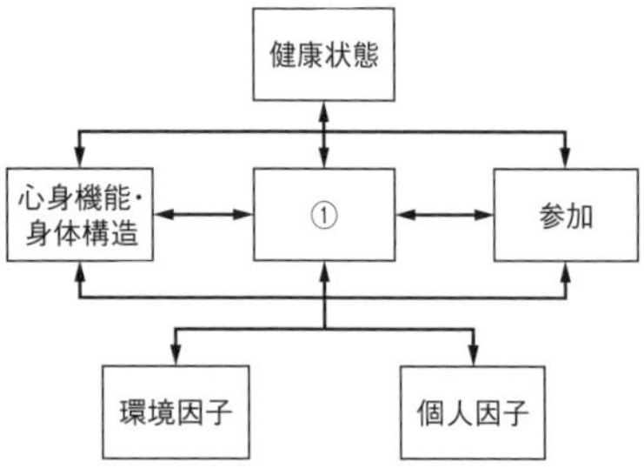

a　学校教育
b　痛みの感覚
c　家族の態度
d　セルフケア

答　d

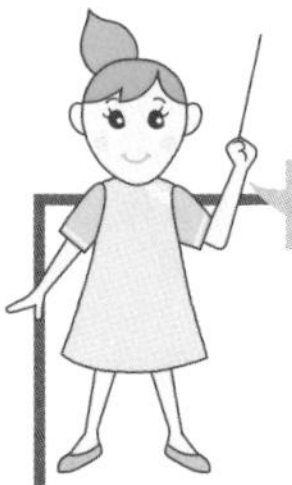

国試に出題されています！

問　障害のある人に対する就職や制度面での障壁はどれか．1つ選べ．（第31回/2022年）

a　物理的バリア
b　社会的バリア
c　心理的バリア
d　文化・情報のバリア

答　b

SECTION 2 障害の種類と歯科的特徴

I 精神発達・心理発達と行動障害

各種障害や疾患の定義は時代や社会環境によって変化する．日本では以下による診断基準が主に利用されている．

①ICD-11（WHO）：正式名称は「疾病及び関連保健問題の国際統計分類 第11版」．神経発達症群に以下の疾患が含まれる．

- 知的発達症
- 発達性発話または言語症群
- 発達性学習症
- 発達性協調運動症
- 発達性発話または言語症/発達性学習症/発達性協調運動症のうち2つ以上が該当
- 自閉スペクトラム症
- レット症候群
- 注意欠如多動症

②DSM-5（米国精神医学会）：正式名称は「精神疾患の診断・統計マニュアル 第5版」．神経発達症群（神経発達障害群）に以下の疾患が含まれる．

- 知的能力障害群
- コミュニケーション症群（コミュニケーション障害群）
- 自閉スペクトラム症（自閉症スペクトラム障害）
- 注意欠如・多動症（注意欠如・多動性障害）
- 限局性学習症（限局性学習障害）
- 運動症群（運動障害群）
- 他の神経発達症群（他の神経発達障害群）

1. 知的障害（知的能力障害）

1）概要

知的障害は，現在ICD-11において「知的発達症」と表され，神経発達症群の1つとして分類されている．一方，DSM-5では「知的能力障害群」に分類され，「発達期に発症し，概念的，社会的，および実用的な領域における知的能力と適応機能両面の欠陥を含む障害」と定義されている．

また，DSM-5に基づく知的能力障害の判定では，相対的な知的能力の高低よりも学力領域・社会性領域・生活自立領域において，現在どの程度のレベルで適応できているのかをみる．

2）疫学

有病率は一般人口の約1%．男女比はおよそ1.6：1（軽度）～1.2：1（重度）．

3）原因

原因は単一ではなく，染色体異常，代謝・変性疾患，脳形成異常症，感染症や中毒などの原因が推定できるものと，原因不明の多因子遺伝によるものがある．

4）歯科的特徴

歯科的特徴は，原因となる症候群や疾患などによって異なる．理解能力や運動能力が低いことによる口腔清掃不足から，う蝕や歯周疾患になりやすい．

2. 自閉スペクトラム症〈ASD〉

1）概要

DSM-5では「神経発達症群/神経発達障害群」に分類され，①社会的コミュニケーションおよび相互関係における持続的障害，②制限された反復する様式の行動・興味・活動という2つの症状に集約されて定義づけられている．具体的には以下のA～Eの症状があげられている．

A：社会的コミュニケーションおよび相互関係における持続的障害（以下の3項目すべて）

①社会的・情緒的な相互関係の障害

②他者との交流に用いられる非言語的コミュニケーションの障害

③年齢相応の対人関係性の発展や維持の障害

B：限定された反復する様式の行動，興味，活動（以下のうち2項目以上）

①常同的で反復的な運動動作や物体の使用，あるいは話し方（**反響言語**＝オウム返しなど）

②同一性へのこだわり，日常動作への融通のきかない執着，言語・非言語上の儀式的な行動パターン

③集中度・焦点づけが異常に強く限定的で，固定された興味

④感覚入力に対する敏感性あるいは鈍感性，あるいは感覚に関する環境への普通以上の関心

C：症状は発達早期の段階で必ず出現するが，後になって明らかになるものもある．

D：症状は社会や職業，その他の重要な機能に重大な障害を引き起こしている．

E：知的能力障害と自閉スペクトラム症はしばしば同時に起こり，自閉スペクトラム症と知的能力障害の併存の診断を下すためには，社会的コミュニケーションが全般的な発達の水準から期待されるものより下回っていなければならない．

2）疫学

有病率は10,000人に2〜5人で，男女比は4：1と男性に多い．

3）原因

現在では，中枢神経系の何らかの障害による発達障害と考えられている．

4）歯科的特徴

自閉スペクトラム症に特徴的な歯科所見はみられない．患者により個人差はあるが，以下の所見がみられることがある．

- 口腔清掃不良によるう蝕や歯周疾患
- 異食や自傷行為による歯肉退縮，歯根露出
- てんかんの合併による歯肉増殖

3. 注意欠如・多動症〈ADHD〉

1）概要

集中力が続かず，注意力が持続できないなどの「不注意」，じっとしていられない，落ち着きがなく行動がコントロールできないなどの「多動性」，および衝動的な感情を抑えられないなどの「衝動性」の3つの特性がある．DSM-5における診断基準では，不注意症候および多動性・衝動性症候があげられ，①不注意優先型，②多動/衝動性優先型，③混合型の3つの病型に分類される．

しばしば4歳以前に発症し，12歳までには発症する．診断の多くは8〜10歳で下されるが，不注意優先型では青年期移行まで診断されないこともある（ただし12歳までにはいくつかの症状は出ていたとされる）．

2）疫学

学童期の8〜11％に発生しているとされる．全体としては男児のほうが多いが，近年ではいずれの型も男女比は同程度に近づいている．

限局性学習症や自閉スペクトラム症を併せもつ場合もあり，双極性障害やうつ病などの精神疾患が併発しやすいとされている．

3）歯科的特徴

気分障害，不安障害，コミュニケーション障害もみられることがあり，その行動の特徴から，歯の破折や脱臼といった歯の外傷や，歯肉炎が多い．

4. 限局性学習症〈LD〉

1）概要

DSM-5では「限局性学習症/限局性学習障害（SLD）」とされる．全般的知能が正常で，学習意欲があるにも関わらず，「読字」「書字」や「算数」などの特定領域の獲得が障害され，学業，日常生活，あるいは職場で著しい支障をきたす発達障害の1つである．

文部科学省は従来の「学習障害」の疾患名を使用しており，「基本的には全般的な知的発達に遅れはないが，聞く，話す，読む，書く，計算するまたは推論する能力のうち，特定のものの習得と使用に著しい困難を示すさまざまな状態を指すもの」と定義している．

2）原因

中枢神経系の機能異常によるとされる．

Ⅱ 神経・運動障害

1. 脳性麻痺

1）概要

日本では1968年に厚生省脳性麻痺研究班（当時）によって，「受胎から新生児期（生後4週間

以内）までの間に生じた，脳の非進行性病変に基づく永続的な，変化しうる運動および姿勢の異常である」と定義されている．その症状は満2歳までに発現し，進行性疾患や一過性運動障害，将来正常化すると思われる運動発達遅延は除外される．

2）原因

①出生前（脳奇形，染色体異常，感染症など），②周産期（低出生体重，低酸素脳症など），③出生後（感染症，頭部外傷，脳血管障害など）に分けられ，低出生体重児の増加に伴って脳性麻痺患者も増加傾向にある．症状は脳の損傷部位によって異なる．

3）臨床症状

（1）合併症

知的能力障害（約50％），てんかん（約40％），言語障害（約70％），視覚・聴覚障害，呼吸障害，胃食道逆流などがある．

（2）原始反射

健常児では生後5～6カ月頃に原始反射は消失するが，脳性麻痺では成長後も残り続ける．代表的なものを以下にあげる．

①緊張性迷路反射

仰向けで頭部を後屈させると四肢体幹が伸展し，うつぶせで頭部を前屈させると四肢体幹が屈曲する（**図5-5**）．

②非対称性緊張性頸反射

顔を一方向に向けると，顔の向いている側の上下肢が伸展し，反対側の上下肢が屈曲する（**図5-6**）．

4）病型分類

以下の運動障害の型による分類と麻痺部位による分類を組み合わせて，「痙直型両麻痺」「アテトーゼ型四肢麻痺」などのように表される．

（1）運動障害の型による分類

①**痙直型**：脳性麻痺の70～80％を占め，伸張反射，腱反射の亢進を認める．他動的に関節を動かす際，ある角度までは抵抗を感じ，その角度を超えると急に抵抗が減弱するジャックナイフ現象（折りたたみナイフ現象）がみられる．

②**アテトーゼ型**：脳性麻痺の10％を占め，不随意な非協調性運動がみられる．精神的緊張により不随意運動が多くなる．

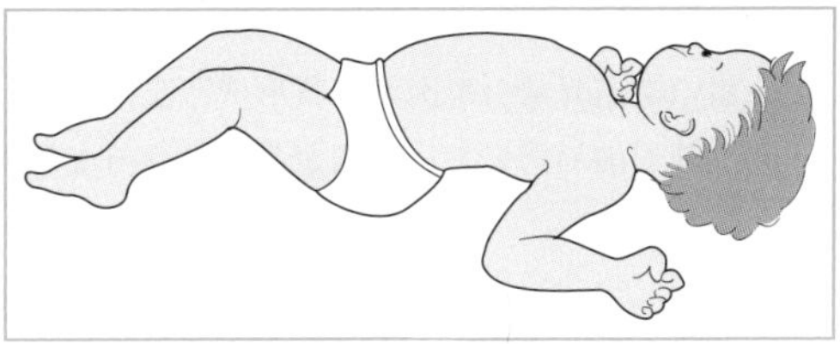

図5-5　緊張性迷路反射

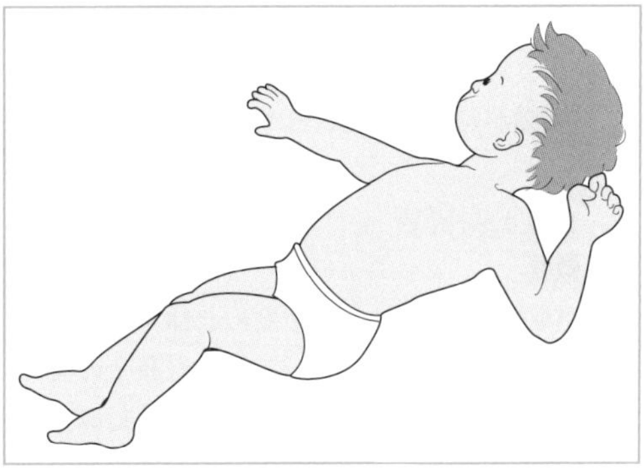

図5-6　非対称性緊張性頸反射

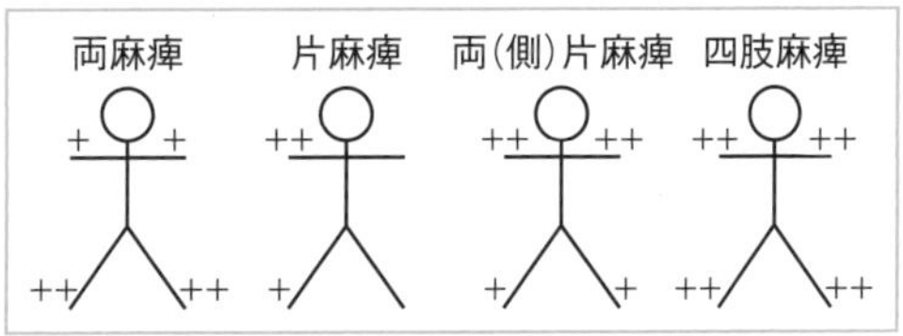

図5-7　脳性麻痺における麻痺部位による分類

③低緊張型：筋肉は柔らかく，関節可動域は広いが，運動量は少ない．

④失調型：協調運動および平衡機能障害がみられ，姿勢の保持や歩行が不安定になる．

⑤固縮型：四肢を屈曲・伸展するとき，鉛の管を曲げるような一定の抵抗（鉛管現象）が認められる．

⑥混合型：痙直型とアテトーゼ型の混合が多い．

（2）麻痺部位による分類

身体のどの部位に麻痺が生じているかという観点から，単麻痺，対麻痺，**片麻痺**，三肢麻痺，**両麻痺**，**四肢麻痺**，五肢麻痺（四肢麻痺＋呼吸筋麻痺），両（側）片麻痺（重複片麻痺）の8種に区分されている．脳性麻痺においては単麻痺，対麻痺，三肢麻痺，両片麻痺はまれである．代表的なものとして両麻痺，片麻痺，両（側）片麻痺，四肢麻痺を図に示す（**図5-7**）．

5) 歯科的特徴

・歯の構造異常（エナメル質形成不全）
・う蝕や歯周疾患：口腔内が不潔になると発生しやすい．
・歯列，咬合の異常：口腔周囲筋のバランスが悪いため，開咬や歯列不正が起こりやすい．
・咬耗：咬反射などにより咬耗が起こりやすい．
・外傷：歩行などが不安定なため転倒しやすい．
・摂食嚥下障害：摂食嚥下に必要な筋の協調運動が悪いため起こりやすい．

2. 重症心身障害

1) 概要

「重症心身障害」とは，重度の肢体不自由と重度の知的障害が重複している福祉行政上の概念であり，医学的疾患名ではない．福祉行政における診断基準として，大島の分類がよく用いられる（**図 5-8**）．

2) 臨床症状

脊柱側彎《そくわん》*，胸郭変形，股関節脱臼や骨粗鬆症がみられる．てんかんを合併することが多く，呼吸器疾患もみられる

＊脊柱側彎……背骨が左右に湾曲した状態で，多くは椎骨のねじれを伴う．小児期にみられる脊柱変形で，左右の肩の高さの違いや胸郭の変形などを生じる．

3) 歯科的特徴

・う蝕や歯周疾患：口腔内が不潔になると発生しやすいが，適切な管理によっては大きく抑制できるとされる．
・開咬，上顎前突，狭窄歯列弓などの歯列・咬合の異常
・歯肉増殖症：抗てんかん薬を服用している場合にみられることがある．
・歯石沈着：摂食嚥下障害によって経管栄養になると，歯石が沈着しやすくなる．

					IQ
21	22	23	24	25	70
20	13	14	15	16	50
19	12	7	8	9	35
18	11	6	3	4	20
17	10	5	2	1	0
走れる	歩ける	歩行障害	座れる	寝たきり	

図 5-8　大島の分類

4) 歯科治療時の注意点

多数の障害があるため，行動調整や切削時の吸引など多岐にわたり注意を要する．

3. 筋ジストロフィー

1) 概要

筋ジストロフィーとは，筋線維の破壊・変性と再生を繰り返しながら，次第に筋萎縮と筋力低下が進行していく，遺伝性筋疾患の総称である．

2) 臨床症状

肢体型，顔面肩甲上腕型，筋強直型，ベッカー型，デュシェンヌ型，福山型などがあり，型によって遺伝形式と臨床症状，疾患の発症，進行が大きく異なる．発症・進行ともに遅く，天寿を全うするものもある．

デュシェンヌ型と福山型は日本人に多く，発症・進行ともに早く，寿命は短い．心肺機能の低下，呼吸不全，心不全，誤嚥性肺炎などで死亡する．しかし近年，人工呼吸器管理などによって寿命は延長してきている．

3) 歯科的特徴

・口唇閉鎖不全，開咬，歯列弓の開大，高口蓋，下顎角の開大，仮性肥大による巨舌（筋力低下による）
・う蝕や歯周疾患：口腔内が不潔になると発生しやすい．
・歯列・咬合の異常
・摂食嚥下障害：異常嚥下の動きなどが多くみられる．

4. 脊髄損傷

1) 概要

脊椎の骨折や脱臼，圧迫により，知覚，運動および自律神経の伝導路である脊髄の機能が損傷した状態をいう．

2) 臨床症状

損傷した部位によって症状は異なるが，運動麻痺，感覚麻痺，排尿・排便障害や呼吸障害な

どがみられる．

3）歯科的特徴

特異な口腔所見は認められないが，口腔内が不潔になればう蝕や歯周疾患に罹患しやすくなる．

4）歯科治療時の注意点

・運動機能の異常がみられれば，使用しやすいように清掃用具の改良を行う．
・治療前日の排便，治療前の排尿指導により，歯科治療中に自律神経過反射を起こさないよう配慮する．
・起立性低血圧や痙攣発作が起きやすいため，モニタリングが必要である．

5. 関節リウマチ

1）概要

関節を包む滑膜の炎症を主体とする多発性の関節炎で，ときに肺や皮膚，眼などの関節外症状も呈する炎症性自己免疫疾患である．

2）臨床症状

慢性関節炎による関節機能の低下，日常生活動作の障害，また関節炎以外に皮膚の結節，強膜炎や胸膜炎がみられる．

3）歯科的特徴

・顎関節痛や開口障害：顎関節の症状による．
・口腔乾燥症：唾液分泌の低下による．
・う蝕，歯周疾患：口腔清掃が困難になると罹患しやすくなる．

4）歯科治療時の注意点

開口障害が認められる場合は，ショートシャンクのバーやヘッドの小さいハンドピースを使用する．頸椎の変形による頭部可動域の制限や，腰椎の変形による体位の制限などに配慮が必要である．手指の変形への配慮としては，歯ブラシの把持部分の工夫などが有効である．

6. 脳血管障害

1）概要

血管病変が原因で生じる脳神経系障害の総称で，脳血管が閉塞して脳組織が壊死する**脳梗塞**と，脳血管が破れる**脳内出血**と**くも膜下出血**に大別される．

2）臨床症状

障害される脳血管によって症状は異なり，意識障害や片麻痺などがみられる．失語・失行・失認や半側空間無視など，高次脳機能障害による言語障害や行動障害がみられることも多い．

半側空間無視では，大脳の右半球の障害により左側の空間を認識しにくくなることが多い．また，脳血管性認知症の場合はコミュニケーションに障害を生じる．

3）歯科的特徴

・口腔内が不潔になりやすく，う蝕や歯周疾患が発症しやすい．
・摂食嚥下障害が起こりやすく，経管栄養や胃瘻になることがある．

4）歯科治療時の注意点

治療時はモニタリングを行い，循環動態を把握する．事前に日常の血圧を把握しておくことも重要である．脳梗塞の既往がある場合，血栓症の予防として抗血小板薬や抗凝固薬を用いた抗血栓療法を受けていると出血傾向があるため，スケーリングや歯周外科処置，抜歯などの観血処置に注意を要する．

7. 筋萎縮性側索硬化症〈ALS〉

1）概要

脳から脊髄に信号を伝える上位運動ニューロンと，脊髄から筋肉に信号を送る下位運動ニューロンが進行性に変性消失していく，原因不明の疾患である．治療法はなく，人工呼吸器がないと一般的には2～4年で死亡する．

2）疫学

有病率は10万人に2～7人で男性に多く，好発年齢は50～74歳である．

3）臨床症状

筋力低下，筋萎縮，球麻痺などを発症し，歩行障害や呼吸障害などが生じる．

4）歯科的特徴

・筋力低下と球麻痺による舌筋の萎縮
・線維束性攣縮
・下顎反射，咽頭反射の消失
・構音障害，摂食嚥下障害

5）歯科治療時の注意点

コミュニケーションに注意し，歯科治療時は呼吸循環をモニタリングする．

8. Parkinson〈パーキンソン〉病

1）概要

錐体外路系の運動障害を示す疾患で，中脳黒質の変性と，線条体でのドパミン量の減少が認められる，進行性の疾患である．

2）疫学

有病率は10万人あたり100人前後．発生頻度に性差はなく，神経変性疾患のなかではアルツハイマー病に次いで多い．

3）臨床症状

（1）運動症状（4大徴候）

①安静時振戦
②筋固縮
③無動・寡動
④姿勢反射障害（**図5-9**）

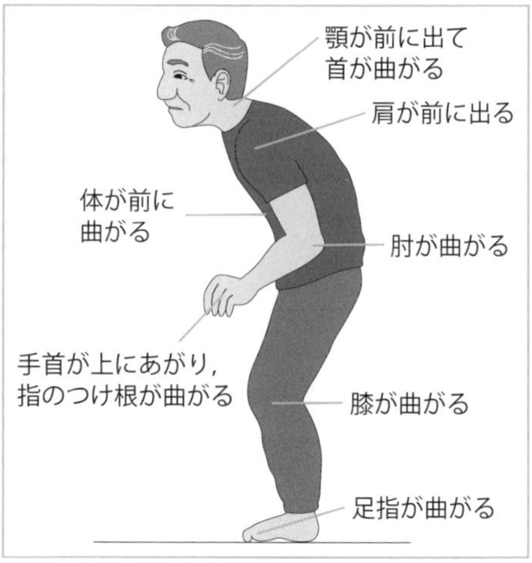

図5-9　パーキンソン病患者の特徴的な姿勢

（2）非運動症状

- 自律神経障害（便秘，排尿障害，起立性低血圧など）
- 精神症状（不眠，うつ）
- 認知機能低下
- 摂食嚥下障害　など

（3）重症度分類

進行の程度を表す分類法にHoehn-Yahr〈ホーン・ヤール〉の重症度分類がある．

4）歯科的特徴

- 口腔内が不潔になりやすいため，う蝕や歯周疾患に注意する．
- 摂食嚥下障害を伴うことが多く，誤嚥性肺炎の予防に努める．

5）歯科治療時の注意点

臨床症状が出にくいよう，服薬時間を考慮した時間帯に予約をとるようにする．歩行や方向転換に不安定さがみられ，身体のバランスがとりにくいため，転倒防止に配慮する．体位変換による血圧低下にも注意が必要である．また，嚥下障害を伴うことが多いため，注水下での歯科治療や唾液の誤嚥にも細心の注意を払う．

抗パーキンソン病薬を長期に服用している場合，下顎や舌の不随意運動である**オーラルジスキネジア**や筋固縮がみられることがあり，処置内容によっては服薬を一時的に減量，または中止するなどの対応を検討する．また，wearing-off現象*やon-off現象**も歯科処置や摂食嚥下指導に影響を及ぼすため，処置前の主治医との緊密な連携が大切である．

＊wearing-off現象……薬の効果時間が短縮され，症状が悪化する現象．

＊＊on-off現象……突然スイッチが切れたり（off；動けなくなる），ついたり（on；動ける）するように，症状の悪化と改善が繰り返される現象．on-off現象は服薬時間に関係なく現れ，薬効が切れるタイミングが予期できない．

9. てんかん

1）概要

てんかんは，以前は精神障害の1つとして分類されていたが，DSM-5およびICD-11では神経疾患の1つに分類されている．

（1）WHOの定義（1973年）

さまざまな原因で生じる慢性の脳疾患で，脳の神経細胞（ニューロン）の過剰な発射に由来する反復性の発作を主徴とし，多種多様な臨床症状と検査所見を伴うもの．

（2）ILAE（国際抗てんかん連盟）の定義（2014年）

実用的な臨床定義として，以下のいずれかの状態に該当することが推奨されている．なお，年齢依存性てんかん症候群（ウエスト症候群，レノックス・ガストー症候群など）を有していたが，現在はその好発年齢を過ぎている人や，過去10年間発作がなく，過去5年間に抗てんかん薬を服用していない人は，てんかんが消失したとみなされる.

①24時間以上の間隔をあけて生じる，2回以上の非誘発性（あるいは反射性）発作.

②1回の非誘発性（あるいは反射性）発作であっても，以降10年間にわたって高い発作再発率が存在すると予想されるような発作.

2）疫学

日本における有病率は0.8%で，約100万人の患者がいるとされている．発症年齢は0歳から高齢期までに及ぶが，てんかんの種類によってその好発年齢は異なり，乳幼児期と思春期が主な好発年齢である．一方で近年，高齢期における発病率は上がっている.

3）てんかんの分類

(1) 成因による分類

①特発性（遺伝素因性）

②症候性（原因が明らか）

③潜因性（原因不明）

(2) 発作の分類

①焦点性発作

②全般発作

③分類不明の発作

4）臨床症状

全般発作のうち，強直－間代発作は全身痙攣を主症状とするもので，意識消失，四肢の硬直と転倒，四肢の攣縮を認める.

5）治療

てんかん患者の約8割は投薬治療によって発作が抑制される．投薬では発作が抑制できない場合を難治性てんかんとよび，外科的手術が検討されることもある.

抗てんかん薬の服用により，活動低下，傾眠傾向，運動失調，感覚異常，気分障害などの精神・神経症状といった身体への影響が認められる.

6）歯科的特徴

発作による外傷のほか，抗てんかん薬の種類（主にフェニトイン）によっては40～60%で薬物性歯肉増殖を認めることがある．プラークの付着が歯肉増殖の増悪因子となるため，口腔衛生管理は重要である.

7）歯科治療時の注意点

治療中にてんかん発作が起きた場合，ただちに治療を中止し，口腔内から器具を除去し，気道閉塞を防ぐ．通常，発作は数秒～数分以内で治まるため，周囲の安全を確保して経過を観察する．発作が5～10分以上続いて重積状態になった場合は，専門医に連絡して指示を仰ぐ．発作を誘発するような刺激は原則避け，突然の音や光，複雑な模様などの視覚刺激を与えないよう注意する.

Ⅲ 感覚障害

1. 視覚障害

視力や視野などの目の機能が著しく弱い状態で，日常生活や学習，あるいは運動や精神活動に大きな影響を与える.

歯科的特徴はない．歯科治療時などは点字などを利用してコミュニケーションをはかる.

2. 聴覚障害

耳が聞こえなかったり，聴覚に障害をもつ状態で，日常生活に影響を与える.

歯科的特徴は視覚障害と同様にない．歯科治療時などは手話や筆談などを利用してコミュニケーションをはかる.

Ⅳ 発音・構音障害

1）概要

言語理解に問題はないが，音を作る器官の形態的・機能的異常のために発音ができない状態を音声言語障害という．音声言語は声音と構音からなる.

(1) 音声障害

咽頭で生成した音が上部の声道で共鳴して生成される音（音声）のことを声音といい，鼻咽腔閉鎖不全による開鼻声や，声帯閉鎖不全による嗄声などを音声障害という.

(2) 構音障害

口唇，舌，歯，軟口蓋，下顎，硬口蓋など子音運動に関与する構音器官の形態や運動の異常によって，正しい音が生成できない状態を構音障害という.

2）原因

小児の口腔機能と構音機能の発達は密接に関

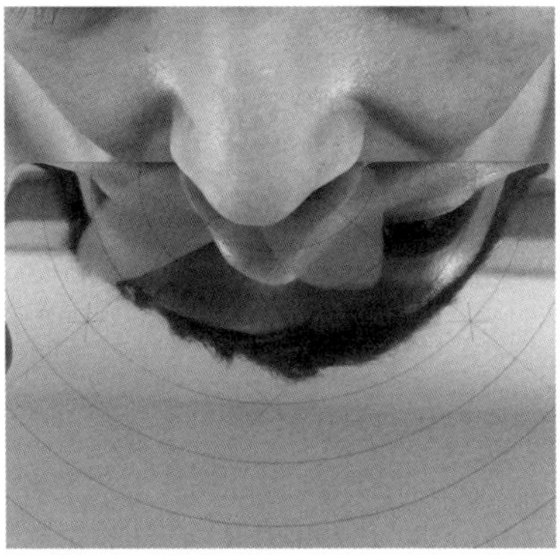

図 5-10　ブローイング検査

与し，機能性構音障害が生じることがある．

①形態的要因：口唇口蓋裂，鼻咽腔閉鎖不全，短い舌小帯などの先天的なものや，癌による切除など．

②機能的要因：脳性麻痺，脳血管障害，パーキンソン病など発音に関与する神経疾患によって生じることが多い．

3）評価

（1）鼻咽腔閉鎖機能の評価

口腔内視診，ブローイング検査（**図 5-10**），音声言語の聴覚判定（開鼻声など），内視鏡検査など．

（2）構音の評価

オーラルディアドコキネシスなど．

4）治療

音声言語障害の改善法は外科的治療，補綴治療，言語治療に大別される．補綴治療としては以下があげられる．

- 癌の手術による欠損部位を補う顎補綴
- 口蓋裂に対するホッツ床
- 鼻咽腔閉鎖のためのスピーチエイド
- 鼻咽腔閉鎖と軟口蓋挙上のための軟口蓋挙上装置（PLP）
- 舌の欠損や運動低下による舌の口蓋への接触を助けるための舌挙上装置（PAP）

音声言語障害の評価やリハビリテーションには言語聴覚士（ST）が関わることが多く，連携して治療にあたることが重要である．

Ⅴ　精神および行動の障害

1．統合失調症

1）概要

統合失調症は，ICD-11 では「精神，行動，または神経発達の疾患」に分類され，DSM-5 では「統合失調症スペクトラム障害および他の精神病性障害群」に分類される．幻覚や妄想などの目立った陽性症状と，自閉（社会的ひきこもり）や感情の平坦化などの目立たない陰性症状を特徴とする，原因不明の精神病性疾患である．

2）臨床症状

①**陽性症状**（幻覚と妄想）

②**陰性症状**（感情表出の乏しさ，思考の貧困，意欲欠如，基本的社会技能の欠如）

③解体した行動（混乱した，まとまりのない発語，あるいは奇異な行動）

④病識の欠如（自分が病気であるという自覚がない，現実検討能力）

3）歯科的特徴

- 口腔衛生状態が不良であることが多く，う蝕や歯周疾患の罹患率が高い．
- オーラルジスキネジアやジストニアに注意を要する．

2．うつ病

1）概要

持続的な抑うつ気分，興味または喜びの喪失，倦怠感などの心的感情や身体感情のみならず，不眠や食欲低下などの身体症状も含む，多様な臨床徴候で特徴づけられる精神疾患である．DSM-5 では抑うつ障害群に含まれ，「抑うつ気分または興味・喜びの喪失のいずれか，またはその両方の中核症状と 4 つ以上の精神・身体症状が 2 週間以上ほとんど毎日持続し，そのために著しい苦痛もしくは顕著な社会・職業などの機能障害を誘発している状態」とされている．

日本における生涯有病率は3～7%程度で，女性のほうが男性よりも 1.6 倍程度多い．

2）歯科的特徴

症状の時期によっては，歯科治療による非定型的な痛みや違和感が生じやすいため，精神科医に症状の確認をしてから治療のタイミングを見計らう．場合によっては応急処置にとどめることもある．

・精神症状により口腔管理が不十分なため，う蝕や歯周疾患に罹患しやすい．
・抗うつ薬の副作用により唾液分泌低下が生じる．

3. 心身症

身体疾患のなかで，その発症や経過に心理社会的な因子が密接に関与し，器質的ないし機能的障害が認められる病態を心身症という．ただし，神経症やうつ病など，ほかの精神障害に伴う身体症状は除外する．

身体症状には，過敏性腸症候群，機能性胃腸症，消化性潰瘍，気管支喘息，摂食障害などがある．代表的な歯科心身症として，口臭症や舌痛症などがある．

4. 認知症

1）概要

認知症とは，いったん正常なレベルまで発達した機能が，何らかの脳の障害のために病的なレベルまで低下し，日常生活全般に支障が出てくる状態をさす．認知症の代表的な疾患にはAlzheimer〈アルツハイマー〉型認知症，脳血管性認知症，Lewy〈レビー〉小体型認知症，前頭側頭型認知症があげられる．パーキンソン病，ハンチントン病，脳腫瘍，頭部外傷，神経感染症，中毒性疾患なども認知症を誘発させる．また65歳未満で発症した認知症を若年性認知症という．

2）臨床症状

認知症の症状には，記憶障害や見当識障害などの認知機能の障害と，不安・焦燥，うつ，幻覚・妄想などの行動・心理症状（BPSD）がある．

3）歯科的特徴

レビー小体型認知症や脳血管性認知症では嚥下障害が伴いやすい．アルツハイマー型認知症では，進行すると食事介助への抵抗や拒食がみられる．前頭側頭型認知症では，前頭葉機能低下のために衝動的な食行動になり，過食や窒息がみられることがある．

5. 摂食障害

1）概要

摂食障害は，DSM-5では食行動障害および摂食障害群に分類され，神経性やせ症（いわゆる拒食症），神経性過食症および過食性障害（いわゆる過食症）とに大別される．いずれも特定の要因のみではなく，生物学的・心理的・社会的な要因が複雑に絡んで発症すると考えられているが，ボディイメージのゆがみや挫折体験，心的外傷などの対人ストレスが原因となることが多い．

日本では若年女性の有病率が高く，10代に多く発症するが，20代以降にもみられることもある．近年，若年女性で神経性やせ症・神経性過食症を含めたすべての摂食障害の有病率が増加傾向にある．

(1) 神経性やせ症

必要量よりもカロリー摂取を制限し，身体的健康状態に対して有意に低い体重が特徴である．体重増加または肥満になることに対する強い恐怖，または体重増加を妨げる持続する行動がみられる．背景として体重や体型の自己評価に対する不相応な影響や，低体重の深刻さに対する認識の持続的な欠如がある．死亡率は6～20%で，他の精神疾患より高いことから適切な対応が求められる．

(2) 神経性過食症

過食と，体重の増加を防ぐための不適切な代償行動（自己誘発性嘔吐，緩下剤，利尿薬，その他の医薬品の乱用，絶食，過剰な運動など）を繰り返す．正常体重型が保たれていることが多く，気づかれにくい．

(3) 過食性障害

神経性過食症と同様，繰り返される過食が特徴であるが，嘔吐や下剤といった代償的ダイエット行動は伴わない．過体重や肥満を呈する場合が多い．

2）臨床症状

低血圧，脈拍減少，無月経などさまざまな身体症状を示す．低カリウム血症は致死的不整脈の原因となる．うつ病との併発も多く，摂食障害の死亡率は精神疾患のなかでも高いとされる．

3）歯科的特徴

多数歯う蝕（酸蝕症），知覚過敏，修復物の脱離などがみられ，審美障害や咬合の崩壊が引き起こされる．これらは嘔吐に伴う酸への曝露，服用薬の副作用による唾液分泌低下，食行動の異常などによる口腔内 pH の低下や口腔細菌数の増加が原因であり，さらに歯科受診を拒否する例も多い．

摂食障害の改善には長期間を要するうえ，精神的に不安定な患者も多いことから，受容的な対応を心がけ，医科と連携をしながら治療を進めていくことが大切である．

Ⅵ 染色体異常に伴う障害

1. Down〈ダウン〉症候群

染色体異常による知的能力障害の 1 つの症候群である．

1）原因

常染色体のうち 21 番染色体が 1 つ多いことによる（21 トリソミー）．染色体型は標準型（トリソミー型），転座型，モザイク型に分けられる．

2）症状

(1) 顔貌の特徴

短頭，眼瞼裂斜上，内眼角贅皮，鞍鼻，耳介低位などがみられる．

(2) 身体的特徴

低身長，肥満傾向，猿線，筋緊張低下などがみられる．

(3) 合併症

先天性心疾患，白血病がみられる．

3）歯科的特徴

- 歯の形態異常（矮小歯，円錐歯，短根歯など）
- 歯数の異常（先天欠如歯）
- 歯の萌出遅延
- 歯列，咬合の異常（狭口蓋，叢生，反対咬合など）
- 巨舌，溝状舌
- う蝕：10 歳代では相対的に少ないが，20 歳以上になると健常者と変わらない．
- 歯周疾患：早期から重症化する傾向がある．

2. 5p－症候群

常染色体のうち 5 番染色体の短腕の欠失による症候群である．出生時の猫のような甲高い声を特徴とし，小顎症が多くみられる．

3. Klinefelter〈クラインフェルター〉症候群

1 つ以上の Y 染色体と，2 つ以上の X 染色体をもつ，男性にのみ生じる症候群で，代表的な染色体型は〈47,XXY〉である．タウロドントが多くみられる．

4. Turner〈ターナー〉症候群

性染色体が X 染色体 1 本であり，女性にのみ生じる症候群で，染色体型は〈45,XO〉である．上顎歯列の狭窄や小顎症などがみられる．

Ⅶ 摂食嚥下障害

摂食嚥下障害とは，摂食の 5 段階（認知期，準備期，口腔期，咽頭期，食道期）のいずれかに機能の異常があるために，摂食嚥下がうまくいかない状態で，原因としては老化，発達障害（知的能力障害や脳性麻痺など），中途障害（脳血管障害や認知症など），外科手術後の障害（頭頸部悪性腫瘍手術後など）などがあげられる．

摂食嚥下リハビリテーションには健全な口腔が不可欠であり，患者・介護者による日常の口腔のケアと，口腔内の観察，医療従事者によるライフステージに合わせた定期的・継続的口腔管理が重要である．

SECTION 3

障害児者の歯科治療

I　行動調整

障害がある場合，治療への理解不足，不安，恐怖心などによって歯科治療に対する拒否行動があったり，理解はしていても反射のために不随意的に体動が生じたり，歯科治療場面における不適応な行動がみられやすい．そのため安全で適切な歯科治療の提供のために，さまざまな方法を用いて治療に適応できるような環境を整備し誘導していく必要があり，これを**行動調整**という．

どのような行動調整法を選択するかは，患者の障害の種類，重症度，レディネス*，患者を取り巻く環境，歯科医療機関の設備や歯科医師の考え方，経験などによって異なってくる．

*レディネス……心理学における概念で，学習するための前提条件として知識や経験，環境などが整っている状態をさす．歯科領域では，歯科治療を受容できるだけの一定の発達と経験があることを示す．

1. コミュニケーション法

患者との信頼関係（ラポール形成）を得るために，障害特性を理解し，それぞれの患者に応じたコミュニケーション法を用いる．通常のコミュニケーションは音声言語によってなされるが，それが難しい患者では補助代替コミュニケーション（**AAC**）を応用する．AACではジェスチャー，手話，絵カード，トーキングエイドなどの電子機器を利用したものなど，個々のニーズに合った方法でコミュニケーションをはかることが大切である．

1）視覚障害

音声言語が基本となるが，場合によっては点字や，実際に器具・器材を触らせる触覚を利用する方法を用いる．

2）聴覚障害

音声言語によるコミュニケーションが困難な場合は，補聴器，筆談，手話や指文字，口話などを応用する．

3）言語障害

患者が理解できる方法を組み合わせてコミュニケーションをはかる．話し言葉は理解できるが音声会話が困難な場合は，筆談，文字盤，携帯用音声会話補助装置などを用いる．

4）知的能力障害

患者のレディネスを考慮して，音声言語，絵やカードまたはジェスチャーなどでコミュニケーションをはかる．

5）自閉スペクトラム症

（1）構造化

自閉スペクトラム症の傾向が強い場合，「今何が起きているか」「この後何が起きるか」「自分は何をすればいいか」が明確に整理されていないと，状況理解が難しくなり，混乱してしまうことがある．そのため，日常の生活や学習場面で，その状況と自分がすべきことの見通しを明確に整理してわかりやすく伝えたり，環境を設定したりする「構造化」が療育でも重視されてきている．

①視覚的構造化

歯科の臨床場面では，視覚優位という自閉スペクトラム症の特徴を活かした視覚的構造化が有効であることが多く，具体的には実物や写真，絵を順番に並べて示す（**図5-11**）．

視覚的構造化のポイントとして，①いつ→②どこで→③何を→④どのようなやり方で→⑤どうなったら終了するか→⑥終了後の必要な行動といった流れで示すとわかりやすい．このとき，写真や絵などを利用するが，背景に余計な情報が入っていると混乱が生じやすいため，背景をなくすなどの配慮が必要である．

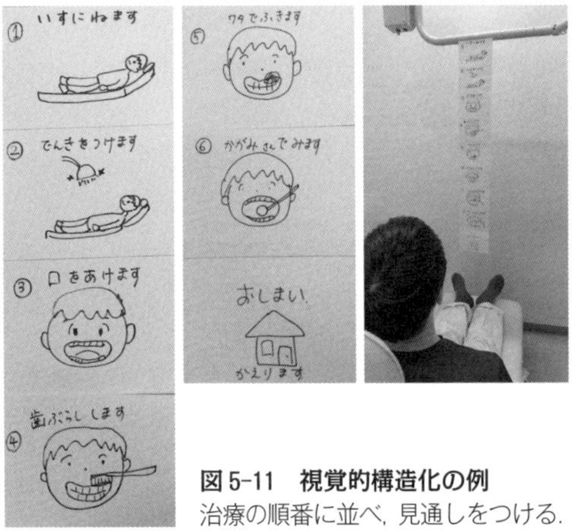

図 5-11　視覚的構造化の例
治療の順番に並べ，見通しをつける．

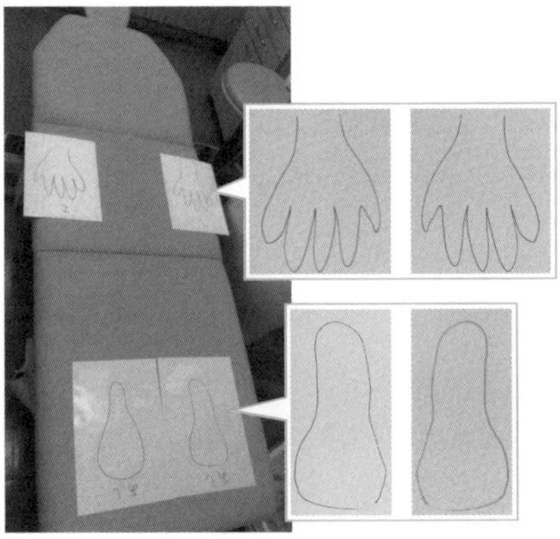

図 5-12　物理的構造化の例
手足を置く位置を絵で示す．

②物理的構造化

個室にする，足や手を置く位置を足形や手形の絵で示す，などがあげられる（**図 5-12**）．

これらのほかに，スケジュールを書き出す「時間的構造化」，一人で自立した作業ができるような机の配置や作業の手順を示すなどの工夫をしたワークシステムである「活動的構造化」がある．こうした構造化は，自閉スペクトラム症の療育分野における TEACCH プログラム，そして TEACCH や応用行動分析を基本とした PECS を応用している．

(2) TEACCH プログラム

自閉スペクトラム症児やその家族の生涯にわたる生活全体を支援する療育プログラムで，現在では多くの療育および教育機関で導入されている．構造化は TEACCH の 9 つの理念のうちの 1 つである．

(3) PECS

自閉スペクトラム症やそのほかのコミュニケーション障害のある子どもの自発的なコミュニケーションを促すための，絵や写真を使った補助代替コミュニケーションの 1 つである．PECS は 6 つの指導段階に分かれて構成されているが，最初は対象者（子ども）が欲しい 1 つのアイテムの絵・写真カードと実物を交換することから始まり，段階が進むにつれて弁別や文構成，修飾語，質問への応答などが練習内容に加えられ，徐々に自分で絵・写真を見分ける，文章を組み立てる，系統立てたコミュニケーションをとることが可能になってくる．

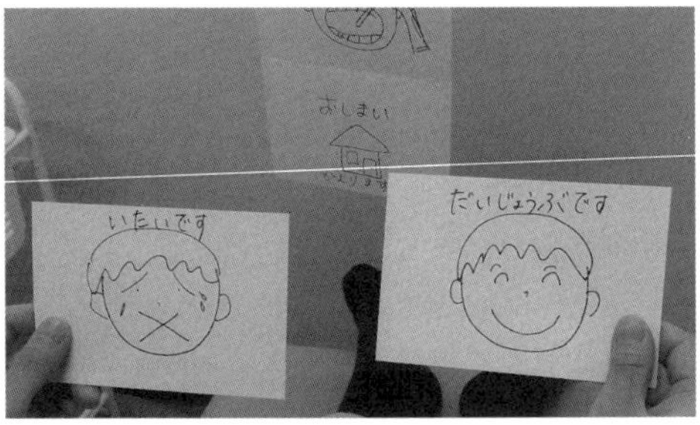

図 5-13　TEACCH と PECS の併用
感情表現のカードを選んでもらう．

視覚的支援を行うため，TEACCH プログラムの構造化に似ているが，PECS では応用行動分析を用いながら，より長文で正確な自発的コミュニケーションの習得を期待する．臨床の場面では TEACCH と PECS を合わせて応用する例もある（**図 5-13**）．

2. 行動療法

障害のある人や低年齢児では，不安や恐怖，治療の意義が理解できない，経験がない，情動の未発達などの理由から，歯科治療の場面で不適応行動を示すことが多い．**行動療法**とは，学習理論に基づいた技法を応用して，不適応行動を減弱・消去し，適応行動を引き出し強化することであり，歯科治療の場面に利用される．

行動療法にはいくつかの技法があり，特別な設備や器具，薬剤などは必要としないが，患者個々の状態をよく把握して，適切な行動療法を選択する必要がある（**表 5-2**）．

表 5-2　歯科で用いられる行動療法

不安軽減法	レスポンデント条件づけ
	エクスポージャー（曝露法）
	・系統的脱感作法
	・フラッディング法
	Tell-Show-Do 法
	カウント法
行動形成法	オペラント条件づけ法
	・応用行動分析（ABA 法）
	・トークンエコノミー
	・タイムアウト法
	・レスポンスコスト
	・シェイピング
	ボイスコントロール法
	視覚支援
観察学習	モデリング法

1）不安軽減法

不安を軽減させる行動療法は，レスポンデント条件づけの理論に基づく．これは，自分の意志に関係なく，ある反応（無条件反応：よだれが出るなど）を引き起こす刺激（無条件刺激：食べ物など）に，関連のない刺激（条件刺激：メトロノームの音など）が提示され，学習されると，その後は無条件刺激がなくても条件刺激だけで条件反応が出るという理論である．系統的脱感作やフラッディングの基礎となっており，結果的に得られた行動（レスポンデント行動）は能動的ではなく，受動的な行動である．

（1）レスポンデント条件づけ（古典的条件づけ）

不安や恐怖に基づいた情動反応をなくしていく方法である．例えば，歯科治療への恐怖心の原因が診療台上で与えられた痛みや抑制などである場合に，診療台では痛みや抑制をしない行為（歯磨きや器具を見せる，器具で遊ぶなど）だけを行い，診療台と恐怖の関係性をなくしていくことで，歯科治療への恐怖心を軽減させる．

（2）エクスポージャー

恐怖の対象となっている刺激に段階的に曝露することで，恐怖心を軽減させる方法である．

①系統的脱感作

不安，恐怖などの感情は適切な行動を制止するが，逆にその感情に拮抗する（反対の）感情によって，不安や恐怖が軽減あるいは消去される（逆制止）理論を用いた方法である．つまり，不安を感じている状況で，まったく関係のない反対の楽しい感情（リラックス反応）を起こすことで，不安が消されるという理論である．不安とリラックスの相反する感情は，同時に感じることができないことから考えられた手法である．

不安や恐怖の対象となる刺激を弱いものから行うことで，リラックスした状態となり，段階的に強い刺激を受容するようになる手法で，以下の 3 要素で成立する．

・不安階層表の作成（弱い刺激から強い刺激へ順序づける）
・不安制止反応の獲得（リラックス）
・刺激の曝露（エクスポージャー）

②フラッディング法

強い情動を誘発させる刺激に患者をさらし，不安や恐怖感の対象となるものと対決させて，不安反応を消去する方法．

（3）その他

①Tell-Show-Do 法（TSD 法）

説明して（Tell），見せて（Show），行う（Do）という手法で，広く応用されている．

②カウント法

数をカウントとすることで見通しがたち，受け入れやすくなる方法．数の概念が理解できる 3 歳以上の発達年齢であれば，効果的である．

2）行動形成法

オペラント条件づけに基づく技法である．オペラント行動とは，自発的な行動のことである．

（1）オペラント条件づけ

自発的随意的行動であるオペラント行動に強化子と罰を随伴させ，行動を制御する方法である．

・**強化子**：自発的行動の頻度を増加させる刺激．正の強化子（報酬；行動の直後に提示する快刺激）として，物を利用する物理的強化子と，褒めるなどの社会的強化子がある．一方，負の強化子とは行動の直後に除去される不快刺激のことである．

・罰：自発的行動の頻度を減少または消去する刺激．嫌悪刺激や，行動の直後に正の強化子を除去するなどがある．これは即効性はあるが，一時的であり，歯科診療の場には適さない．

(2) オペラント条件づけの応用

①応用行動分析（ABA）

強化によって望ましい行動へ変化させるもので，先行刺激，行動・反応，後続刺激の3要素による．

②トークンエコノミー

望ましい行動をしたときに，正の強化子であるトークン（代用貨幣，シール，ポイントなど）を与え，トークンが貯まれば特定の品物がもらえるシステム．

③タイムアウト法

ある一定時間だけ正の強化を受けられないような場所や状況に患者を置く方法．オペラント条件づけの罰である．保護者の同意が必要であり，自閉スペクトラム症などには適さない．

④レスポンスコスト

望ましくない行動に対して，与えられるべき正の強化子を与えないようにする方法．

⑤シェイピング

複雑な行動をスモールステップに分けて，望ましい行動を少しずつ系統的に強化し，最終的に目標行動を獲得させる方法．

(3) その他

①ボイスコントロール法

声の強弱，口調などを調整して話しかけることで，患者に働きかける方法．

②視覚支援

3) モデリング法

モデルの行動を観察することで，観察者の行動を変容させる方法．

3. 薬物的行動調整法

薬物を用いた行動調整法は，①患者の意識がある状態で歯科治療を行う方法と，②意識が完全にない状態で行う方法に大別される．意識がある状態で行う方法を精神鎮静法といい，前投薬，笑気吸入鎮静法，静脈内鎮静法があげられる．意識のない状態で行う方法としては，全身麻酔法があげられる．

1) 精神鎮静法

(1) 経口投与鎮静法（前投薬法）

歯科治療前に，抗不安薬や鎮静薬などを服用させて，歯科治療への協力を得ようとする方法である．効果については個人差があり，ほかの行動療法と併用される場合が多い．

(2) 笑気吸入鎮静法

亜酸化窒素（笑気；20～30%）と酸素（70～80%）の混合ガスを吸入させることによって，患者の意識を失わせずに不安や緊張を取り除く方法である．鼻呼吸ができない患者に対しては用いることができない．

(3) 静脈内鎮静法

ベンゾジアゼピン，静脈麻酔薬（プロポフォール）などを単独または併用して静脈注射し，緊張や不安を軽減させる方法．笑気吸入鎮静法よりも確実な効果が得られ，健忘効果も強い．呼吸抑制や反射抑制による誤嚥に注意が必要である．術前は絶飲食とし，緊急時の対応に必要な器具を準備しておく．

2) 全身麻酔法

精神鎮静法では不適応行動や体動が完全になくならず，安全で確実な治療が行えないときに全身麻酔法が適用される．多数歯の処置が可能だったり，患者の協力が不要という利点もあるが，設備や人材の面などで，一般の歯科診療所では行うことが困難である．

4. 体動の調整法

例えば，知的能力障害では治療の目的が理解できないため，不安や恐怖から泣き叫んだり，暴れたりすることがある．また，脳性麻痺では不随意運動や原始反射などによって体動を起こすことがある．このような場合，歯科治療を安全に確実に行うためには体動の適切なコントロールが必要となる．

1) 生理学的コントロール

患者の身体を楽な状態にして，不要な体動をなくし，リラックスした状態で歯科治療を行うことである．

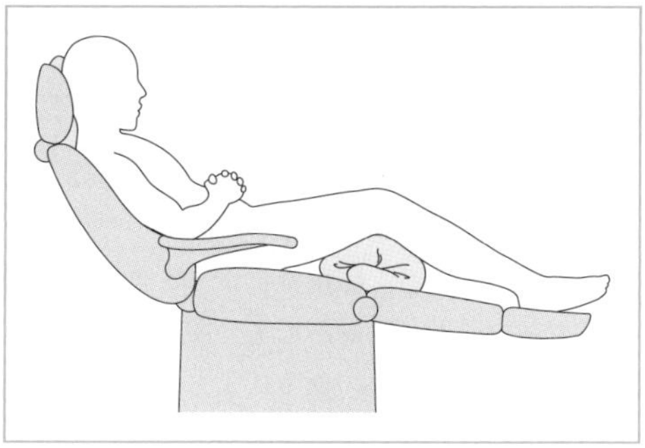

図 5-14 ボバースの反射抑制肢位
ユニットの背板を少し立てて，頭部と肩甲骨を前屈させ，膝下にクッションやタオルを入れて股関節と膝関節を屈曲させる．

2）神経学的コントロール

脳性麻痺の場合，原始反射や不随意運動が起きやすく，安全で円滑な歯科診療を行うために，筋緊張を緩和しやすい体位や姿勢にすることが重要である．歯科診療では **Bobath〈ボバース〉の反射抑制肢位**（姿勢緊張調整パターン，**図 5-14**）が有効である．

3）物理的コントロール

バスタオルや抑制帯，レストレイナーなどで患者を固定し，体動を減らす方法である．適切な行動がとれないことへの罰と誤解されないように，患者・保護者とよく話し合ってから用いなければならない．

抑制具には開口器も含まれる．開口器は，開口保持が困難な場合に応用されるもので，口を開けるためではなく，口を閉じてしまうのを防ぐ目的で用いる．開口保持には開口器のほか，バイトブロック，割りばしにガーゼを巻いたものなども利用される．

Ⅱ リスク評価と安全管理

1．リスク評価

障害のある人に歯科治療や歯科衛生業務を提供する場合，障害に特有の問題だけでなく，合併症などの身体的および精神的状態，ならびに周囲の環境によって危険な状態に陥りやすい．そのため，障害の情報に加えて，身体や精神，生活環境などの背景因子の情報を事前に収集し，リスク因子の分析と評価を行い，安全な歯

表 5-3 主な知能検査と発達検査

種類	検査名	対象年齢
知能検査	田中ビネー知能検査	2 歳〜一般成人
	WISC-Ⅳ知能検査	5歳〜16歳11カ月
	K-ABC	2 歳 6 カ月〜12 歳 11 カ月
発達検査	遠城寺式乳幼児・分析的発達検査法	0カ月〜4歳8カ月
	乳幼児精神発達診断法（津守式）	0 歳〜7 歳

科医療の提供をしなければならない．

1）発達の評価

知能検査と発達検査がある（**表 5-3**）．ほかに自閉スペクトラム症に特化したものなども存在する．

2）身体の評価

全身状態の把握．疾患のコントロール状態，服薬管理，生活環境，重篤な合併症の把握は重要であり，場合によっては担当医師と連携する必要がある．

2．医療安全管理体制

障害者歯科は，体動や開口困難，非協力，コミュニケーションがとれない，合併症，不随意運動，患者情報が得られにくい，訴えがわかりにくい，姿勢保持の困難といった特性があるため，循環動態の急激な変化，呼吸困難，誤飲・誤嚥，歯の脱臼や外傷，粘膜損傷などの医療事故が起きやすい．

また，体動コントロールなどによる精神・身体への影響や，薬物的行動調整法の応用もリスクとなることから，医療安全管理体制の整備が不可欠である．

1）障害者歯科における安全管理と対応

意識下では，モニタリングや酸素準備，さまざまな行動調整法の活用，ラバーダム防湿やデンタルフロスの使用による誤飲・誤嚥の防止など，安全管理に努める必要がある．薬物を用いた行動調整法では，必要な機器機材・薬剤の点検を行い，緊急時にも速やかに対応できるように準備し，訓練しておく必要がある．

医療の提供について安全を確保することはい

うまでもないが，万が一事故が起こってしまった場合，速やかに対処できるように医療安全管理体制を整備しておくことが重要である．

2）常用薬の管理

障害児者は，その疾患により常用薬を服用していることが多い．常用薬の服用がある場合，その薬剤の副作用や，他の薬剤との相互作用などに注意を払い，安全に歯科的管理ができるように努めなければならない．以下に例を示す．

- 脳梗塞患者：抗凝固薬を服用していることが多く，観血的処置を行う場合は術後出血に注意する．
- てんかん患者：発作時の転倒，抗てんかん薬による歯肉増殖などの問題が生じる．
- 精神疾患患者：服用薬によっては局所麻酔薬との併用が禁忌となる．服用薬の副作用である唾液分泌の低下により，摂食嚥下障害が誘発される場合もある．

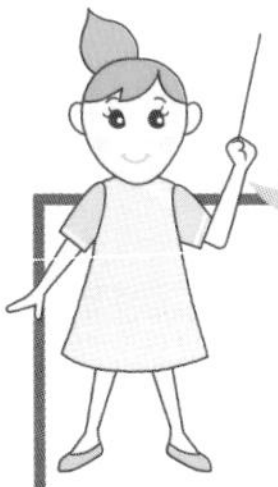

国試に出題されています！

問　11歳の男児．知的能力障害があり，歯磨きがうまくできないことを主訴として母親とともに来院した．言葉の意味は理解できているという．歯科医師よりセルフケアの支援を目的とした歯科保健指導を行うよう指示を受けた．指導の手順を以下に示す．

手添え誘導
↓
指あて
↓
模　倣
↓
言葉かけ

用いた手法はどれか．1つ選べ．（第30回/2021年）

a　刺激統制法
b　シェイピング法
c　フラッディング法
d　レスポンスコスト法

答　b

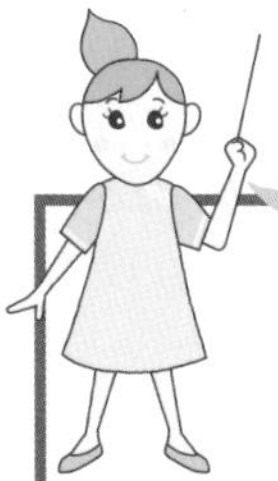

国試に出題されています！

問　小児と障害児者が対象の歯科診療で，写真や絵カードなどを応用する行動調整法はどれか．1つ選べ．（第27回/2018年）

a　カウント法
b　TEACCH 法
c　シェイピング法
d　フラッディング法

答　b

SECTION 4 障害児者に対する口腔衛生管理

I 障害児者に対する口腔衛生管理の意義と目的

1. 口腔衛生管理とは

口腔機能や免疫機能が低下しやすい障害児者や基礎疾患を有する人は，口腔内細菌によってさまざまな全身疾患が誘発されやすい．口腔機能と全身機能は相互関係にあり，ヒトにとって口腔の健康を保つことは全身の健康維持に重要である．さらに，口腔を清潔に保つことで，味覚が向上したり，口臭や審美障害を防止することができ，QOL の維持向上にもつながる．また，ブラッシング指導を通した衛生や健康についての教育によって，発達の支援や ADL の向上支援にもつなげることができる．

2. 障害児者に対する口腔衛生管理の注意点

しかしながら障害児者の場合，知的能力障害，実行機能障害，意欲の低下，視覚・聴覚障害，上肢運動機能障害，栄養障害，口腔機能障害などのほか，常用薬や障害特性，不適切な生活習慣などによって，口腔の健康維持が妨げられやすい．障害の種類や特性を理解し，対象者の精神的・身体的背景や生活背景に配慮したうえで，個々のニーズに合った口腔衛生管理を指導していくことが大切である．

1）知的能力障害がある場合

知的発達・運動発達の程度と原疾患の特性に応じた指導や支援をはじめ，ライフステージによって変化する全身状態・生活背景への配慮が必要である．そのため，本人のみならず，保護者や施設職員などにも理解を求める必要がある．

2）身体障害がある場合

身体障害に付随して生じることが多い疾患や症状の例を以下にあげる．早期の口腔への健康支援介入によって，摂食機能を改善するとともに，二次的に生じる形態変化を抑制する必要がある．

- 口腔領域の筋肉や感覚の麻痺，異常運動：口腔の自浄作用が低下し，口腔疾患の発症リスクが高くなる．
- 摂食嚥下障害：誤嚥性肺炎のリスクが高い．
- 脊柱側彎などによる胃食道逆流症：酸蝕症や誤嚥性肺炎を誘発しやすい．
- 歯列咬合の異常：脳性麻痺（V 字歯列，開咬，下顎前歯部舌側傾斜，叢生），筋ジストロフィー（U 字歯列，下顎角開大，開咬，叢生），遷延性意識障害（下顎後退，下顎前歯部舌側傾斜）など．寝たきりの場合は下顎の後退や下顎前歯部の舌側傾斜，異常な歯肉増殖などがみられる．
- 薬物性の歯肉増殖：抗てんかん薬，降圧薬，免疫抑制薬などによる．

3）全身疾患がある場合

以下のような全身疾患を有する場合，適切な口腔衛生管理が生命の維持に関わるため，きわめて重要である

- 呼吸器疾患：夜間の不顕性誤嚥による肺炎を誘発しやすい．
- 循環器疾患：心疾患や脳血管障害の後遺症における観血処置歯や，重度歯周病による菌血症や感染性心内膜炎，ならびに抗血栓療法による出血傾向がみられる
- 神経・筋系疾患：四肢の状態によっては移動困難であることから，歯科受診率が低下しやすい．呼吸器障害や嚥下障害を併発していることが多く，誤嚥性肺炎のリスクが高い．
- 精神疾患：整容感覚の消失や服用薬剤の副作用による口腔乾燥により，う蝕や歯周疾患が多発しやすい
- 在宅酸素療法や人工呼吸器装着患者，気管切開によるカニューレ装着患者：口腔と咽頭部の乾燥や，カニューレに付着した細菌の誤嚥

などにより，肺炎や気管支炎などの呼吸器疾患が誘発されやすい．

Ⅱ　セルフケア向上のための支援

1．セルフケアの実践に必要な 3 領域

セルフケアの実践には「認知」「運動」「情意」の 3 領域が重要である．これらは学習によって獲得していくものだが，障害児者の場合は未学習や誤学習になることも多く，セルフケアにおいても専門家による適切な支援が必要である．

1）認知

- 全身に対する口腔の位置や，口腔内の状態に関する身体認知力
- 歯ブラシ，歯磨剤などの使い方の認知
- 実施場所や状況，複合的な運動行為の認知

2）運動

- 体幹の保持
- 上肢による円滑な動作
- 口腔周囲筋のバランスと協調運動

3）情意

- 行動の実施のための意欲や集中力

2．障害児者に対するセルフケアの指導

知的能力障害，身体障害，精神障害，発達障害を有する場合，その特性に応じて上記の領域に問題が生じやすい．しかしながら，セルフケアは歯磨きによる口腔衛生管理の役割はもちろん，日々繰り返されることで適切な行動の学習となり，日常生活における自立などの行動変容をももたらす．また，歯科治療の受容が困難である場合，診療台で痛みを伴わないセルフケアの指導は不安や恐怖心を軽減させることから，歯科治療の導入の役割も担っている．

障害児者は個人差が大きく，標準化した画一的な指導は効果が低いことから，以下のように障害の特性ならびに個人の状況に合わせた指導が必要となる．

1）知的能力障害，自閉スペクトラム症

模倣や視覚的なコミュニケーションが効果的である場合が多い．写真・絵カードの利用時には，歯磨きの順番を一覧させたほうが受け入れが良い場合と，情報量を少なくし 1 枚ずつめくれるようにしたほうが受け入れが良い場合がある（**図 5-15**）．また，オペラント条件づけの正の強化子などによる行動療法を利用することで，本人の自発的な行動を引き出すことも効果的である．

2）肢体不自由

脳性麻痺などで肢体不自由の場合，歯ブラシの把持が困難であることから，柄を太くするなどの工夫が効果的である．

3）視覚障害

他の感覚で最も効果的な感覚を探し，その能

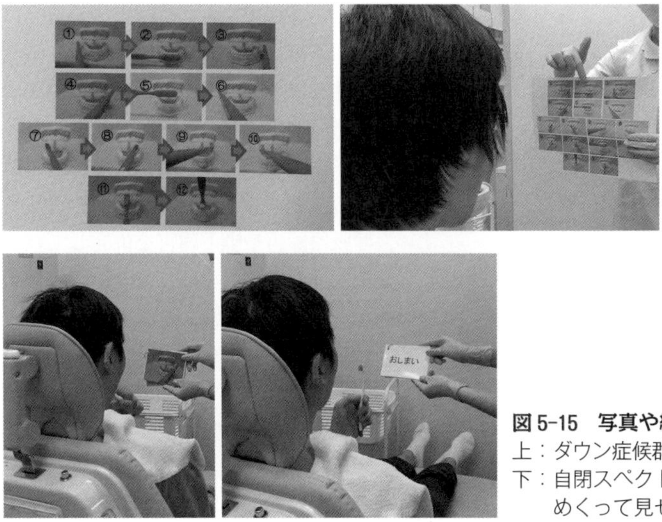

図 5-15　写真や絵カードを用いたセルフケアの指導
上：ダウン症候群患者に順番の一覧表を見せている例．
下：自閉スペクトラム症患者に対して写真を一枚ずつめくって見せている例．

力を最大限に引き出すことが望ましい．聴覚や触覚を活用すると効果が得られることが多い．

4）認知機能・運動機能の障害

認知領域や手の巧緻性の問題によって，歯ブラシを適切に歯面に接触させられない場合は，毛が幅広で密毛の歯ブラシを選択すると良い．これにより，歯頸部など細かい部分の認知が難しかったり，手が動かしにくかったりしても接触面積が広範囲になるため，無意識に接触させることができ，清掃効率が上がる．また，毛が幅広の歯ブラシは力が分散されるため，ブラッシング圧が強い場合にも有用である．

Ⅲ　介助者による口腔清掃

1．介助者・他職種への理解と配慮

障害児者の多くは，全介助ないし一部介助による口腔清掃が必要となる．口腔清掃状態が不良だと口腔疾患や全身疾患が誘発されやすいことや，口腔清掃行為が誤嚥につながるリスクもあることを介助者が十分に理解できるように，障害の種類，重症度，重複障害，年齢，生活環境などさまざまな要因について分析し，支援することが大切である．介助者となる家族，ヘルパー，職員，看護師，教師だけでなく，福祉，行政，医療職など患者に関わるすべての人と患者情報を共有し，口腔清掃の重要性や伴うリスクを踏まえたうえで，介助者の負担軽減をはかりながら，歯科保健指導と管理を行っていく必要がある．

2．介助を必要とする口腔清掃の指導

介助者が継続して口腔清掃の介助を行える方法を提案する．介助が必要な場合，患者が口腔ケアを拒否することがあり，日常の口腔ケアを断念してしまうこともある．患者自身が口腔ケアの理由が理解できていないなど，拒否にはさまざまな理由があるが，歯磨き時の痛みもその1つである．

特に障害児者や要介護者は，口腔乾燥があるうえ，介助による歯磨き行為はブラッシング圧や実際の痛みが介助者にわかりにくい．口腔保湿剤の使用や，軟毛や密毛の歯ブラシを選択するといった配慮によって，痛みを伴わない方法を提案することも効果的な手段となる．

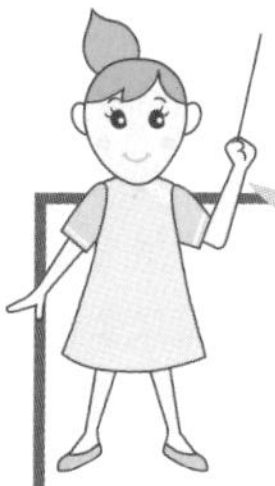

国試に出題されています！

問　11歳の男児．脳性麻痺の診断を受けている．家族が口腔清掃をしている写真を示す．

矢印で示す器具の使用目的はどれか．2つ選べ．（第30回/2021年）

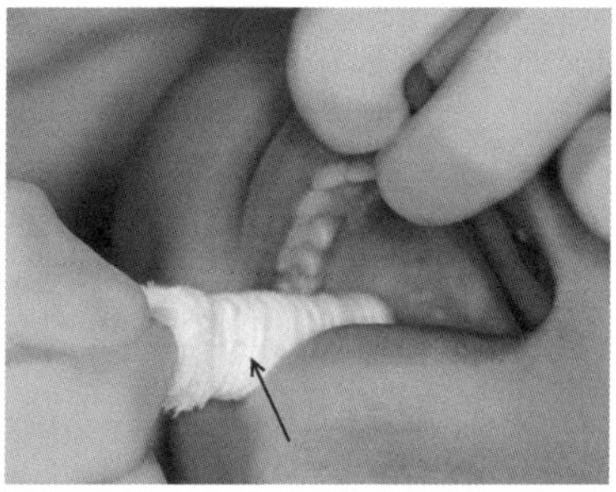

a　防　湿
b　開口保持
c　視野確保
d　舌突出防止

答　b，c

SECTION 5

障害児者の摂食嚥下障害と口腔機能管理

I 摂食嚥下障害の口腔機能管理の意義と目的

摂食嚥下障害のある人は，先天的にも後天的にも，口腔内にさまざまな器質的（形態や構造的）な障害や機能的な問題を抱えている．自分自身では口腔健康管理が難しく，口腔内の衛生状態が不良であったり，食欲の減退や，正常な感覚機能や運動機能の阻害がみられることも多い．

さらに摂食嚥下障害患者では，誤嚥や窒息の危険はもちろんであるが，慢性的に脱水，低栄養に陥る危険性がきわめて高い．栄養の摂取方法が経口，経管，胃瘻，あるいはその組合せとさまざまであるため，注意を払わないと必要な水分摂取量や摂取エネルギー量などに不足を生じることになりかねない．脱水，低栄養によって患者の全身状態が不良になり，摂食嚥下機能も低下する悪循環に陥らないようにすることが大切である．早期に対処するために，患者・介護者による日常の口腔ケアと口腔内の観察，医療従事者によるライフステージに合わせた定期的・継続的な口腔管理が重要である．

II 評価法

摂食嚥下機能の正常発達の段階，摂食嚥下の過程を理解しておく必要がある．またライフステージによって生じやすい疾患と摂食嚥下障害の特徴も知っておく．

1．医療面接

患者や家族，介護者から病歴や主訴，日常生活に関することなど，個人因子や環境因子の背景因子も含めた詳細な情報を把握が必要である．

2．全身状態と口腔内状況の把握

1）全身状態の把握

全身状態は摂食嚥下機能に関わるため，意識，呼吸，体温などのバイタルサインや，栄養状態（血液検査データなども含む），排泄状態，頸部可動域，姿勢，動作，表情，しぐさ，脊柱側彎の有無などを把握する．全身状態が悪い場合は，スクリーニングテストの実施も難しいことがある．

2）口腔内状況の把握

筋力低下や筋緊張，過敏などの口腔周囲筋の状況を把握する．口腔周囲筋には，口唇，頰，舌が含まれる．う蝕や歯周病の罹患状況，咬合支持，義歯，原始反射の残存，口腔乾燥，麻痺，心理的拒否などの有無を診査する．

3．スクリーニングテスト

1）反復唾液嚥下テスト（RSST）

唾液を嚥下し，その回数によって摂食嚥下障害の有無を判定．30 秒間にできるだけ多くの唾液を嚥下してもらい，その時の喉頭挙上を触診にて確認する．30 秒間の嚥下回数が 3 回未満で，摂食嚥下障害ありと判断する（p.156 参照）．

2）改訂水飲みテスト（MWST）

3 mL の水を患者の舌下部に入れ，嚥下してもらい，嚥下後に発声してもらう．評価は，5 段階の 4 点以上で直接訓練開始可能と判断する．不顕性誤嚥の疑いは推察できても，確実な検出は困難である（p.156 参照）．

3）頸部聴診法

食塊を嚥下する際に咽頭部で生じる嚥下音，ならびに嚥下前後の呼吸を頸部より聴診し，嚥下音の性状や長さ，および呼吸音の性状や発生するタイミングを評価して，嚥下障害を判定する方法である．正常な嚥下パターンは「呼気→呼吸停止（嚥下音あり）→呼気」である．

①嚥下音の判定基準：

・長い嚥下音，弱い嚥下音，繰り返しの嚥下音：舌による送り込みの障害，咽頭収縮の減弱，喉頭挙上障害，食道入口部の弛緩障害

・泡立ち音，むせに伴う喀出音：誤嚥

・嚥下音の合間の呼吸音：嚥下パターンの失調，誤嚥，喉頭侵入

②呼気音の判定基準：

・湿性音，嗽音，あるいは液体の振動音：咽頭部の貯留，喉頭侵入，誤嚥

・むせに伴う喀出音：誤嚥

このほかに嚥下障害が疑われる例としては，嚥下前後の呼吸が吸気であると，誤嚥のリスクが高いことが推測される．

4）咳テスト

不顕性誤嚥の原因となる咳嗽反射の有無を評価する．クエン酸生理食塩水を超音波ネブライザーで噴霧させ，口から吸入してもらい，1分間に5回以上咳が出ない場合は不顕性誤嚥の疑いありと判断する．喘息患者には禁忌である．

5）フードテスト

茶さじ1杯のプリンを食べさせて評価するスクリーニング方法である．評価の方法は改訂水飲みテストとほぼ同様である（p.156 参照）．

6）食事場面の観察

食事場面の観察は重要である．障害児はスクリーニングテストや精密検査の実施が困難である場合が多く，食事場面を観察して評価することが多い．

4．精密検査

1）嚥下内視鏡検査（VE）

鼻咽腔ファイバースコープを使って嚥下運動を観察する．ベッドサイドで行うことが可能で，患者の被曝がない，日常摂取している食べ物を使って評価ができる，唾液や痰の貯留および嚥下，粘膜異常が確認できるといった利点がある．

なお，嚥下する瞬間は画面が白く光り（ホワイトアウト），誤嚥しているかの確認はできない．しかし，嚥下後の気管内や喉頭に侵入した食べ物や咽頭残留の状態が観察でき，嚥下時以外の誤嚥（例：嚥下後の残留物の梨状窩からの誤嚥など）については観察できる．

2）嚥下造影検査（VF）

エックス線を用いて嚥下運動を撮影する．造影剤入りの食物を食べてもらって，口腔・咽頭・食道の機能・構造の異常，食塊の動きを確認することができる．ただし，粘膜疾患や，唾液嚥下の状態をみることはできない．

Ⅲ　栄養管理

栄養は成長発育や心身の発達，健康の維持増進，情緒・心理面の安定，疾病の予防，生活習慣病の予防など，QOL を維持していくために重要である．

摂食嚥下障害を合併する障害児では，成長障害による低体重，脱水，ミネラル不足や，発達障害で頻発する誤嚥性肺炎，覚醒・睡眠障害などによって QOL が低下しやすい．

成人期から高齢期においては，栄養障害や脱水による体重減少，褥瘡の出現，気力や意欲の低下，身体機能の低下，生活機能の低下などによって，身体面，心理面，生活面などさまざまな因子が栄養管理に影響を及ぼす．オーラルフレイルでは，食べられる食材の減少から栄養不良になりやすい．

栄養摂取方法には経口摂取のほか，経鼻経管栄養法，胃瘻・腸瘻，中心静脈栄養法，末梢静脈栄養法がある．

Ⅳ　食支援・摂食介助法

自分ではうまく食事ができない人の食事摂取を助けることであり，緊張やむせなどで誤嚥や窒息をしないように食事支援をすることが重要である．経口摂取は生命を維持するための栄養摂取手段であるだけではなく，食事をとることの満足感や，介助者とのコミュニケーション手段となり，患者の QOL 向上につながる．

食事介助で大切なことは，介助者が患者の立場になって介助することである．つまり安心・安全に，おいしさや楽しさが感じられるよう，食べる意欲と摂食嚥下機能を最大限に引き出す

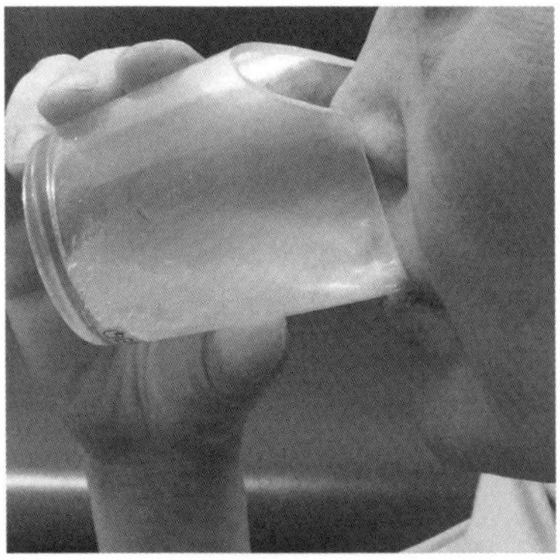

図 5-16　カットコップ
上を向かずに水分を摂取できる.

ことである.

食環境としては，患者がリラックスして食事に集中できるように配慮する．食事開始前に覚醒および姿勢の安定をはかる．食具や食器の選択も適切な食支援において大切な要素であり，スプーンは口角の 2/3 程度のものを使用し，コップは状態によっては辺縁がカットされているカットコップを用意する（**図 5-16**）．また窒息や誤嚥に備え，吸引や酸素飽和度の測定ができるように準備しておくことも，安全管理上重要である．

食事介助では，声かけや表情などからコミュニケーションをとるよう介助者に指導する．食事状況をよく観察し，口に食べ物を運ぶ速度と一口量が適切か，患者の姿勢が崩れていないか疲れていないかなどをそのつど確認してもらう．食後はすぐに横にならないようにすることで，胃食道逆流による誤嚥を防ぐよう指導する．

食事内容においては，栄養指導や水分摂取指導，そして口腔機能にあった食形態を提供するように指導することが大切である．食形態が合っていないと，特に小児では口腔機能の発達不全だけでなく，形態および機能異常をも引き起こすことを十分に理解してもらう．

V　機能訓練法

機能訓練には飲食物を使わない間接訓練と，実際の食事場面で飲食物を用いた直接訓練がある．機能訓練を行う際の注意点は，リハビリテーションの目標を念頭において指導，訓練にあたることであり，適切な評価のうえで必要な訓練を選択する必要がある．

間接訓練には関節可動域訓練（特に頸部 ROM），口腔周囲筋を高めるための舌訓練や口唇訓練，頬訓練などの筋刺激訓練法（バンゲード法）がある．嚥下促通訓練としては，ガムラビング，アイスマッサージ，メンデルソン手技などがある．

直接訓練では，味覚刺激，顎介助，口唇介助，頭部固定などから介助スピード，一口量の確認などに至るまで支援する．

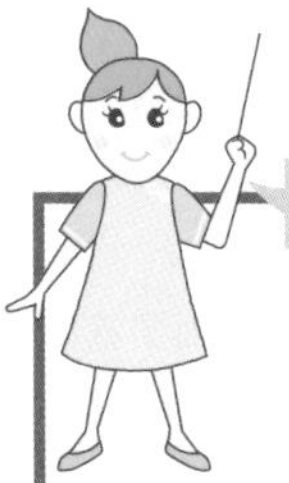

国試に出題されています！

問　摂食嚥下障害のスクリーニングテストを行っている写真を示す．

このテストで嚥下させるのはどれか．2 つ選べ．（第 31 回/2022 年）

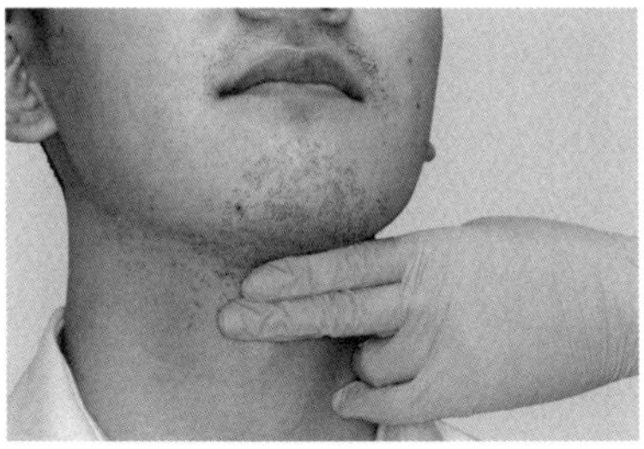

a　唾液
b　冷水
c　クエン酸
d　バリウム

答　a，b

■参考文献

1）全国歯科衛生士教育協議会監修：歯科衛生学シリーズ 口腔外科学・歯科麻酔学．医歯薬出版，2023.
2）金子　譲監修：歯科麻酔学 第7版．医歯薬出版，2011.
3）全国歯科衛生士教育協議会監修：歯科衛生学シリーズ 歯科矯正学．医歯薬出版，2023.
4）飯田順一郎，葛西一貴，後藤滋巳ほか編：歯科矯正学 第6版．医歯薬出版，2019.
5）Proffit WR: Contemporary Orthodontics. 3rd ed. Mosby, St. Louis, 2000.
6）全国歯科衛生士教育協議会監修：歯科衛生学シリーズ 小児歯科学．医歯薬出版，2023.
7）河上智美編著：歯科国試パーフェクトマスター小児歯科学 第5版．医歯薬出版，2022.
8）白川哲夫，福本　敏，岩本　勉ほか編：小児歯科学 第6版．医歯薬出版，2023.
9）内閣府：令和4年版高齢社会白書
10）内閣府：令和3年度高齢者白書
11）内閣府：平成29年版高齢社会白書
12）厚生労働省：令和3年（2021）人口動態統計月報年計（概数）の概況
13）厚生労働省：全世代型社会保障改革の方針（令和2年12月15日閣議決定）
14）森戸光彦ほか：老年歯科医学 第2版．医歯薬出版，2022.
15）厚生労働省：e-ヘルスネット「軽度認知障害」
https://www.e-healthnet.mhlw.go.jp/information/dictionary/alcohol/ya-033.html
16）日本歯科医師会：歯科診療所におけるオーラルフレイル対応マニュアル　2019年版.
https://www.jda.or.jp/dentist/oral_frail/pdf/manual_all.pdf
17）日本高血圧学会：高血圧治療ガイドライン2019．ライフサイエンス出版，東京，2019.
18）森戸光彦ほか編：老年歯科医学 第2版．医歯薬出版，2022.
19）全国歯科衛生士教育協議会監修：歯科衛生学シリーズ 高齢者歯科学．医歯薬出版，2023.
20）日本有病者歯科医療学会，日本口腔外科学会，日本老年歯科医学会：抗血栓療法患者の抜歯に関するガイドライン2020年版．学術社，東京，2020.
21）日本循環器学会，日本胸部外科学会，日本血管外科学会，日本心臓血管外科学会：2020年改訂版 弁膜症治療のガイドライン．2020.
22）日本循環器学会：感染性心内膜炎の予防と治療に関するガイドライン（2017年改訂版）．2018.
23）日本糖尿病学会編・著：糖尿病診療ガイドライン2019．南江堂，東京，2019.
24）顎骨壊死検討会：骨吸収抑制薬関連顎骨壊死の病態と管理：顎骨壊死検討委員会ポジションペーパー2016.
25）厚生労働省：2019年　国民生活基礎調査の概況
https://www.mhlw.go.jp/toukei/saikin/hw/k-tyosa/k-tyosa19/dl/14.pdf
26）令和2年（2020）人口動態統計（確定数）の概況
https://www.mhlw.go.jp/toukei/saikin/hw/jinkou/kakutei20/dl/16_all.pdf
27）厚生労働省社会・援護局障害保健福祉部，国立障害者リハビリテーションセンター：高次脳機能障害者支援の手引き（改訂第2版）．2008.
http://www.rehab.go.jp/application/files/7016/7461/6002/5369b8c1e096d2fb1ae33cb308cb64ed.pdf
28）日本神経学会：認知症疾患診療ガイドライン2017．医学書院，東京，2017.
29）骨粗鬆症の予防と治療ガイドライン作成委員会：骨粗鬆症の予防と治療ガイドライン2015年版．ライフサイエンス出版，東京，2015.
30）日本リウマチ学会：関節リウマチ診療ガイドライン2020．診断と治療社，東京，2021.
31）日本障害者歯科学会編：スペシャルニーズデンティストリー障害者歯科 第2版．医歯薬出版，2017.
32）全国歯科衛生士教育協議会監修：歯科衛生学シリーズ　障害者歯科学．医歯薬出版，2023.

さくいん

歯科衛生士国家試験ポイントチェック④
臨床歯科医学 2
令和 4 年版出題基準準拠

ISBN 978-4-263-42307-3

2023 年 3 月 20 日　第 1 版第 1 刷発行
2024 年 1 月 20 日　第 1 版第 2 刷発行

編　集　歯科衛生士国家試験
対　策　検　討　会

発行者　白　石　泰　夫

発行所　医歯薬出版株式会社

〒113-8612 東京都文京区本駒込 1 - 7 -10
TEL. (03)5395—7638(編集)・7630(販売)
FAX. (03)5395—7639(編集)・7633(販売)
https://www.ishiyaku.co.jp/
郵便振替番号 00190-5-13816

乱丁，落丁の際はお取り替えいたします　印刷・三報社印刷／製本・皆川製本所

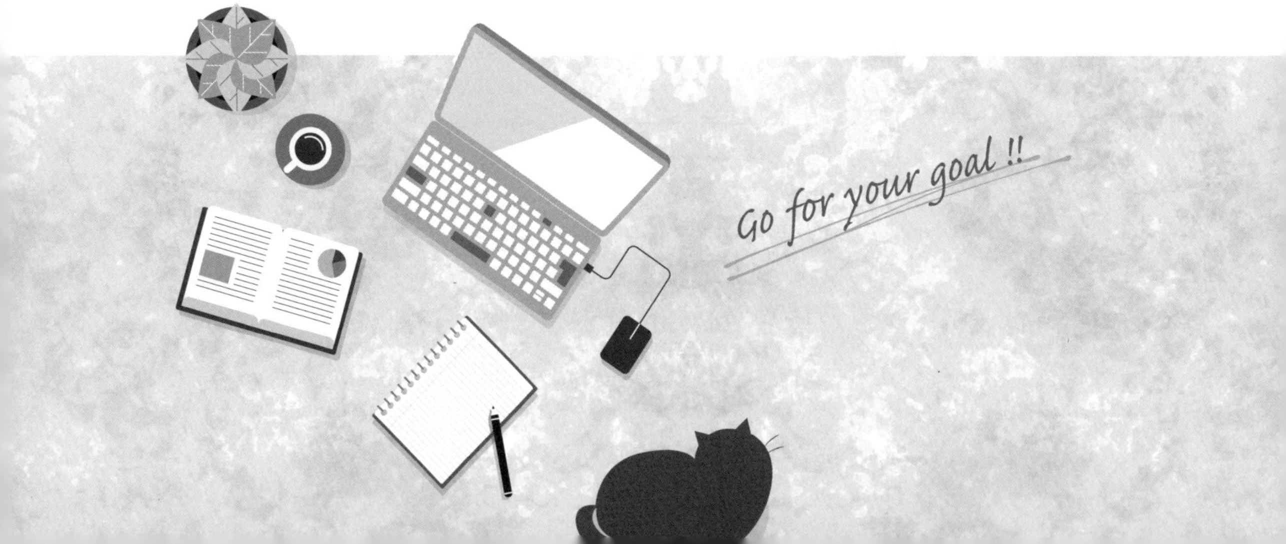
Go for your goal !!